U0387805

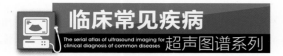

临床常见疾病

The serial atlas of ultrasound imaging for
clinical diagnosis of common diseases

超声图谱系列

中国医药教育协会超声医学专业委员会　组织编写

尹立雪　丛书主编

浅表器官超声诊断
临床图解

薛恩生　主编

化学工业出版社

· 北京 ·

本书是"临床常见疾病超声图谱系列"专著之一，由中国医药教育协会超声医学专业委员会组织国内近百名临床一线专家编写。

《浅表器官超声诊断临床图解》共8章，全面介绍了眼部、涎腺、甲状腺、甲状旁腺、乳腺、浅表淋巴结、阴囊等浅表器官疾病的病因病理、临床表现等基本知识点。着重于常见疾病的超声图像表现与诊断，并选入部分典型疑难病例。全书以病例、超声图解为主，每种疾病根据其不同类型、病程等列举了数个病例及典型超声图片，并对相关的疾病以图像分析的形式进行了比较，以便于读者对浅表器官常见疾病的超声图像表现、图像鉴别诊断有较深入的理解与掌握。书中精选了900余张超声及病理图片，并进行了注释，力求图文并茂。本书内容参考了国内外相关最新文献，汲取国内外该领域的共识及指南，内容规范实用。本书适用于超声科医师和临床医师参考使用。

图书在版编目（CIP）数据

浅表器官超声诊断临床图解/薛恩生主编． —北京：
化学工业出版社，2019.8
（临床常见疾病超声图谱系列/尹立雪主编）
ISBN 978-7-122-34437-3

Ⅰ．①浅… Ⅱ．①薛… Ⅲ．①人体组织学-超声波
诊断-图解 Ⅳ．①R445.1-64

中国版本图书馆CIP数据核字（2019）第085663号

责任编辑：陈燕杰 文字编辑：何 芳
责任校对：王 静 装帧设计：王晓宇

出版发行：化学工业出版社（北京市东城区青年湖南街13号 邮政编码100011）
印 装：天津图文方嘉印刷有限公司
710mm×1000mm 1/16 印张27$\frac{1}{4}$ 字数567千字 2019年11月北京第1版第1次印刷

购书咨询：010-64518888 售后服务：010-64518899
网 址：http://www.cip.com.cn
凡购买本书，如有缺损质量问题，本社销售中心负责调换。

定 价：288.00元 版权所有 违者必究

刘广健　中山大学附属第六医院

刘庆华　山东大学齐鲁儿童医院

孙颖华　复旦大学附属儿科医院

何　文　首都医科大学附属北京天坛医院

邹如海　中山大学肿瘤防治中心

张新玲　中山大学附属第三医院

陈　琴　电子科技大学附属医院·四川省人民医院

林　洲　深圳市儿童医院

赵博文　浙江大学医学院附属邵逸夫医院

袁建军　河南省人民医院

高　峻　武汉儿童医院

唐　杰　解放军总医院第一医学中心

常　才　复旦大学附属肿瘤医院

彭玉兰　四川大学华西医院

舒先红　复旦大学附属中山医院

詹维伟　上海交通大学医学院附属瑞金医院

主　　编　薛恩生

副 主 编　詹维伟　彭玉兰

编写人员　（按姓氏拼音为序）

　　　　　陈　琴　主任医师　电子科技大学附属医院·四川省人民医院

　　　　　黄健源　主任医师　广西医科大学第一附属医院

　　　　　彭玉兰　主任医师　四川大学华西医院

　　　　　徐金锋　主任医师　深圳市人民医院

　　　　　薛恩生　教授　　　福建医科大学附属协和医院

　　　　　詹维伟　教授　　　上海交通大学医学院附属瑞金医院

　　　　　周　琦　教授　　　西安交通大学第二附属医院

编辑助理　俞　悦　福建医科大学附属协和医院

丛书序

超声医学是半个多世纪以来对人类生命健康和疾病控制影响最为深远的临床医学交叉学科之一。其便捷的可视化人体解剖和功能观测能力为临床疾病的诊断和治疗提供了丰富的系统性信息，有助于人类疾病病因的快速确定以及病理生理机制的精准把握，其在临床的广泛应用已经深刻地改变了整个临床医学的面貌。

与世界同步，超声医学在我国的临床应用已有近60年的发展历程。超声医学作为一个重要的临床平台学科，其临床应用已经深入到许多临床学科和专业的多个诊疗环节，为各个临床学科的业务开展和发展提供了坚实的保障。随着超声医学学科的不断发展，其已经从临床辅助学科逐步发展成为指导临床各学科进行更为精准诊疗活动的重要前导性临床学科。

如何在我国基层医院充分应用好超声医学技术，以促进基层医疗机构各学科的专业技术体系建设，快速提升基层医疗机构的临床诊断和治疗服务能力，更好地服务于我国基层的医疗改革战略部署，是我国每一个超声医学学术组织和专家所面临的重大课题。

中国医药教育协会超声医学专业委员会组织全国百余名知名专家，编写了"临床常见疾病超声图谱系列"专著。该图谱系列专著分为超声基础、心脏、血管、腹部、儿科、浅表器官、妇科、产前诊断与胎儿畸形等分册。编撰该系列的目的是以较为通俗易懂的方式，为基层医疗机构超声医学医师对临床常见疾病的临床诊断，提供简洁明了的技术指导。参与编写的超声医学专家把他们多年的临床工作经验凝聚成为本图谱系列的精华，与全国基层超声医师进行分享。在此，对各位专家的辛勤工作和付出表示衷心的感谢！

相信"临床常见疾病超声图谱系列"专著的出版和发行会为促进我国超声医学在基层医疗机构的规范化、标准化和同质化应用，保障基层医疗机构的医疗质量和医疗安全发挥重要的作用。

中国医药教育协会超声医学专业委员会主任委员
四川省超声医学质量控制中心主任
尹立雪
2019年8月于成都

前言

浅表器官超声诊断的优势在于实时、便捷、分辨力高，尤其是甲状腺、阴囊、浅表淋巴结、乳腺疾病诊断，已成为临床首选的方法。乳腺肿块、甲状腺结节恶性风险的超声评估已广泛应用于临床，精索静脉曲张彩色多普勒超声检查已替代了X线的逆行静脉造影，阴囊急症的超声鉴别诊断挽救了许多患者的睾丸。

本书对象为基层超声专业人员，以解决基层医院常见疾病的临床超声诊断标准化和规范化为出发点。全书共8章，包括眼部、涎腺、甲状腺、甲状旁腺、乳腺、浅表淋巴结、阴囊等浅表器官疾病的病因病理、临床表现及临床价值等基本知识点，重点在于常见疾病的超声图像表现与诊断，也列入部分典型疑难病例。全书以病例图解为主，每种疾病根据其不同类型、病程等列举了数个病例，以便于读者对浅表器官常见疾病的超声图像表现、图像鉴别诊断有较深入的理解。

为满足基层超声医学专业人员的日常临床工作需求，由尹立雪教授担任总主编，由中国医药教育协会超声医学专委会组织编写了"临床常见疾病超声图谱系列"专著，《浅表器官超声诊断临床图解》是分册之一。本分册邀请了福建医科大学附属协和医院、上海交通大学医学院附属瑞金医院、四川大学华西医院、四川省医学科学院·四川省人民医院、深圳市人民医院、西安交通大学第二附属医院、广西医科大学第一附属医院等医院的著名超声医学专家共同撰写。本书插入精心挑选的900余张超声及病理图片并作注析，力求图文并茂。书中内容还参考了国内外相关近期文献，汲取国内外相关领域的共识及指南，使其尽可能规范、实用。专家们丰富的临床经验与至深感悟，也尽将一并奉于字里行间，以期广大读者有所收获。本书在编写过程中，得到了尹立雪教授的悉心指导及中国医药教育协会超声医学专业委员会各位专家的鼎力相助，在此一并表示衷心感谢。

由于时间和精力有限，本书难免存在纰漏，不足之处恳请各位专家、同仁、广大读者指正。

薛恩生

2019年8月

目录

第一节 白内障

一、病因学

凡是各种先天性或后天性原因，如遗传、老化、局部营养障碍、免疫与代谢异常、外伤、药物、中毒、辐射和全身疾病，均可引起晶状体代谢紊乱，导致晶状体蛋白质变性而发生混浊，引起白内障。

二、病理解剖

白内障形成过程中，可出现晶状体囊膜下上皮细胞增生、晶状体纤维水肿、晶状体囊膜下囊泡形成，晶状体纤维变性随着白内障发展而不断加重，出现晶状体纤维变性坏死。晶状体内纤维组织增多、逐渐混浊，混浊首先出现于晶状体的皮质层，进而发展至全部。

三、临床表现

单侧或双侧，两眼发病可有先后，视力进行性减退，病变开始出现的位置不同，视力减退的初始时间及程度也不同，如果位于视轴区，早期即影响视力。由于晶状体皮质混浊导致晶状体不同部位屈光力不同，可有眩光感，或单眼复视，近视度数增加。临床上将老年性白内障分为皮质性、核性和囊下三种类型。

四、典型病例超声图像特征及诊断要点

1.病史与体征 患者，女性，68岁，因"右眼视物模糊3月余"就诊。患者于3个月前开始出现右眼视物模糊，伴右眼眼睑稍肿，曾到当地医院就诊，具体诊治不详，症状未见好转，遂入院就诊。

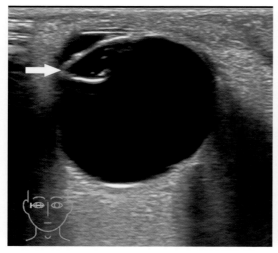

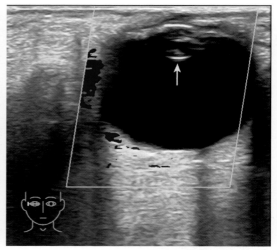

图 1-1　白内障一

图 1-2　白内障二

右眼晶状体前后囊增厚，晶状体混浊（箭号示）

右眼晶状体内未见异常血流信号（箭号示）

　　2.**其他检查**　眼底检查：右眼晶状体皮质及核性混浊。

　　3.**超声图像特征**（图 1-1、图 1-2）

　　4.**超声观察要点**　晶状体囊壁连续性有无中断，囊壁有无增厚，回声有无增强，晶状体核有无混浊。

　　5.**超声诊断**　右眼晶状体混浊声像（白内障）。

　　诊断依据：晶状体前后囊增厚，晶状体混浊。

　　6.**手术**　行右眼白内障 PHACO+IOL 植入术+眼内注药术。

五、超声征象

　　晶状体轮廓清晰，晶状体囊较正常增厚，晶状体内出现斑点状、云雾状或洋葱皮样回声，如为外伤性白内障，可伴有玻璃体异物或积血声像。

　　1.**晶状体周边部混浊**（皮质混浊）　晶状体周边可见强回声，呈线状，中心呈无回声。

　　2.**核混浊为主**　晶状体中心部有斑点状强回声，其周边部为无回声。

　　3.**完全性混浊**（多属白内障成熟期）　晶状体全部呈强回声，厚度明显增加。

　　老年性白内障四期超声表现如下。

　　1.**初发期**　以晶状体的前囊回声增强为主，晶状体显示为完整的梭形，内部可见点状强回声。

　　2.**膨胀期**　主要表现为晶状体厚度增加，大于 5mm，形态近似球形，内部混浊，可见斑点状强回声。

3.成熟期　晶状体全部呈强回声，未见无回声。

4.过熟期　少见，晶状体厚度变小，内部呈强回声，常由于晶状体悬韧带退行性变而合并晶状体半脱位。

六、超声图像鉴别诊断

本病主要与其他同样表现为"白瞳"的疾病进行鉴别，如视网膜母细胞瘤、Coats病、永存原始玻璃体增生症、早产儿视网膜病变等（图1-3～图1-6、表1-1）。

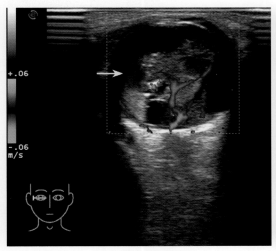

图1-3　视网膜母细胞瘤

典型病例，瘤内（箭号示）可见"钙斑"，病变血流呈树枝状分布，与视网膜中央动脉、静脉相延续，频谱特征亦为动静脉伴行

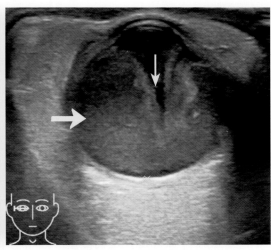

图1-4　Coats病

玻璃体内"V"形带状回声（细箭号示）与视盘回声相连，其下可探及均匀点状回声（粗箭头示），呈流动性，带状回声上有与视网膜中央动静脉相延续的血流信号，频谱特征亦相同

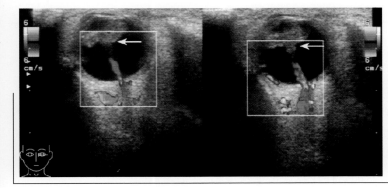

图1-5　早产儿视网膜病变

晶状体后方冠状包绕（箭号示），向后与视盘回声相连，病变内可见与视网膜中央动脉相延续的血流信号，频谱特征亦相同

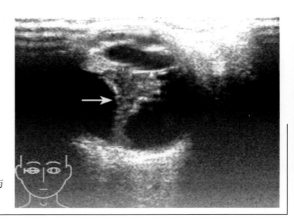

图 1-6　永存原始玻璃体增生症

病变呈倒三角形/高脚杯形，自晶状体向后与视盘回声相连

表 1-1　白瞳鉴别诊断

病名	临床表现	超声所见	CDFI
视网膜母细胞瘤	<3岁发病，瞳孔可呈猫眼状	球壁肿物，边界不清，可见钙斑，伴声影	其内可见血流与视网膜中央动脉、静脉相连
Coats病	6～12岁多见，常见视网膜大块的渗出病灶合并视网膜脱离	粗大的高回声带与视神经相连，其与球壁之间可见细点状或斑状回声，呈流沙样改变	内可测及与视网膜中央动脉、静脉相延续的血流频谱
永存原始玻璃体增生症（眼先天异常）	足月婴儿白瞳症，多伴有小眼球、瞳孔异常等	晶状体后、玻璃体前方"倒三角形"或"高脚杯样"回声与视神经相连或漂浮在玻璃体内	内可测及与视网膜中央动脉、静脉相延续的血流频谱
早产儿视网膜病变	多发生在有高浓度氧治疗的早产儿，双眼同时发病	晶状体后及玻璃体内可探及大量条索状回声与视神经相连	内可测及与视网膜中央动脉、静脉相延续的血流频谱
转移性眼内炎及葡萄膜炎	全身感染史，可有前房炎症反应及玻璃体内的炎症	玻璃体内弥漫分布点状回声	无血流信号

七、临床价值

晶状体混浊导致无法窥视眼底，超声不仅能观察晶状体情况，还能了解眼内情况。二维灰阶超声对白内障可以获得直观性定性诊断，可明确晶状体混浊的类型，且可了解晶状体及眼球内有无其他病变，从而为手术指征的掌握以及手术方法的选择提供依据，为是否选择植入人工晶状体及判定植入晶状体疗效提供重要信息。

第二节　晶状体脱位

一、病因学

正常晶状体依赖悬韧带与睫状体的联系而位置固定，任何原因引起晶状体悬韧带中断或松弛，使晶状体脱离正常位置均称为晶状体脱位。其位置异常有两种原因：一是外伤、手术引起晶状体悬韧带断裂，二是先天性晶状体悬韧带发育不全或全身性疾病引起晶状体悬韧带松弛无力，均能导致晶状体脱位或半脱位。

二、病理解剖

晶状体悬韧带部分或全部断裂或松弛无力，使悬挂力减弱，导致晶状体位置异常。晶状体脱位分为不全脱位、完全脱位，可发生三种情况：脱位入前房；脱位入玻璃体；脱位嵌顿于瞳孔中。

三、临床表现

根据晶状体脱位的程度和形态，可分为晶状体不全脱位和完全脱位。

晶状体不全脱位产生的症状取决于晶状体移位的程度。可出现单眼复视、晶状体性近视、难以矫正的严重散光。

晶状体完全脱位时，移位的晶状体完全离开瞳孔区后，视力为无晶状体眼视力，前房变深、虹膜震颤，脱位的晶状体在早期随着体位的改变常可移动。晶状体可脱到以下部位：① 瞳孔嵌顿；② 晶状体脱入前房；③ 晶状体脱入玻璃体腔；④ 脱到结膜下，甚至眼外。

四、典型病例超声图像特征及诊断要点

1.**病史与体征**　患者，男性，73岁，因"右眼痛、畏光、流泪8天"就诊。患者于8天前不慎被沙子吹入右眼后出现眼痛、畏光、流泪，伴视力下降，无眼胀、头痛、恶心、呕吐、眼前黑影飘动、闪光感、视物变形、黑影遮挡感，2个月前右眼外伤史，住院治疗后症状好转出院。否认高血压、冠心病、糖尿病史，否认其他外伤史，否认手术史，遂入院就诊。

2.其他检查 裂隙灯下检查可见晶状体的位置异常，CT检查示右眼晶状体脱位（图1-7）。

3.超声图像特征（图1-8、图1-9）

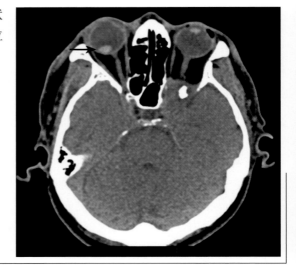

图1-7 右眼晶状体脱位（箭号示）CT

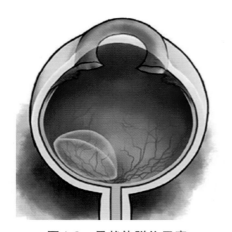

图1-8 晶状体脱位示意

（来源于微信公众号"即时超声"）

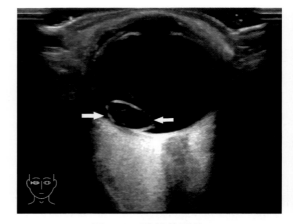

图1-9 晶状体脱位

右眼玻璃体透声差，内见细点状稍强回声，无声影，后极部球壁前可探及晶状体样回声（箭号示）

4.超声观察要点 观察正常位置有无晶状体，脱离的晶状体形态，脱位的晶状体位置是脱位于前房、玻璃体，还是嵌顿于瞳孔中，尚需观察玻璃体透声情况，视网膜、脉络膜有无脱离等。

5.超声诊断 右眼晶状体脱位、右眼玻璃体混浊声像。

诊断依据：① 裂隙灯下检查可见晶状体的位置异常。② 超声在正常晶状体位置未见晶状体，在玻璃体后极部球壁前可探及晶状体样回声。

6.手术 行晶状体摘除术。

五、超声征象

晶状体位置异常，正常晶状体位置未见晶状体回声。脱位于前房者，位于前房的无回声区消失，内见梭形环状回声物，环为中强回声，内为无回声。如晶状体完全脱入玻璃体内，则在玻璃体内探及梭形环状回声物，环为中强回声，内为无回声。脱位嵌顿于瞳孔中则见梭形回声与睫状体之间的连线不成水平，之间有角度形成。

六、超声图像鉴别诊断

要与几种玻璃体内囊状回声相鉴别（表1-2）。

表1-2　玻璃体内囊状回声鉴别诊断

声像特点	玻璃体囊虫病	先天性玻璃体囊肿	晶状体脱位	视网膜囊肿
形状	圆形或椭圆形，内可见虫体回声	球形或梨形环状	玻璃体内椭圆形光环	视网膜上圆形或类圆形无回声区
与球壁粘连关系	与球壁无粘连	可有蒂与晶状体相连	无粘连	不确定，视其位置而定

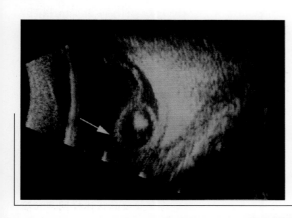

1.玻璃体囊虫病（图1-10）

2.视网膜囊肿（图1-11）

图1-10　玻璃体囊虫病

（来源于贾译清.临床超声鉴别诊断学）

横切面扫查，无回声区内可见弯曲带状虫体（箭号示）

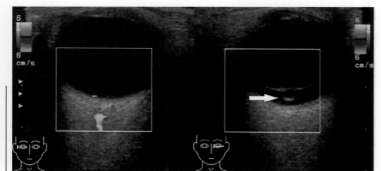

图1-11　视网膜囊肿

（来源于贾译清.临床超声鉴别诊断学）

脱离的视网膜上囊状或环状无回声区（箭号示）

七、临床价值

眼底镜检查虽然可以较为明确地判断晶状体脱位，但是需要扩瞳等烦琐流程，超声检查既能判断晶状体脱位及了解整个眼球情况，又对估计预后、决定手术方式有重要意义。

第三节　玻璃体积血

一、病因学

玻璃体是胶状透明液体，无血管及视神经，当视网膜或脉络膜出现炎症、眼内肿瘤、糖尿病、肾病、高血压、外伤、眼部手术、自发性等各种原因引起视网膜、葡萄膜血管破裂，血液流出并积聚于玻璃体腔内均可形成玻璃体积血。

二、病理解剖

玻璃体积血为眼外伤或视网膜血管性疾病所致的常见并发症。少量出血易于吸收且无后遗症。较多出血则难吸收，可有胆固醇、色素沉着，玻璃体部分液化、浓缩、后脱离等。反复大量积血可刺激玻璃体纤维组织增生，形成纤维增殖膜。

三、临床表现

患者常有眼部外伤、手术史、眼部疾病或糖尿病、高血压等全身性疾病史。少量出血时，患者可能不易察觉，或仅有"飞蚊症"；较多的出血时，发生暗点、红视症；大量出血时，会严重影响视力，视力明显下降，直至光感消失。

四、典型病例超声图像特征及诊断要点

1.病史与体征　患者，男性，52岁，因"左眼外伤后视物不清1周，加重1天"就诊。患者于1周前被电线打中后出现左眼视力下降，伴眼红、眼痛，无闪光感、视物遮挡感、视物变形、畏光、流泪、头痛、恶心、呕吐等不适，曾于当地医院就诊，予对症支持治疗，症状好转出院。1天前出现左眼视力下降明显，伴眼红、眼痛、畏寒发热，为求进一步诊治，今入院就诊。

2.超声图像特征（图1-12 ～图1-14）

3.超声观察要点　根据有无彗星尾征及后运动现象是否活跃，可判断积血是新鲜出血

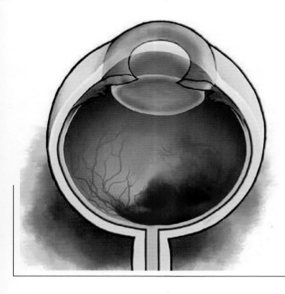

图1-12 玻璃体积血示意

（来源于微信公众号"即时超声"）

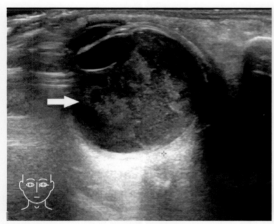

图1-13 玻璃体积血一

横切面扫查，左眼玻璃体内充满中低回声点状、絮状物（箭号示），后运动试验阳性

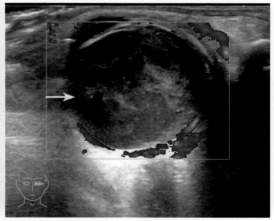

图1-14 玻璃体积血二

横切面扫查，左眼玻璃体积血（箭号示）内未见异常血流信号

还是陈旧性出血，出血量少还是量大。如为陈旧性出血，则观察有无机化膜形成，机化膜与眼底带状强回声之间的固着关系。同时还需判断玻璃体积血有无其他并发症的存在，如玻璃体后脱离、视网膜脱离、脉络膜脱离等。

4.超声诊断 左眼玻璃体混浊声像（玻璃体积血？）。

诊断依据：左眼玻璃体内充满中低回声，后运动试验阳性，运动度较大，可随眼球运动而随意运动，不与眼球壁回声相连。

5.手术 行左眼巩膜裂伤缝合+巩膜探查+玻璃体腔穿刺注药术。

五、超声征象

1.二维灰阶超声 玻璃体内出现异常回声，呈点状或斑块状，依出血量多少、出血时间长短不同而表现不一。

少量的玻璃体新鲜积血表现为玻璃体局部细小点状回声，较多的玻璃体新鲜积血声像图多呈散在性，在点状回声后面往往有彗星尾征。可以充满整个玻璃体，分布一般与出血的位置有关，也可以均匀分布在玻璃体内。点状回声不与眼球壁回声紧密相连，运动试验和后运动试验均明显阳性。

新鲜出血量大时，当眼球转动，玻璃体内点状回声可运动不止，眼球停止运动后点状回声依然在动荡，如天空闪烁的星星，称后运动现象活跃，此是新鲜出血的特点，陈旧性出血无此现象。

陈旧性出血多呈团块状、条索状、树枝状，且出现机化膜。机化膜呈单一或多条交织的强回声带，形态不规则，边界欠清晰，两端与球壁不相连，后运动试验有明显的后运动现象，后运动不和眼球壁垂直而呈无规则运动。

2.多普勒超声 由于玻璃体内的积血有轻微的流动性，但其流动的速度尚不足以引起多普勒效应，如使用CDFI，可见玻璃体内致密细小光点回声翻滚、流动现象。

六、超声图像鉴别诊断

1.与玻璃体内膜状病变相鉴别 包括视网膜脱离、脉络膜脱离、玻璃体后脱离等（表1-3）。

表1-3 眼内膜状回声鉴别诊断

病种	形状	固着点	运动	后运动	血流情况
视网膜脱离	带状，凹面向前呈"一"字形或"V"字形	一端与视盘相连，一端与球壁相连	（+）	（－）	内可测及与视网膜中央动脉、静脉相延续的血流频谱
脉络膜脱离	带状，多个，凸面向前	在眼赤道部之前，不与视盘回声相连	（+/－）	（－）	血流信号丰富
玻璃体后脱离	连续带状，呈"吊床样"	不确定，可与眼球的任意部分相固着	（+）	（+）	无血流信号
玻璃体积血	点状回声	不与球壁回声相连	（+）	（+）	无血流信号
玻璃体机化膜	带状，分叉	无固着点	（+）	（+/－）	无血流信号

（1）视网膜脱离（图1-15）
（2）脉络膜脱离（图1-16）
（3）玻璃体后脱离（图1-17）
（4）玻璃体机化膜（图1-18）

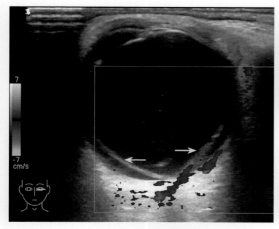

图1-15 完全性视网膜脱离

玻璃体内可见凹面向前的"V"带状回声（箭号示），一端与视盘相连，一端与周边球壁相连，有血流，与视网膜血管延续

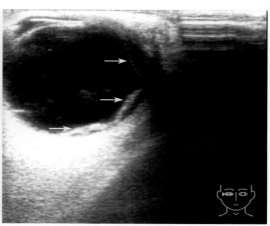

图1-16 脉络膜脱离

眼球后壁见多个凸面向前的"半环形"带状回声（箭号示），呈花瓣状，一般在眼赤道部之前。带状回声厚、平滑无皱褶，均不与视盘相连

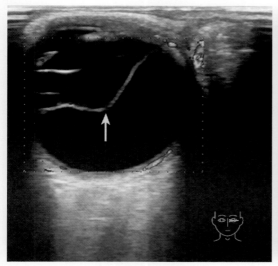

图1-17 玻璃体后脱离

玻璃体内可见"吊床样"连续带状回声（箭号示），不与视盘相连，无血流

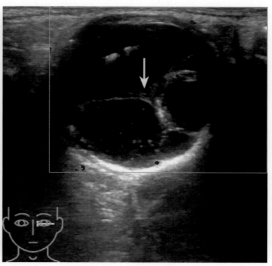

图1-18 玻璃体机化膜

玻璃体内可见不规则分叉带状回声（箭号示），无固着点，无血流

2.与玻璃体内点状回声鉴别（表1-4）

表1-4　玻璃体内点状回声鉴别诊断

项目	玻璃体星状变性	眼内炎	玻璃体积血	玻璃体异物
临床特征	老年糖尿病患者多见，眼底见无数白色雪球样小体	可有白瞳孔，全身及眼部急性炎症表现	常有血管病、外伤、手术等病史，眼底见血凝块	有眼球穿通伤病史
内部回声	散在点状高回声如繁星状	斑点状或不规则块状低回声	点状或低回声可充满玻璃体	一个至数个点状强回声伴声影或尾影
后运动	明显	存在	明显	不明显

（1）玻璃体星状变性（图1-19）
（2）眼内炎（图1-20）
（3）玻璃体异物（图1-21）

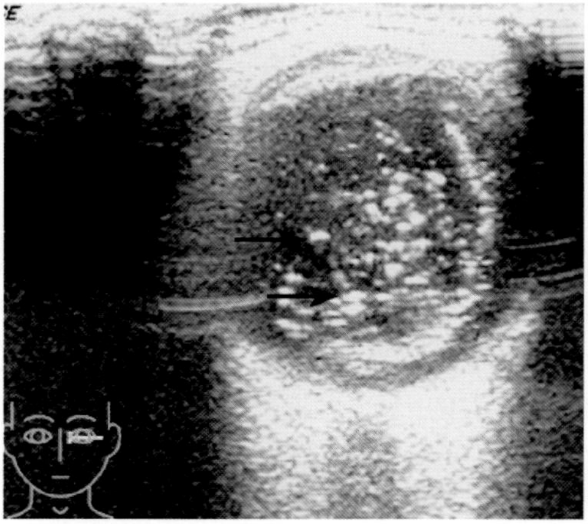

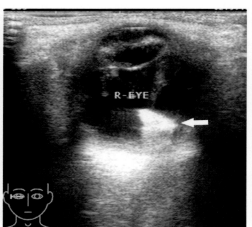

图1-19　玻璃体星状变性
玻璃体内散在小点状回声如繁星夜幕（箭号示）

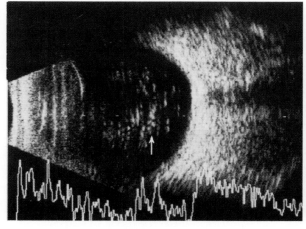

　　　　　　　　图1-20　眼内炎
（来源于贾译清.临床超声鉴别诊断学）
　　横切面扫查，玻璃体内分散点状或不规则块状弱回声（箭号示）

　　　　　　图1-21　玻璃体异物
　　横切面扫查，玻璃体内一个至数个点状高或强回声（箭号示），可伴声影或尾影

七、临床价值

玻璃体积血少时可自行吸收，但玻璃体积血多易引起屈光间质混浊等其他并发症，需手术治疗，超声可了解玻璃体积血量并可随访观察积血的吸收和复发情况，对临床治疗有指导意义。

第四节　玻璃体后脱离

一、病因学

引起玻璃体后脱离的原因很多，可为玻璃体液化、玻璃体机化膜牵拉、玻璃体收缩或视网膜脉络膜的渗出、积血压迫所致及老年变性等。

二、病理解剖

玻璃体后脱离是指基底部之后的玻璃体与视网膜相互分离，表现为玻璃体后皮质从视网膜内表面分离，玻璃体内胶原纤维细丝浓缩变粗，可牵拉玻璃体。

三、临床表现

好发于60岁以上老人，多数患者当玻璃体后脱位发生时没有急性症状，有人会有闪光感，眼前有漂浮物，如点状物、飞蝇、环状物等。在玻璃体后脱离形成过程中，有部分粘连紧密的部位产生牵拉力。牵引导致血管破裂，产生玻璃体积血，患者眼前飘动红雾，牵引导致视网膜裂孔形成和视网膜脱离，患者视物有遮挡。

四、典型病例超声图像特征及诊断要点

1.**病史与体征**　患者，女性，48岁，因"左眼视物重影4个月余"就诊。患者于4个月前无明显诱因出现左眼视物重影，伴视物模糊，无视物变形、视物变暗、视物变远、眼红、眼痛、畏光、流泪等，遂入院就诊。

2.**眼底检查**　左眼玻璃体混浊声像，眼底窥不清。

3.**超声图像特征**（图1-22、图1-23）

4.**超声观察要点**　观察玻璃体内膜状回声的位置，及两端附着点是否与球壁相连，是否与视盘相连，形态是否呈"吊床样"。玻璃体有无混浊，运动情况、后运动情况以及病变内部有无血流。

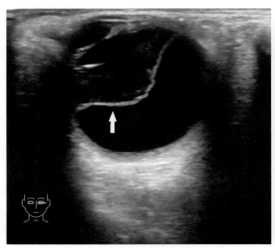

图 1-22　完全型玻璃体后脱离一

　　左眼玻璃体透声差，内见细点状回声，中部内见一膜状强回声（箭号示），呈吊床样，与球侧壁相连，与视盘不相连

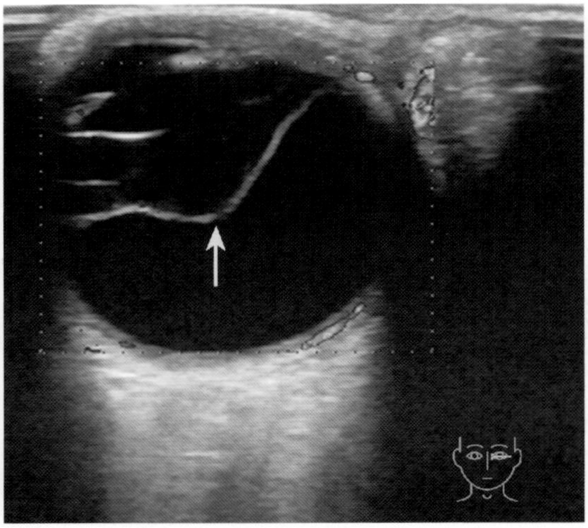

图 1-23　完全型玻璃体后脱离二

病变（箭号示）内未见异常血流信号

　　5.超声诊断　左眼玻璃体膜状回声（完全型玻璃体后脱离？）；左眼玻璃体混浊声像。

　　诊断依据：左眼玻璃体透声差，内见细点状回声，中部内见一膜状强回声，呈吊床样，与球侧壁相连，与视盘不相连。

　　6.手术　行左眼玻璃体切割术+前膜剥膜+激光术。

五、超声征象

　　1.二维灰阶超声　根据玻璃体后界膜与球壁回声之间的关系，将玻璃体后脱离分为两型，即完全型玻璃体后脱离和不完全型玻璃体后脱离。

　　（1）完全型玻璃体后脱离　玻璃体内连续条带状中强回声，不与眼底眼球壁带状回声相连，动度和后运动试验均阳性。玻璃体后界膜脱离的运动有自己的特点，即运动是自眼球一侧向另一侧的波浪状运动。在眼底中央可观察到玻璃体后界膜回声局限增强，可表现为双条带状回声，为视盘前环形混浊的回声，也是诊断玻璃体后脱离的特征之一。

　　（2）不完全型玻璃体后脱离　由于玻璃体后界膜与视盘、黄斑等结构之间的连接紧密，所以一部分病例检查时可以扫查到玻璃体后界膜与视盘、黄斑或其他眼底眼球壁回声相固着。运动度大，后运动明显，只是运动的后界膜为在玻璃体腔内随眼球运动方向摆动而非波浪状运动。

　　2.多普勒超声　不论是完全型玻璃体后脱离还是不完全型玻璃体后脱离，CDFI检查在其上均无异常血流信号发现。这也是其与其他膜状回声鉴别之处。

六、超声图像鉴别诊断

与玻璃体后脱离鉴别的常见疾病有视网膜脱离、脉络膜脱离、永存原始玻璃体增生症等。鉴别主要以病变的形态、回声强度、病变与眼球壁的固着关系、运动情况、后运动情况以及病变内部的血流情况进行鉴别。

1. 孔源性视网膜脱离　见于老年人、高度近视眼、白内障术后无晶状体眼、眼外伤液化的玻璃体由网膜裂孔进入网膜下腔隙。玻璃体内可见一弧形带状高回声与球壁/视盘回声相连，并渐与球壁回声融合，球壁与弧形带状回声间为无回声区（图1-24）。

2. 脉络膜脱离（图1-25）

3. 永存原始玻璃体增生症（图1-26）

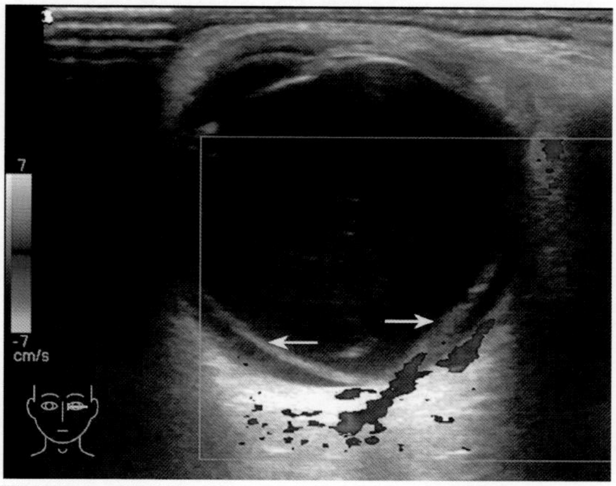

图1-24　完全型视网膜脱离

玻璃体内可见与视盘相连的漏斗形带状高回声（箭号示），其与球壁间为无回声区

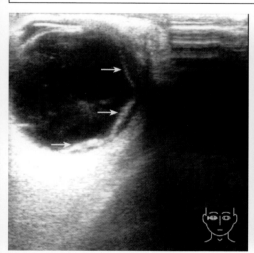

图1-25　脉络膜脱离

眼球后壁见多个凸面向前的"半环形"带状回声（箭号示），呈花瓣状，一般在眼赤道部之前。带状回声厚、平滑无皱褶，均不与视盘相连

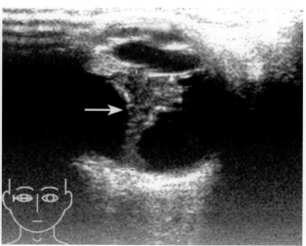

图1-26　永存原始玻璃体增生症

右眼横切面扫查，玻璃体内见"倒三角"形或"高脚杯"形中高回声（箭号示），基底与晶状体相贴，尖端与视盘相连

七、临床价值

单纯的玻璃体后脱离一般无重要临床意义，但是部分患者由于玻璃体后界膜的牵拉可能导致视网膜破孔甚至视网膜脱离，超声检查观察玻璃体后界膜与后极部眼球壁之间的固着关系，并可了解有无合并玻璃体积血。为临床医生选择治疗方案和手术方式提供重要信息。

第五节　永存原始玻璃体增生症

一、病因学

胚胎期原始玻璃体未退化并增生所致，增殖以前部玻璃体为主，多见婴幼儿及儿童，90%为单眼发病，亦可双眼，目前病因尚不明确。

二、病理解剖

永存原始玻璃体增生症为胚胎发育时期的原始玻璃体在晶状体后的纤维增生斑块。纤维斑块与睫状突相连，将睫状突拉向瞳孔，瞳孔散大后可以见到延长的睫状突，为本病的特殊性表现。玻璃体内可见纤维增殖性混浊物，典型表现为大块血管纤维性增殖物在晶状体后的前部玻璃体内，其前可黏附于晶状体后囊，可通过后囊的破裂处进入晶状体内，周围可附着于睫状突上，其后方为残存玻璃体动脉伴纤维组织增生呈线状连接于视盘。

三、临床表现

大多数为单眼发病，多见于婴幼儿，表现为部分或全部白瞳，晶状体后血管化纤维膜，浅前房，小眼球。瞳孔扩大后可看见晶状体周围有被拉长了的睫状突，为特征性表现。可伴有继发性青光眼和角膜混浊等。高眼压可使婴幼儿眼球的角巩膜缘膨胀扩大，最终可形成"牛眼"。

四、典型病例超声图像特征及诊断要点

1.病史与体征　患儿，男性，5月龄，"发现右眼瞳孔泛白1天"就诊。患儿母亲1天前喂奶时发现患儿右眼瞳孔呈白色，余无其他不适，遂入院就诊。

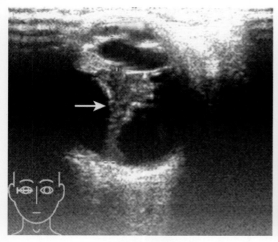

图1-27　永存原始玻璃体增生症一

右眼玻璃体内见"倒三角"形带状回声（箭号示），基底包绕在晶状体后，尖端与视盘相连

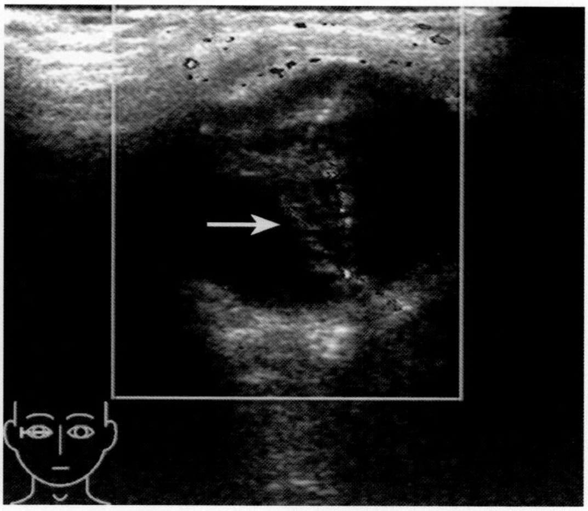

图1-28　永存原始玻璃体增生症二

可检测到血流信号与视网膜中央动静脉相连（箭号示）

2.其他检查　CT检查示右侧眼球较左侧稍小，玻璃体后部密度增高（永存原始玻璃体增生症？）。

3.超声图像特征（图1-27、图1-28）

4.超声观察要点　① 病变的形态是否呈"倒三角"形或"高脚杯"形？② 病变基底部与晶状体的关系，是否附着于晶状体后囊？其尖端与视盘的关系，尖端是否与视盘相连？③ 病变后运动是否明显？④ 病变内部的血流情况，是否可探测到与视网膜中央动静脉相连的血流信号？

5.超声诊断　右眼玻璃体内"倒三角"形带状回声（永存原始玻璃体增生症？）。

诊断依据：① 多见于婴幼儿期，临床以"白瞳"为主要的临床表现。② 以单眼发病多见，晶状体后白色血管化纤维膜增生。③ 小眼球、浅前房，可见睫状突较长。④ 超声见玻璃体内"倒三角"形带状回声，基底与晶状体后囊相连，尖端与视盘相连。可检测到血流信号与视网膜中央动静脉相连。

6.手术和病理　行晶状体摘除＋晶状体后纤维膜切除术＋玻璃体切割术；病理符合永存原始玻璃体增生症改变。

五、超声征象

1.二维灰阶超声　典型病例表现为玻璃体内病变，呈"倒三角"形或"高脚杯"形中强回声，"倒三角"的基底部与晶状体相贴近，尖端与视盘相连。病变的运动及后运动均不明显。

2.多普勒超声 在原始玻璃体内可以观察到与视网膜中央动脉、静脉相延续的血流信号，血流信号的频谱特点与视网膜中央动脉、静脉完全相同。合并玻璃体积血时，玻璃体积血无异常血流信号发现。

六、超声图像鉴别诊断

本病主要与其他同样表现为"白瞳"的疾病进行鉴别，如Coats病、视网膜母细胞瘤、早产儿视网膜病变、先天性白内障等，注意观察是双侧眼球患病还是单侧眼球患病，病变呈"倒三角"形或条状中强回声，"倒三角"的基底部与晶状体相贴近，尖端与视盘相连，病变的运动及后运动均不明显以及患者的发病年龄，这是鉴别的要点。

1. Coats病 可见"V"形或"T"形光带与视盘相连，膜下可见均匀点状回声，动度大，有自运动现象，呈"流沙样"改变，据此可鉴别（图1-29）。

2.视网膜母细胞瘤 绝大多数患者为小于3岁的儿童，肿瘤球形或形态不规则，内部回声不均匀，多合并钙化，据此可鉴别（图1-30）。

3.早产儿视网膜病变 有吸氧治疗史，且双眼发病，据此可鉴别（图1-31）。

4.先天性白内障 先天性白内障病变发生于晶状体，根据病变部位可与此鉴别（图1-32）。

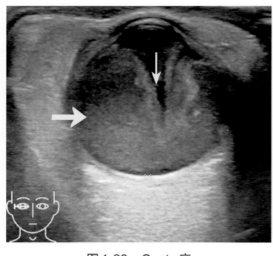

图1-29 Coats病

玻璃体内"V"形带状回声（细箭号示）与视盘回声相连，其下可探及均匀点状回声（粗箭号示），可流动，呈"流沙样"改变

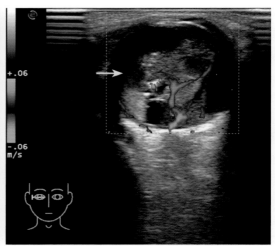

图1-30 视网膜母细胞瘤

玻璃体内见"钙斑样"实质性肿块（箭号示），血流与视网膜血管延续

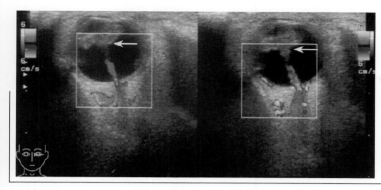

图 1-31 早产儿视网膜脱离

（来源于杨文利，王宁利.眼超声诊断学）

晶状体后方冠状包绕（箭号示），向后与视盘回声相连，病变内可见与视网膜中央动脉相延续的血流信号，频谱特征亦相同

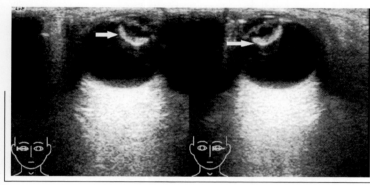

图 1-32 先天性白内障

晶状体（箭号示）囊增厚，皮质混浊

七、临床价值

对于永存原始玻璃体增生症目前尚无很好的治疗方法，主要在于与其他表现为"白瞳"的疾病相鉴别，尤其与视网膜母细胞瘤相鉴别，以免误诊危及患者的生命。超声检查有利于这些疾病的鉴别。

第六节　视网膜脱离

一、病因学

视网膜脱离是由于渗出、炎症、肿瘤等引起视网膜色素上皮层与锥体细胞层之间的间隙分离，临床上按发生原因不同分为原发性视网膜脱离（孔源性视网膜脱离）和继发性视网膜脱离（非孔源性视网膜脱离）。

原发性视网膜脱离是指单纯性视网膜脱落，视网膜常有裂孔，又称孔源性视网膜脱离，多见于近视及中老年人，尤其是高度近视眼患者，由于眼轴过长、屈光不正而使视网膜出现裂孔，因变性而液化的玻璃体经裂孔进入视网膜下所致。

继发性视网膜脱落是指由于其他眼部疾病或某些全身病所致。包括以下两种。① 牵拉性视网膜脱离：多见于增殖性糖尿病视网膜病变、眼外伤、玻璃体长期积血、视网膜静脉周围炎、眼内多次手术后等，形成视网膜前或视网膜下机化条带，牵拉所致。② 渗出性视网膜脱离：多见于眼内视网膜脉络膜肿瘤、眼内炎症、眼内寄生虫、色素上皮病变、视网膜血管病、全身疾病如妊娠高血压等，引起液体聚集于视网膜下所致。

二、病理解剖

视网膜脱离并非是视网膜与脉络膜之间的分离，而是视网膜的神经上皮层与色素上皮层的分离，两层之间有一潜在间隙，分离后间隙内所潴留的含蛋白质丰富的液体称为视网膜下液。原发性视网膜脱离，视网膜常有裂孔。继发性视网膜脱离，视网膜多无裂孔，病因控制后，脱离的视网膜可以复位。

三、临床表现

一般脱离之前，患者常有先兆症状，如飞蚊症、闪光感等。视网膜发生部分脱离时，脱离对侧的视野中有缺损（视野缺损），并逐渐扩大。脱离发生在黄斑区时，中心视力急剧下降。若视网膜全脱离，视力减至仅有光感或完全丧失。

四、典型病例超声图像特征及诊断要点

【病例一】

1. **病史与体征**　患者，女性，44岁，因"左眼进行性视力下降1天"就诊。患者于1天前无明显诱因出现左眼视力下降，呈渐进性加重，无眼红、眼痛、畏光、流泪、眼胀、头痛、恶心、呕吐等，否认高血压、糖尿病、冠心病史，否认外伤史，否认手术史，遂入院就诊。

2. **其他检查**　眼底检查示左眼视网膜上方12点方向见一裂孔，大小约1PD，视盘边界清，色淡红，杯盘比值为0.3，动静脉比例正常。

3. **超声图像特征**（图1-33、图1-34）

4. **超声观察要点**　玻璃体内有无异常带状回声，其后端是否与视盘相连，其凹面是否向前，其脱离部位、程度、范围、性质，后运动情况如何，带状回声内部的血流情况是否与视网膜血管相连，有无肿块。

5. **超声诊断**　左眼玻璃体腔内"V"字形稍强回声带状回声（完全性视网膜脱离？），左眼玻璃体混浊声像。

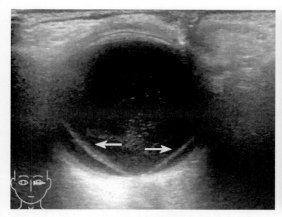

图 1-33　完全性视网膜脱离一

左眼玻璃体透声差，可见点状、絮状稍强回声，玻璃体内探及一"V"形带状回声（箭号示），尖端与视盘相连

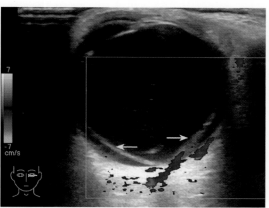

图 1-34　完全性视网膜脱离二

左眼玻璃体腔内"V"字形带状回声（箭号示），可见血流信号与视网膜中央动脉相延续

诊断依据：玻璃体腔内凹面向前的"V"字形带状回声，一端与视盘相连，另一端与球壁相连，并见血流信号与视网膜中央动脉相延续。

6.手术　左眼巩膜外加压+巩膜冷凝+玻璃体穿刺抽液术（内放液）。

【病例二】

1.病史与体征　患者，女性，38 岁，因"左眼视矇半年"就诊。患者于半年前无明显诱因出现左眼视矇，伴视物变形，无眼前黑影飘动、闪光感、眼红、眼痛、畏光，无视物遮挡感、视物变小等不适，否认高血压、糖尿病、冠心病史，否认外伤史，否认手术史，遂入院就诊。

2.其他检查　眼底检查示左眼 2 点至 6 点视网膜脱离，于 4 点及 6 点周边部分别可见大小约 1PD 的裂孔。

3.超声图像特征（图 1-35、图 1-36）

4.超声观察要点　玻璃体内有无异常带状回声，其后端是否与视盘相连，其凹面是否向前，其脱离部位、程度、范围、性质，后运动情况如何，带状回声内部的血流情况是否与视网膜血管相连，有无肿块。

5.超声诊断　左眼玻璃体腔内"一"字形稍强回声带（部分性视网膜脱离？），左眼玻璃体混浊声像。

诊断依据：玻璃体透声差，可见点状、絮状稍强回声，玻璃体内见一凹面向前的"一"字形稍强回声带，尖端与视盘相连。

6.手术　行左眼玻璃体腔穿刺抽液+巩膜冷凝+外加压术。

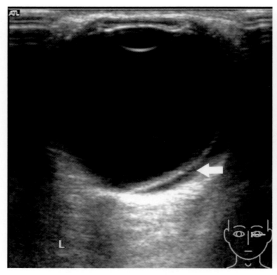

图 1-35　部分性视网膜脱离一

横切面扫查，左眼玻璃体透声差，可见点状、絮状稍强回声，玻璃体内见一凹面向前的"一"字形稍强回声带（箭号示），尖端与视盘相连

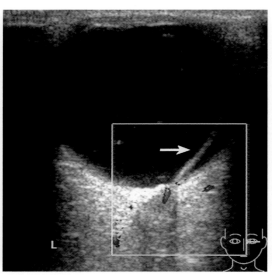

图 1-36　部分性视网膜脱离二

横切面扫查，左眼脱离的视网膜（箭号示）上有点状血流信号

五、超声征象

（一）二维灰阶超声

二维灰阶超声特点：玻璃体内出现高回声带，表面光滑，一端与视盘相连，另一端与周边部的眼球壁相连。后运动试验一般为阳性，且运动方向一般与眼球壁相垂直，为以脱离的视网膜为中心的垂直轻微摆动。

新鲜的视网膜脱离特点：带状回声细呈弧形，凹面向球心，光滑，眼运动时有微颤。

陈旧性的视网膜脱离特点：带状回声厚度不均，僵硬皱缩。

1.原发性部分性视网膜脱离（图 1-37）

① 玻璃体内出现带状高回声，后端连于视盘，前端黏附于锯齿缘。

② 横向扫查时带状高回声隆起呈弯曲的波浪状或弧形隆起，纵向扫查时带状高回声与眼球壁平行，各径线隆起程度一致。

③ 转动眼球时，玻璃体内可见带状高回声轻度震颤或漂浮隆起不一致。

④ 脱离的视网膜带状高回声后面为经裂洞进入的视网膜下液，前面为玻璃体液。

2.继发性部分性视网膜脱离　扫查时发现为扁平或低度隆起的脱离，视网膜下可见点状弱回声，有的可见实性隆起的原发病灶，如肿瘤、玻璃体机化物等（图 1-38）。

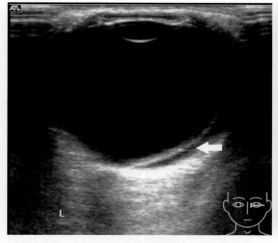

图 1-37　原发性部分性视网膜脱离

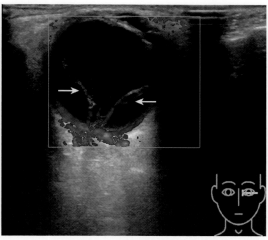

图 1-39　完全性视网膜脱离

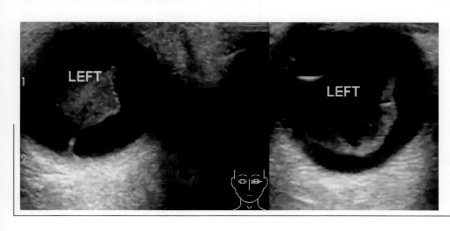

图 1-38　玻璃体机
化物所致继发性部
分性视网膜脱离

3.完全性视网膜脱离　脱离范围大，除视盘和锯齿缘之外的全部视网膜层面分离，在玻璃体无回声区内显示"Ｖ"字形带状回声，宽口向前方锯齿缘，窄口向后与视盘连接，范围超过横向中心轴1/2。扫查平面与眼轴垂直时，玻璃体无回声区内可见小于球壁的不规则环状回声，环内为玻璃体液，环外为视网膜下液。

新鲜视网膜脱离表现无伴随改变，脱离均匀，活动好。陈旧性视网膜脱离有伴随改变，视网膜迂曲、增厚、不均，因发病时间长而发生机化或囊性变，带状回声的形态、厚薄不一致，甚至皱缩、不活动（图1-39）。

（二）多普勒超声

脱离的视网膜上有点状、条带状血流信号，且与视网膜中央动脉的血流信号相连续。频谱为与视网膜中央动脉、静脉血流频谱完全相同的动脉、静脉伴行的血流频谱。

六、超声图像鉴别诊断

与视网膜脱离鉴别的常见疾病有玻璃体后脱离、脉络膜脱离、永存原始玻璃体增生症等。鉴别主要以病变的形态、回声强度、病变与眼球的固着关系、运动情况、后运动情况以及病变内部的血流情况进行鉴别。

1. 脉络膜脱离 玻璃体内可见单个或多个半环状高回声带凸向前，一般位于眼球周边部，不与视盘相连，带状回声探及的血流信号不与视网膜中央动脉延续，与睫状后短动脉频谱特征相同（图1-40）。

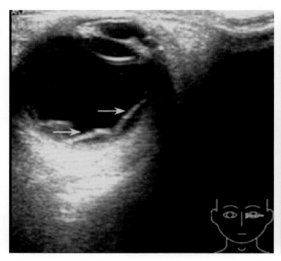

图1-40　脉络膜脱离

眼球后壁见多个凸面向前的"半环形"带状回声（箭号示），呈花瓣状

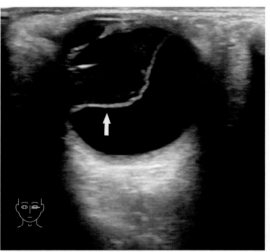

图1-41　完全型玻璃体后脱离

玻璃体透声差，内见细点状回声，中部内见一膜状强回声（箭号示），呈吊床样，与球侧壁相连，与视盘不相连

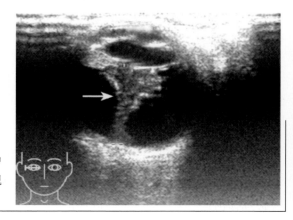

图1-42　永存原始玻璃体增生症

右眼横切面扫查，玻璃体内见"倒三角"形中高回声（箭号示），基底与晶状体相贴，尖端与视盘相连

2.玻璃体后脱离 玻璃体内可见弧形弯曲的线状回声，位置不定，与球壁间无固定粘连位置，后运动活跃，线状回声无血流信号（图1-41）。

3.永存原始玻璃体增生症 玻璃体内可见"倒三角"形或"高脚杯"形中强回声，基底与晶状体相贴近，尖端与视盘相连，可探及与视网膜中央动静脉相延续的血流信号（图1-42）。

七、临床价值

当眼底不能窥视，超声检查能准确诊断有无视网膜脱离，寻找病因及判断脱离部位、程度、范围、性质，同时对玻璃体内其他病理膜性病变进行鉴别，为临床医生诊断提供重要信息。

第七节　视网膜母细胞瘤

一、病因学

视网膜母细胞瘤的确切病因不明。视网膜母细胞瘤可分为遗传型和非遗传型两类。约40%的病例为遗传型，其发病为合子前决定，即由患病的父母或基因携带者父母遗传所致，为常染色体显性遗传，目前认为与第13号染色体长臂缺失有关。约60%的病例为非遗传型，为视网膜细胞突变所致，不遗传。少数病例约5%有体细胞染色体畸变。

二、病理解剖

视网膜母细胞瘤是由一些未成熟的视网膜母细胞增长而成。视网膜母细胞瘤内含有细胞团块、坏死区及钙化灶，瘤细胞呈玫瑰花样排列。肉眼为白黄色软组织，有时较硬，切开有出血点、坏死灶及钙化灶。其基本病理类型分为内生型、外生型、混合生长型和弥漫浸润型。

① 内生型肿瘤：呈团块状，由视网膜内面向玻璃体内生长，1个或多个分别位于视网膜不同象限，亦可融合成大团块，表面凹凸不平，多无包膜。

② 外生型肿瘤：从视网膜外表面向脉络膜方向生长，其附近或对侧可继发视网膜脱落。

③ 混合生长型：较单纯内生型或外生型多见，特别是较大的肿瘤，其表现为内生型和外生型兼而有之。

④ 弥漫浸润型：较少见，表现为肿瘤从视网膜沿着球壁弥漫性生长，肿瘤细胞常进入玻璃体内。

三、临床表现

常见于 5 岁以下儿童，临床上多以白瞳为首发症状。该病多由家长发现患儿瞳孔出现白瞳或呈"黑矇猫眼"以及眼球斜视和震颤等症状来就诊。当肿瘤继续生长，可使眼压升高、头痛，引起继发青光眼，出现眼痛、头痛、恶心、呕吐、眼红等。肿瘤可沿视神经向眶内和颅内蔓延，也可破坏球壁向眼外生长，部分经血行转移至骨及肝脏或全身其他器官，部分经淋巴管转移到附近之淋巴结。

四、典型病例超声图像特征及诊断要点

1. **病史与体征**　患者，女性，2 岁，因"发现右眼瞳孔区变白 1 月余"就诊。患儿家属于 1 月余前无明显诱因下发现患儿右眼瞳孔区变白，伴视矇，无畏光、流泪，无恶心、呕吐，无畏寒、发热等不适，遂入院就诊。

2. **其他检查**　眼底检查示右眼视网膜可见黄白色隆起肿块，表面布以血管，比例正常。CT 检查示右侧眼球内占位性病变，考虑视网膜母细胞瘤（图 1-43）。

3. **超声图像特征**（图 1-44、图 1-45）

4. **超声观察要点**　注意观察是双侧眼球患病还是单侧眼球患病，病变的边界、形状、

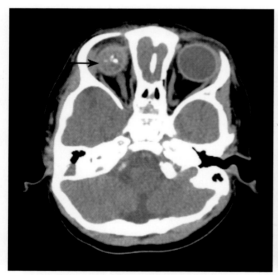

图 1-43　视网膜母细胞瘤（箭号示）CT

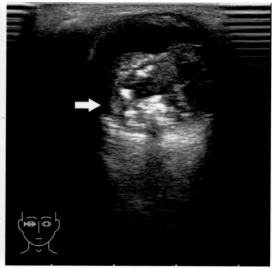

图 1-44　视网膜母细胞瘤一

右眼玻璃体透声差，内见细点状稍强回声，于玻璃体腔内探及一实质性低回声团（箭号示），边界尚清，形态不规则，内回声不均匀，内部可见多发钙化灶

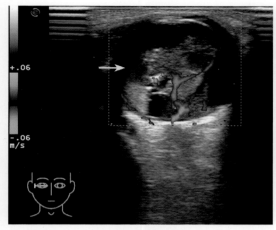

图 1-45 视网膜母细胞瘤二

病变（箭号示）内可以发现与视网膜中央动脉、静脉相延续的血流信号

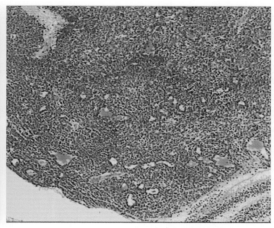

图 1-46 视网膜母细胞瘤病理

（HE 染色，×100）

内部回声有无钙化灶、其内血流与视网膜中央血管是否延续、频谱是否与视网膜中央动脉一致、有无视网膜脱离等。

5. 超声诊断 右眼球内实质性团块（视网膜母细胞瘤？），右眼玻璃体混浊声像。

诊断依据：患者年龄2岁，出现白瞳征，玻璃体腔内探及一实质性低回声团，边界尚清，形态不规则，内回声不均匀，内部可见多发钙化灶。病变内血流与视网膜中央动脉、静脉相延续。

6. 手术和病理 行右眼球摘除术+结膜囊成形术。冰冻结果示（右眼）符合视网膜母细胞瘤；视神经残端未见肿瘤残留（图1-46）。

五、超声征象

1. 二维灰阶超声 肿瘤形状多样，可为半球形、V形、不规则形等，可表现为眼球壁的广泛增厚；可充满整个玻璃体腔；可为单一病灶，可为多发病灶。肿瘤可以位于眼球的任何部位，但以后极部病变居多，边界清晰，与周围组织之间可以准确地鉴别。肿瘤内部回声不均匀，70%～80%的病变内可探及不规则形斑块状强回声，即"钙斑"。钙斑之后可见声影。

由于肿瘤源于视网膜，受肿瘤生长的影响极易导致视网膜脱离。如果肿瘤蔓延至眶内，可在眶内发现与球内病变相延续且内回声强度一致的病变。如果肿瘤生长过程中破坏了视网膜上的血管，可以并发玻璃体积血。

2. 多普勒超声 病变内可以发现红蓝相伴的血流信号，且与视网膜中央动脉、静脉相延续，频谱分析与视网膜中央动脉、静脉的血流特征基本一致，但其收缩期血流速度较视网膜中央动脉明显增高。

六、超声图像鉴别诊断

1. 本病主要与其他同样表现为白瞳的疾病进行鉴别，如Coats病、永存原始玻璃体增生症、早产儿视网膜病变等相鉴别，注意观察是双侧眼球患病还是单侧眼球患病，从病变的边界、形状、内部回声、声衰减、眼轴、血流情况等进行鉴别（详见表1-1）。

2. **与视网膜血管瘤鉴别** 视网膜血管瘤为良性病变，以毛细血管瘤多见，眼底检查病变呈小毛细血管丛状或小橘红色结节，呈典型的"红气球"改变。超声检查眼底可见边界清晰的实性占位性病变，内部回声均匀，与眼球壁紧密相贴（图1-47）。

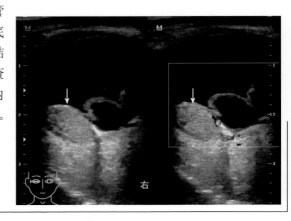

图1-47 视网膜血管瘤（箭号示）

七、临床价值

超声诊断该病目前已成为首选方法，通过对视网膜母细胞瘤的形态特征和血流改变的分析，可以准确地诊断视网膜母细胞瘤，并了解有无脉络膜、视神经侵犯及眼外播散。此外，对于视网膜母细胞瘤采用保存视功能疗法，应用超声检查可以及时了解治疗后肿瘤的大小和形态变化、血流变化等，为观察治疗效果提供依据。

第八节 特发性视网膜毛细血管扩张症

一、病因学

本病（又名Coats病）是一种视网膜血管异常，多单眼受累，目前病因不明。视网膜血管内皮细胞屏障作用丧失，以致血浆大量渗出于视网膜神经上皮层下，导致视网膜广泛脱离的视网膜病变。

二、病理解剖

视网膜血管扩张、血管壁增厚、玻璃样变。血管周围有慢性炎性细胞浸润，血管内皮细胞增生变性及内膜下黏多糖沉积，使血管壁增厚，管腔变窄甚至闭塞。有的血管内皮细胞脱落甚至消失，失去屏障功能，且血液外溢。多在视网膜血管第二分支后呈现扭曲、囊样扩张或串珠样，并可伴新生血管形成。视网膜血管下可见深层黄白色渗出，间有胆固醇结晶、点片状出血，大量渗出造成渗出性视网膜脱离。

三、临床表现

2/3患者于10岁前发病，男性多于女性，多数单眼发病。病眼在黄斑部未受损害之前，视力不受影响，亦无其他不适。至视力下降、瞳孔出现黄白色反射或患眼斜视时引起注意。视网膜大片渗出斑块多见于眼底后极部，亦可发生于任何其他部位。渗出斑块周围常见暗红色出血，并有散在或形成环状的深层白色斑点。斑块表面，可见有发亮的小点（胆固醇结晶），有时还有色素沉着。随着病情的发展，大量渗出引起球形视网膜脱离，脱离的视网膜隆起至晶状体后出现白色瞳孔。

有些视网膜下大量出血的病例，出血进入玻璃体，机化后形成增殖性玻璃体视网膜病变。有些病例还可发生并发性白内障，前部葡萄膜炎、继发性青光眼或低眼压等并发症。

四、典型病例超声图像特征及诊断要点

1.**病史与体征**　患者，女性，6岁，因"发现右眼瞳孔区发白半年，右眼疼痛1月"就诊。患者于半年前儿科就诊时偶然发现右眼瞳孔区发白，无明显加重，伴视物不见，无其他特殊不适，曾住院治疗，诊断为"右眼视网膜脱离"，1个月前无明显诱因出现右眼疼痛，于当地医院就诊，诊断为"右眼继发性青光眼"，予局部及全身降压治疗，病情稍好转，为求进一步诊治入院就诊。

2.**超声图像特征**（图1-48、图1-49）

3.**超声观察要点**　重点观察视网膜是否脱离、玻璃体内有无均匀点状回声且其动度及后运动是否显著，并呈"流沙样"改变。观察其内部血流是否与视网膜中央血管相连，两者频谱是否一致。

4.**超声诊断**　右眼球玻璃体"V"形视网膜带状回声、带状回声下均匀点状回声（Coats病？）。

诊断依据：玻璃体内可以探及均匀点状回声，动度大，后运动极明显，呈"流沙样"改变，内可测及与视网膜中央动脉、静脉相同的血流频谱。

5.**手术和病理**　行右眼ECCE+房角粘连分离术；冰冻结果示（眼内容物）大块渗出性视网膜病变。

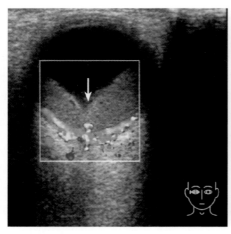

图 1-48　Coats病一
（来源于杨文利，王宁利.眼超声诊断学）
　　右眼玻璃体内"V"形带状回声（箭号示）与视盘回声相连，其下可探及均匀点状回声，呈流动性。"V"形带状回声上可见血流信号，且与视网膜中央动脉相延续

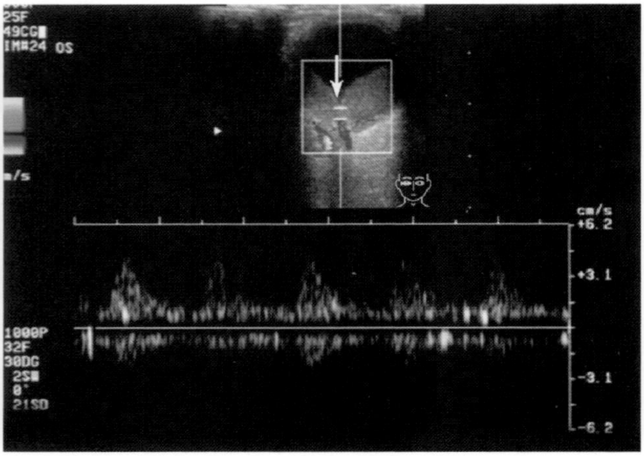

图 1-49　Coats病二
（来源于杨文利，王宁利.眼超声诊断学）
　　"V"形带状回声（箭号示）内可测及与视网膜中央动脉、静脉相同的血流频谱

五、超声征象

　　1.二维灰阶超声　典型病变：在玻璃体内可以探及均匀点状回声，动度大，后运动极明显，呈"流沙样"改变。此均匀点状回声可被多个半弧形回声所分割，半弧形回声与视盘相连，有轻度运动。部分病例在病变的基底部可见强回声光斑。早期病例，表现为玻璃体内局限的半球形或不规则形病变，病变表面光滑，内为均匀的点状回声，动度和后运动均阳性。

　　2.多普勒超声　玻璃体内的与视神经相连的条形带状回声上可见与视网膜中央动脉及视网膜中央静脉相延续的血流信号，而玻璃体内均匀点状回声内无血流信号。频谱分析表现为与视网膜中央动脉-视网膜中央静脉完全相同的血流频谱。

六、超声图像鉴别诊断

　　本病与视网膜母细胞瘤、早产儿视网膜病变、永存原始玻璃体增生症等发生于儿童期并出现白瞳的眼病鉴别。其中，与视网膜母细胞瘤的鉴别特别重要，如果将视网膜母细胞瘤误诊为Coats病，则可延误视网膜母细胞瘤的治疗而危及患儿生命（详见表1-1）。

七、临床价值

Coats病治疗不及时可导致失明，超声检查对婴幼儿身体无损害、操作简便快捷且可以结合Coats病特殊的超声表现和血流特点将其与其他表现为"白瞳"的疾病准确鉴别。

第九节　糖尿病视网膜病变

一、病因学

糖尿病视网膜病变（DR）是糖尿病最常见的微血管并发症之一，患了糖尿病，是否发生糖尿病视网膜病变不仅取决于代谢障碍程度，还取决于患病时间的长短，血糖、血压、血脂的控制情况和个体的差异性。

二、病理解剖

糖尿病视网膜病变主要由视网膜微血管病变引起，表现为动脉瘤、出血斑点、硬性渗出、棉绒斑、静脉串珠状以及黄斑水肿等。广泛缺血会引起视网膜或视盘新生血管、视网膜前出血及牵拉性视网膜脱离。

糖尿病可引起增殖性和非增殖性两种类型视网膜病变。在增殖性视网膜病变中，视网膜损害刺激新生血管生长，其可引起纤维增生，有时还可导致视网膜脱离。新生血管也可长入玻璃体，引起玻璃体积血。增殖性视网膜病变比非增殖性视网膜病变对视力的危害性更大，其可导致视力严重下降甚至完全失明。

三、临床表现

糖尿病视网膜病变初期一般无自觉症状，病变累及黄斑后可表现为不同程度的视力下降。视网膜小血管破裂出血进入玻璃体内，可见眼前黑影，视力急剧下降。合并新生血管闭塞、增生性视网膜病变等，均可导致视网膜脱离，视力可能丧失。

四、典型病例超声图像特征及诊断要点

1.病史与体征　患者，男性，67岁，因"发现左眼视力下降1月余"就诊。患者于1个月前无明显原因及诱因出现左眼视力下降，呈渐进性加重，无眼红、眼痛、畏光、流泪、眼胀、头痛、恶心、呕吐，糖尿病病史十余年，否认高血压、冠心病病史，否认外伤

史，否认手术史，遂入院就诊。

2.**其他检查**　眼底检查示左眼玻璃体轻度混浊，眼底视网膜平，视盘边清，色淡红，视网膜前见增殖膜，牵拉视网膜，动静脉比例正常，眼位正常，眼运动各方向运动正常。

3.**超声图像特征**（图1-50～图1-52）

4.**超声观察要点**　注意观察是双侧眼球患病还是单侧眼球患病、病变的边界、形状、内部回声、血流情况等，病变与视盘的关系，玻璃体有无积血、机化物及后脱离，另外还需要注意患者的既往史。

5.**超声诊断**　左眼玻璃体内类X形带状回声（玻璃体后脱离合并视网膜脱离？）。

6.**手术**　行左眼（显微镜下）PPV术＋前膜剥膜术＋球内注气术＋玻璃体穿刺抽液术。

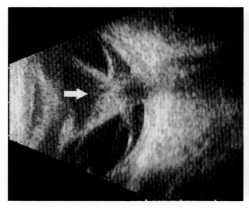

图1-50　糖尿病视网膜病变一

（来源于杨文利，王宁利.眼超声诊断学）
横切面扫查，左眼玻璃体内类X形带状回声（箭号示），为玻璃体后脱离合并视网膜脱离

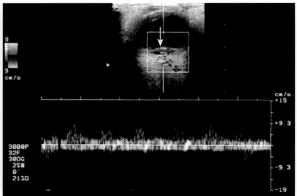

图1-52　糖尿病视网膜病变二

（来源于杨文利，王宁利.眼超声诊断学）
病变（箭号示）内探及动脉与静脉伴行的血流频谱

图1-51　糖尿病视网膜病变三

（来源于杨文利，王宁利.眼超声诊断学）
左眼玻璃体内条带状回声（箭号示）上可探及丰富的血流信号

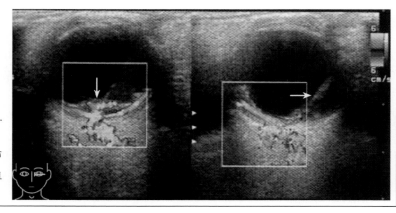

五、超声征象

1.二维灰阶超声　糖尿病视网膜病变的超声检查表现十分复杂，玻璃体内可表现为点状或条带状回声，可以与眼底带状回声相连，亦可不与球壁回声相连，带状回声呈中强回声，形态多样不规则。部分病例由于玻璃体内机化条索的牵拉造成牵拉性视网膜脱离，形成多条带状回声，可以表现为X形、渔网形、帐篷形等多种形态。糖尿病视网膜病变的超声表现比较特殊，一般双眼会先后发病，可以识别之。

2.多普勒超声　玻璃体内的增殖膜上在疾病的早期一般没有异常的血流信号，随病程的发展，可在增殖膜上的新生血管膜上发现异常血流信号，但脉冲多普勒血流分析的血流信号不与视网膜中央动脉相同。

反之，如果糖尿病视网膜病变继发牵拉性视网膜脱离，脱离的视网膜上的血流信号与视网膜中央动静脉相同。此外，通过对患者双眼眼动脉、视网膜中央动脉、睫状后短动脉等血管的血流参数进行测量，发现糖尿病视网膜病变的患者各期的血流速度变化略有不同，但在各期的视网膜中央动脉血流速度均较正常显著下降，以增殖期视网膜中央动脉血流速度下降最明显。

六、超声图像鉴别诊断

临床上糖尿病视网膜病变的确诊是比较明确的。患者要有糖尿病，患者如果有糖尿病5年以上，才可能会出现典型的糖尿病视网膜病变，比如微血管瘤出血、渗出，玻璃体积血、视网膜前出血，出现新生血管，出现其他典型改变，比如静脉串珠、视网膜内微血管异常，结合糖尿病病史和典型的眼底改变，确诊糖尿病视网膜病变是没有问题的。但是，如果患者合并相应的其他问题，或者是1型糖尿病出现这些问题的时候，诊断糖尿病视网膜病变，可能就有点武断。

糖尿病视网膜病变的超声诊断相对比较复杂，尤其对新生血管膜和牵拉视网膜脱离的诊断更加困难。应用CDFI检查技术，对二者的鉴别有一定的帮助。脱离的视网膜上的血流信号与视网膜中央动脉是相延续的，而且血流频谱为与视网膜中央动静脉完全相同的动脉、静脉伴行的血流频谱。新生血管膜上的血流信号与视网膜中央动脉之间无确定的延续关系，频谱无特征甚至无血流频谱发现。

此外，糖尿病视网膜病变的超声诊断有一定的特点，即一般均双眼发病，且玻璃体内病变以眼球的后极部为主，与普通的玻璃体积血、玻璃体后脱离、机化膜不同，累积一定的经验后诊断就比较容易。

1.玻璃体积血（图1-53）

2.玻璃体后脱离（图1-54）

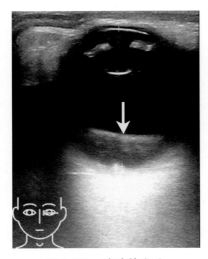

图 1-53　玻璃体积血

玻璃体内可见片状低回声（箭号示），后运动
试验阳性

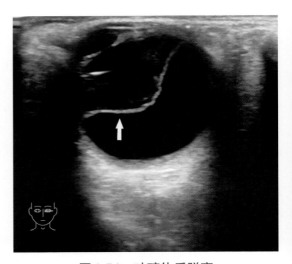

图 1-54　玻璃体后脱离

玻璃体内可见连续的带状回声（箭号示），与
视网膜相连

七、临床价值

　　糖尿病视网膜病变是一种致盲性眼病，应当引起重视。超声检查可以了解被混浊的屈光间质所遮挡的眼底情况，确定视网膜脱离发生的存在与否，为制定治疗方案提供帮助。

第十节　脉络膜黑色素瘤

一、病因学

　　具体病因未明。可能与种族、家族、内分泌因素、阳光照射、某些病毒感染及接触某些致癌化学物质等因素有关。

二、病理解剖

　　脉络膜黑色素瘤多发生在中老年，是成人常见的眼内恶性肿瘤。脉络膜黑色素瘤是由恶性黑色素瘤细胞组成的肿瘤，其组织细胞发生于脉络膜基质内的黑色素细胞，早期呈扁平形，球形为大多数病例的生长方式。脉络膜黑色素瘤病理分类主要由梭形细胞型、类上皮样细胞型和混合细胞型三种组成，其他有坏死型、气球样细胞型等。局限性扁平形为肿瘤早期或体积较小的脉络膜黑色素瘤表现，因Bruch膜比较完整，阻止瘤体向视网膜下生长。蘑菇状或球形肿块为大多数病例所表现的生长方式，脉络膜黑色素瘤好发于眼球后极部，早期呈扁平形，瘤体可向视网膜下生长，由于瘤体增大导致局部Bruch膜破裂，而致肿瘤呈蘑菇状生长。弥漫扁平形较少见，多灶性弥漫性生长非常罕见。继发改变为视网膜变性和脱离、玻璃体积血和混浊、Bruch膜破裂。坏死的瘤细胞可引起眼内炎症反应。

三、临床表现

与肿瘤位置有关。如肿瘤位于眼底周边部，早期常无自觉症状，诊断较困难。如位于后极部或黄斑部，患者早期常主诉视力迅速减退、视野缺损、视物变形等。肿瘤增大并继发视网膜脱离时可出现严重视力下降。

根据眼底肿瘤形态分为结节型和弥漫型。结节型较常见，眼底表现为脉络膜实性隆起，色泽多为棕褐色，表面可有出血，肿瘤周边视网膜可以发生渗出性脱离。弥漫型较少见，眼底表现为橘红色或稍暗的广泛性浆液性视网膜脱离。

四、典型病例超声图像特征及诊断要点

1.病史与体征　患者，男性，62岁，因"左眼疼痛、视物不见1月"就诊。患者于1个月前无明显诱因下出现左眼疼痛，呈持续性胀痛，左眼视物不见，伴头痛、头晕，伴右眼闭合不全、口角歪斜，无四肢抽搐、活动障碍等。病后曾在外院就诊，诊断"右侧面神经炎；头痛查因"并予营养神经、改善循环等治疗。行眼眶MRI提示：左眼玻璃体变性，未排除占位或出血。建议转上级医院进一步治疗，遂入院就诊。

2.其他检查　外院MRI示左眼玻璃体变性，未排除占位或出血。

3.超声图像特征（图1-55、图1-56）

4.超声观察要点　观察肿瘤的形状，是否呈半球形或蘑菇状；肿瘤的边界是否表现为前缘回声多而强，接近球壁时消失。内部回声特点，前缘回声强，向后回声逐渐减弱，接近球壁形成无回声区，呈所谓"挖空"现象。局部脉络膜有无凹陷。后方有无声影。有无伴视网膜脱离、玻璃体混浊等。

5.超声诊断　左眼球壁实质性占位性病变（脉络膜黑色素瘤？），左眼玻璃体混浊声像。

诊断依据：肿块呈半球形，前部回声较高，其后产生明显声衰减造成肿瘤后部低回声，称为挖空征。由于肿瘤浸润或压迫脉络膜产生局部盘状凹陷，称为脉络膜凹陷征。

6.手术和病理　行左眼球摘除＋结膜囊成形术。病理示镜下见眼球内有异型细胞巢，细胞呈卵圆形或梭形，部分细胞含有色素，病变符合恶性黑色素瘤，视神经残端无肿瘤（图1-57）。

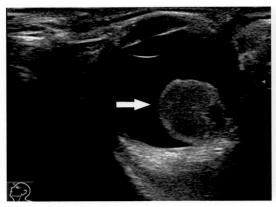 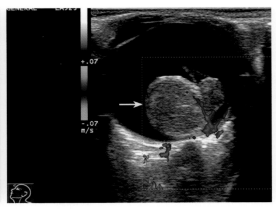

图 1-55　脉络膜黑色素瘤一

左眼球壁5点钟位置探及一实质性低回声团（箭号示），边界清，形态不规则，内回声不均匀，近球壁处回声减低，呈"挖空现象"；玻璃体透声欠佳，内可见膜状带状回声

图 1-56　脉络膜黑色素瘤二

左眼球壁实质性低回声团（箭号示），可见血流信号自基底部流向内部

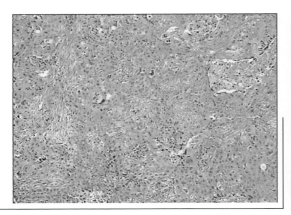

图 1-57　脉络膜黑色素瘤病理
（HE染色，×100）

五、超声征象

1.二维灰阶超声　根据肿瘤生长方式，声像图表现不一。① 小的拱形脉络膜黑色素瘤多为低中度回声，内回声较均匀。② 较大的半球形和蕈样黑色素瘤前部回声较高，其后产生明显声衰减造成肿瘤后部低回声，称为挖空征。③ 由于肿瘤浸润或压迫脉络膜产生局部盘状凹陷，称为脉络膜凹陷征。④ 如肿瘤穿透巩膜进入眶内可见球壁外低回声区，边界清楚。⑤ 常伴有渗出性视网膜脱离，早期常局限于肿瘤周围或下方，后期可广泛出现。

2.多普勒超声　彩色血流显像见肿瘤内部血流信号丰富，血流方向自基底部流向球内部；频谱多普勒显示肿瘤内血流信号为睫状后动脉频谱，呈低速动脉型。

六、超声图像鉴别诊断

需与眼球内其他肿块如视网膜母细胞瘤、脉络膜血管瘤、脉络膜转移癌、玻璃体积血鉴别。

1.视网膜母细胞瘤　绝大多数患者为小于＜3岁的儿童，内部回声不均匀，多合并钙化（图1-58）。

2.脉络膜血管瘤　为孤立性后极部低隆起（多为扁平状物），高度一般＜5mm，内部多为高回声、均匀，部分伴视网膜脱离，可探及丰富血流信号，与睫状后短动脉频谱相似（图1-59）。

3.脉络膜转移癌　为视网膜下结节状扁平隆起，基底部宽，好发于后极部，边界欠整齐。内部回声强弱不均，其典型的边界特点为超声诊断的特征之一（图1-60）。

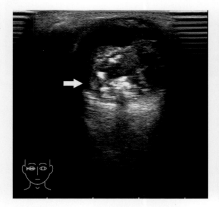

图1-58　视网膜母细胞瘤

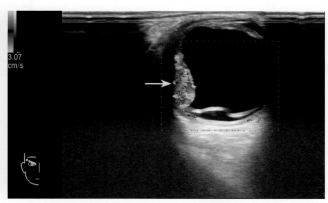

图1-59　脉络膜血管瘤

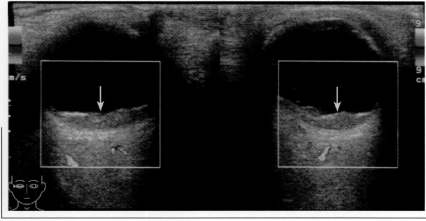

图1-60　脉络膜转移癌

（来源于杨文利，王宁利.眼超声诊断学）

4. 玻璃体积血 玻璃体内细弱回声，内部无血流信号，运动眼球可见后运动（图1-61）。

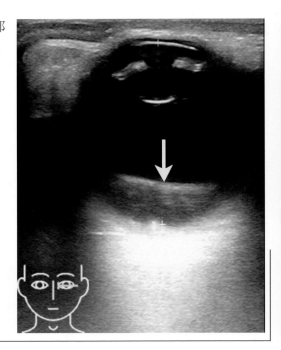

图 1-61　玻璃体积血

七、临床价值

超声检查可以及时了解病变的性质、内部回声变化，准确测量病变的大小、是否侵犯周围组织等，为保存视力治疗提供帮助。此外，病变内血流信号也是了解放射治疗效果的指标。

第十一节　脉络膜血管瘤

一、病因学

发病原因不明，为先天性血管发育畸形所形成的错构瘤。因好发于后极部，推测与睫状后短动脉有关。

二、病理解剖

脉络膜血管瘤为良性、血管性、错构性病变。脉络膜血管瘤由大小不同的血管组成，血管壁为一层内皮细胞，管腔大小不一，血管壁之间有纤维组织形成的间隙。根据脉络膜血管瘤血管形态分为三型：① 海绵状血管型，多见于孤立性脉络膜血管瘤；② 毛细血管型，极为罕见；③ 混合型，由毛细血管型及海绵状血管型两类血管组成，多见于弥漫性脉络膜血管瘤。

三、临床表现

孤立性脉络膜血管瘤发生于青壮年，多见于后极部，大小不等，视力下降或视物变形为主要症状，眼底检查可见橘红色类圆形肿物，表面视网膜常见水肿及囊状变性，可有色素沉着，常可因瘤体渗漏致周围继发性视网膜脱离。

弥漫性脉络膜血管瘤好发于幼童，多为男性，平均年龄在10岁以下，单眼发生，双侧性罕见。其无明显界限，一般自锯齿缘延伸至眼球后极部，常同时伴脑-颜面血管瘤病（Sturge-Weber综合征）。眼底呈暗红色或橘红色，瘤体表现为扁平形、边界不清楚的深红色增厚区，表面视网膜血管迂曲、扩张，球结膜及表层巩膜血管扩张，常继发广泛视网膜脱离和青光眼。

四、典型病例超声图像特征及诊断要点

1.病史与体征　患者，男性，46岁，因"右眼视力突然下降2月余伴视物变小1周"就诊。患者于2个月前无明显诱因突然出现右眼视力下降，1周前右眼视力下降加重，并自觉视物变小，伴眼前黑影，否认高血压、糖尿病、冠心病病史，否认外伤史，遂入院就诊。

2.其他检查　眼底检查：右眼眼底后极部颞上方可见视网膜下橘红色肿物，边界清晰，其表面可见局部色素增殖，伴有渗出性视网膜浅脱离，累及黄斑。

3.超声图像特征（图1-62、图1-63）

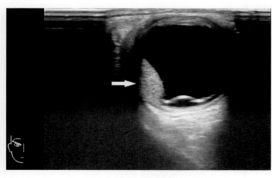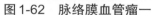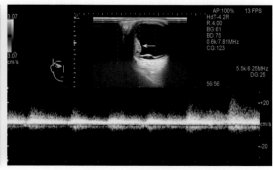

图1-62　脉络膜血管瘤一　　　　　　　　图1-63　脉络膜血管瘤二

右眼球颞侧壁见一稍强回声团（箭号示），边　　　右眼球颞侧壁内稍强回声团（箭号示）内可测
界清，内回声均匀，后运动试验阴性；右眼鼻侧探　　及动脉型血流频谱
及一带状强回声，一端与视盘相连

4.**超声观察要点**　准确测量病变的大小，注意判断病变与视盘的关系，肿块的形状（扁平状凸向玻璃体）及厚度（一般小于5mm），有无脉络膜凹陷，血流情况，有无并发视网膜脱离等。

5.**超声诊断**　右眼颞侧壁实质性占位（孤立性脉络膜血管瘤？）；右眼内带状强回声（部分性视网膜脱离？）。

诊断依据：孤立性脉络膜血管瘤，眼球壁拱形实质性占位病变，边界清晰，呈中高回声，内回声均匀，无挖空和脉络膜凹陷征。

6.**手术**　行右眼光动力疗法治疗。

五、超声征象

（一）二维灰阶超声

1.**孤立性脉络膜血管瘤声像图特征**　在眼球后极部或视盘附近球壁可见局限性扁平状隆起，突向玻璃体腔，边缘光滑锐利，内部回声多而强，分布较均匀，有时可见脉络膜凹陷征。合并视网膜脱离者尚可在玻璃体内见厚度较均匀、回声一致的纤细带状强回声。部分病例尚可有视网膜囊肿、瘤体表面钙化斑等征象。

2.**弥漫性脉络膜血管瘤声像图特征**　眼球壁内大部分呈不均匀增厚，表现为球壁玻璃体面凹凸不平，凸起部位的回声与孤立性血管瘤的回声相同，表面可有钙化。常伴有广泛渗出性视网膜脱离，在玻璃体内见纤细的呈"V"字形带状强回声，其尖端与视盘相连。

（二）多普勒超声

彩色多普勒可见瘤体内有斑点状、片状及火焰血流信号，以基底部尤为明显，有时可呈血池状高回声。脉冲多普勒呈现高收缩期和低阻力的血流频谱。并可探及动脉化的静脉血流频谱。合并视网膜脱离者，在玻璃体内的纤细带状回声中可探及散在呈斑点状的红色、蓝色血流信号。

六、超声图像鉴别诊断

主要与视网膜母细胞瘤及其他脉络膜实质性占位病变相鉴别，如脉络膜黑色素瘤、脉络膜转移癌等（表1-5）。

1.**视网膜母细胞瘤**　绝大多数患者为小于3岁的儿童，内部回声不均匀，多合并钙化（图1-64）。

2.**脉络膜黑色素瘤**　半圆形或蘑菇形实性物，自眼球壁突入玻璃体腔，肿物边缘光滑锐利，肿物前部回声点密集明亮，向后渐减弱，接近眼球壁处出现无回声区，即"挖空现象"；肿瘤局部眼球壁较周围正常区域回声低，称脉络膜凹陷；肿瘤后方回声衰减；

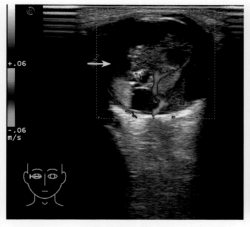 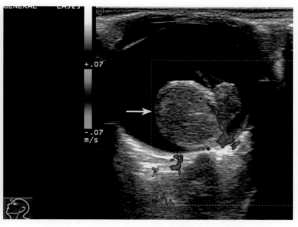

图1-64 视网膜母细胞瘤（箭号示）　　　　　图1-65 脉络膜黑色素瘤（箭号示）

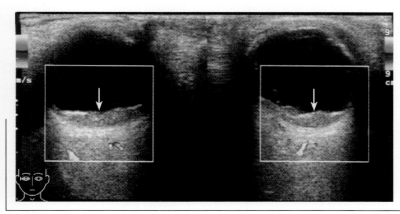

图1-66 脉络膜转移癌
（箭号示）

（来源于杨文利，王宁利.
眼超声诊断学）

可继发视网膜脱离；彩色血流较丰富，由睫状后动脉供血，频谱为中速低阻血流频谱
（图1-65）。

3.脉络膜转移癌

为视网膜下结节状扁平隆起，基底部宽，好发于后极部，边界欠整齐。内部回声强弱
不均，其典型的边界特点为超声诊断的特征之一（图1-66）。

4.脉络膜骨瘤

孤立的扁平实性隆起，表面强回声，后为声影，有显著的声衰减。CDFI示孤立的
瘤体内及其基底部都无法观察到血流信号，而脉络膜黑色素瘤的瘤体内有血流。视网膜
下出血和老年黄斑变性的患者在其病变的基底部，都可以发现较丰富的血流信号而鉴别
（图1-67）。

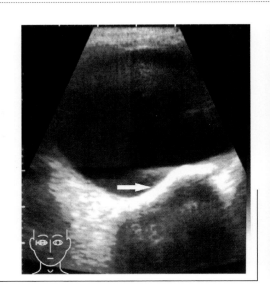

图 1-67　脉络膜骨瘤（箭号示）

（来源于杨文利，王宁利.眼超声诊断学）

表 1-5　眼内团块状肿物鉴别诊断表

鉴别点	视网膜母细胞瘤	脉络膜黑色素瘤	脉络膜血管瘤	脉络膜转移癌	脉络膜血肿
发病年龄	＜5岁	20～50岁	＜40岁	40岁左右	不确定
位置	视网膜任何部位	脉络膜任何部位	视盘周围	眼底后极部	后极部多见
形状	多为半球形	球形或蘑菇形	扁平状	形态多样	扁平或半圆形
内部回声	不均，可有钙化或液化	肿块前缘回声强，向后回声逐渐减少，挖空现象	均匀高回声	强弱不均	初期为均匀低回声，后期不均匀高回声
声影	可见	显著	无	偶见	无
视网膜脱离	有	有	有	可见视盘水肿，侵及眶	无
CDFI	与视网膜中央动静脉相连的血流	血流丰富	血流丰富，呈低阻力动脉型频谱	可测及动静脉血流信号	无血流信号

七、临床价值

　　脉络膜血管瘤可以应用激光、冷冻、放射等方法治疗。超声检查可以测量肿瘤的大小、肿瘤内的血流情况，明确肿瘤的位置及数量。应用超声检查不仅可了解肿瘤情况，还能观察治疗效果，判断预后。

第十二节 脉络膜脱离

一、病因学

脉络膜脱离多见于眼外伤和眼内手术后，也可见于炎症、肿瘤、眼局部循环障碍性疾病等，导致眼内血管损伤或血浆大量渗出，引起脉络膜上腔出血或积液增多，使脉络膜脱离。

二、病理解剖

葡萄膜的解剖特点为除巩膜突、后极部混合涡静脉外，葡萄膜与巩膜之间均为疏松连接。由于脉络膜血管内皮细胞结合疏松，仅靠少量结缔组织和单层内皮细胞的窦腔连接，在外界因素的作用下，血管外压力突然下降导致血浆大量渗出，积聚于脉络膜上腔而发生脉络膜脱离。由于涡静脉横穿巩膜的解剖特点，使脉络膜较易脱离。

三、临床表现

单纯的脉络膜脱离一般无明显症状，在原发病的基础上视力轻度下降，眼底检查可以发现周边部开始的视网膜下灰色或棕色隆起，早期范围小，似花边样，视网膜可无脱离。如病情进展，脱离可达赤道部，表现为大小、形态不一的多个局限性半球形隆起。

四、典型病例超声图像特征及诊断要点

【病例】

1.**病史与体征** 患者，女性，66岁，因"右眼视力骤降1月余"就诊。患者于1月余前无明显诱因出现右眼视力骤降，无眼红、眼痛、畏光、流泪、眼胀、头痛、恶心、呕吐。高血压病病史9年，血压控制尚可；糖尿病病史9年余，血糖控制尚可；9年前有"蛛网膜下腔出血"病史，3年前有心肌梗死病史并植入支架，否认外伤史。遂入院就诊。

2.**其他检查** 眼底检查示右眼颞上孔可见，颞侧脉络膜隆起，视盘边清，色淡红，杯盘比值为0.3，动静脉比例正常。

3.**超声图像特征**（图1-68）

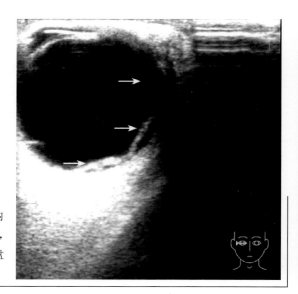

图1-68　脉络膜脱离

　　右眼玻璃体透声差，可见点状及絮状回声，内见多个凸面相对的"半环形"带状回声（箭号示），呈花瓣状，带状回声厚、平滑无皱褶，均不与视盘相连

　　4.超声观察要点　病变的形态是否呈凸面相对的"半环形"花瓣状隆起、运动情况、后运动情况以及病变内部的血流情况。

　　5.超声诊断　右眼脉络膜脱离、右眼玻璃体混浊声像。

　　诊断依据　玻璃体内见多个凸面相对的"半环形"带状回声，呈花瓣状隆起。即花瓣征阳性，其下为无回声区。带状回声不与视盘相连。

　　6.手术　行右眼PPV+剥膜+硅油填充+激光光凝+玻璃体腔穿刺抽液。

五、超声征象

　　1.二维灰阶超声　脱离的脉络膜为玻璃体腔内的条带状回声，光滑连续不中断，其前端在睫状体，超声无法观察此点，后端可到后极部，与球壁相连，但与视盘不相连。脱离的脉络膜可表现为扁平状、半球形或球形回声，高度脱离时，球形条带回声常在360°均匀对称出现，与眼球赤道附近的球壁回声相连，带状回声的凸面相对，形态似花瓣状，即花瓣征阳性，其下为无回声区。无后运动，动度差。

　　2.多普勒超声　脱离的脉络膜上有较丰富的血流信号，血流频谱呈低速动脉型血流频谱，与睫状后短动脉的血流频谱相同。

六、超声图像鉴别诊断

　　与脉络膜脱离鉴别的常见疾病有玻璃体内机化膜、玻璃体后脱离、视网膜脱离等。鉴别主要以病变的形态、回声强度、病变与眼球的固着关系、运动情况、后运动情况以及病变内部的血流情况进行鉴别（详见表1-3）。

七、临床价值

超声检查结合其特殊的形态改变和血流特点，一般可以得到准确诊断，不但可明确脱离的部位，还可根据脉络膜上腔为低密度或高密度来区分是渗出性脱离或者出血性脱离。此外，还可显示有无眼内占位以及视网膜脱离等伴随情况。

第十三节　视神经胶质瘤

一、病因学

视神经胶质瘤究竟是一种家族遗传性星形胶质细胞的良性增生，还是一种新生物，尚有争议。本病可发生于同一家族和刚出生的新生儿，进展缓慢，常伴有先天性小眼球和神经纤维瘤病。神经纤维瘤病是一种显性遗传病，视神经胶质瘤伴发此症者高达15% ～ 50%。近10年以来，不少学者对胶质瘤的染色体进行研究，发现有异常改变支持遗传学说。但在临床上家族遗传并不多见，遗传物质证据尚不足。

二、病理解剖

视神经胶质瘤是视神经胶质细胞异常增殖所致，大多数为良性，很少恶变。多为单侧发病，病变进程缓慢，不引起血行转移和淋巴转移。肿瘤可发生于眶内或颅内，但多起自视神经孔附近，向眼眶内或颅内发展。肉眼观，为柱形、纺锤形的灰红色肿瘤；镜下观，组织类型为星形细胞和少突胶质细胞。

三、临床表现

视神经胶质瘤最常见于儿童，多数患者年龄在10岁以下，多表现为视力下降后轻度或中度缓慢性眼球突出；部分表现为视盘水肿或视神经萎缩，也可出现斜视、眶深部肿物、眼球运动障碍，皮下结节、眶骨缺失和皮肤棕色素斑也常发生。

四、典型病例超声图像特征及诊断要点

1.病史与体征　患者，女性，3岁，因"右眼视力下降5个月"就诊。患儿于5个月前无明显诱因出现右眼视物模糊，无眼红、畏光、眼痛、头痛、恶心。曾于当地按"远视、弱视"予配镜，效果不佳。遂到当地医院行CT检查提示"右眼球后占位（视神经胶质瘤可能性大）"。为求进一步诊治，遂入院就诊。

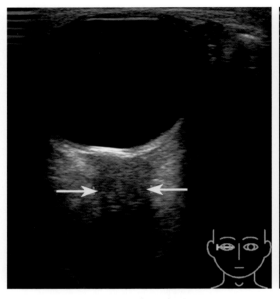

图1-69　视神经胶质瘤一

右眼球后视神经呈梭形增大（箭号示），内部为低回声，边界清，后界显示不清，眼球后极受压而弧度变平

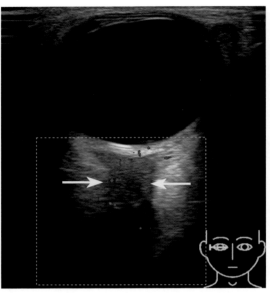

图1-70　视神经胶质瘤二

病变内（箭号示）可见少量彩色血流信号

2.其他检查　当地医院行CT检查提示"右眼球后占位"（视神经胶质瘤可能性大）。

3.超声图像特征（图1-69、图1-70）

4.超声观察要点　观察肿块的位置，是否位于肌圆锥中央处、形态如何、边界、内部回声、血流情况等，观察肿瘤与视神经的关系，与邻近重要结构的关系。

5.超声诊断　右眼球后实性占位性病变（视神经胶质瘤？）。

诊断依据：肿瘤位于肌圆锥中央处，呈梭形增大，边界清晰，后界显示不清，与视神经关系密切，眼球后极受压而弧度变平。

6.手术和病理　行右眼眶内肿物摘除＋眶膈修补＋睑裂缝合＋内外眦成形术；冰冻结果示（视神经疾病）考虑视神经肿瘤；免疫组化结果示纤维型星形胶质细胞瘤（WHO Ⅰ级），见图1-71。

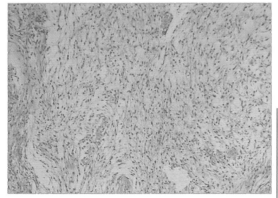

图1-71　视神经胶质瘤病理

（HE染色，×100）

五、超声征象

1.二维灰阶超声　病变位于肌锥中央处，呈梭形肿大，边界清晰，内回声少或缺乏或前部回声多、后部较少，声衰减明显，后界不能显示。视盘回声前移，可以向眼球内突出，其后的病变与视神经紧密相连，并有视神经水肿。

2.多普勒超声　为血流不丰富的肿瘤，部分病例可在病变内发现血流信号。但需与正常的视网膜中央动脉相鉴别。

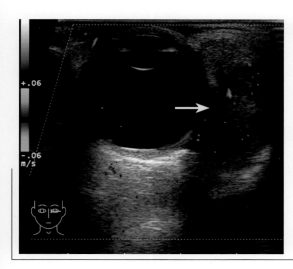

六、超声图像鉴别诊断

本病为视神经源性的肿瘤，病变位置与视神经有关，本病主要与泪腺混合瘤相鉴别，泪腺混合瘤位于泪窝内，为实性回声团，呈圆形或类圆形，内回声中等，不可压缩，不随眼球转动而运动，可有骨压迫征（图1-72）。

图1-72　良性混合性腺瘤

七、临床价值

超声检查可测量肿瘤的大小、确定空间位置，为临床治疗方案提供重要信息。且超声具有简捷、无创、经济和可重复性检查等优点，为临床提供很大帮助。

第十四节　眼眶海绵状血管瘤

一、病因学

目前主要有两种学说。① 先天性学说：研究证明海绵状血管瘤为不完全外显性的常染色体显性遗传性疾病，基因位于染色7q长臂的q11q22上。② 后天性学说：其认为常规放疗、病毒感染、外伤、手术、出血后血管性反应均可诱发海绵状血管瘤。

二、病理解剖

海绵状血管瘤是最常见的眼眶原发性良性肿瘤。海绵状血管瘤好发于肌圆锥，主要是血管内皮细胞和血窦，窦内有纤维结缔组织分隔，肉眼呈类圆形实性肿瘤，紫红色，表面有包膜，切面呈海绵状，多呈不规则腔，因肿瘤内血管腔扩大呈海绵状而得名。有的腔内可见血栓；久之可因坏死出血钙质沉着，出血钙化骨化，伴视盘水肿或萎缩。

三、临床表现

海绵状血管瘤多见于成人，30～49岁最多见，多为单侧，可同时存在眼眶内、颅内和颅外间隙。多引起渐进性眼球突出，多无感觉，偶有眶区轻度疼痛，眼球突出不受体位影响，视力改变较常见，晚期可引起眼球运动障碍。位于眶前部肿瘤，可扪及光滑肿物及透见紫红色，有助诊断。

四、典型病例超声图像特征及诊断要点

1.**病史与体征**　患者，女性，45岁，因"左眼眼痛、眼球突出3年"就诊。患者于3年前无明显诱因出现左眼眼痛、眼球突出，伴畏光、流泪、头痛，无头晕、恶心、呕吐，近2月来感眼痛、眼突加重、视力下降，遂入院就诊。

2.**其他检查**　CT检查示左侧眼眶肌圆锥内占位性病变，良性可能性大（图1-73）。

3.**超声图像特征**（图1-74、图1-75）

4.**超声观察要点**　两侧眼对照检查，观察病变的位置、大小、边界、形态、内部回声强度、血流情况。重点是：① 眼球运动观察肿块与视神经的关系，与眼直肌的关系；② 加压探头观察肿块有无可压缩性。用探头压迫眼球可致肿瘤体积变小，是本病特征性改变。

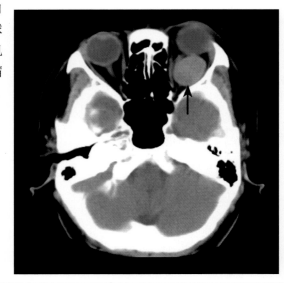

图1-73　海绵状血管瘤（箭号示）CT

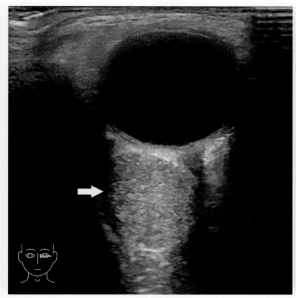

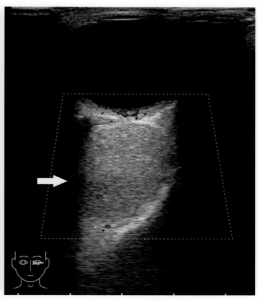

图1-74　海绵状血管瘤一

左眼球后方见一实质性中等强度回声团（箭号示），边界清晰光滑，呈圆形，内回声均匀，加压探头可变形

图1-75　海绵状血管瘤二

左眼球后方见一实质性等回声团（箭号示），内见点状血流信号

5.超声诊断　左眼球后实质性占位性病变（血管瘤？）。

诊断依据：渐进性眼球突出，超声显示肿瘤位于肌锥内，呈圆形，边界清晰光滑，内部中等强度回声，分布均匀，可压迫变形。

6.手术和病理　局麻下行左眼眶内肿物切除＋眶隔修补＋睑裂缝合术；病理冰冻结果示（眼眶）海绵状血管瘤（图1-76）。

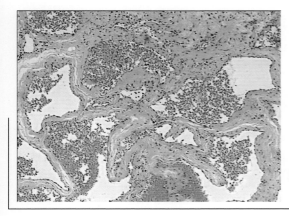

图1-76　眼眶海绵状血管瘤病理

（HE染色，×100）

五、超声征象

1.二维灰阶超声

海绵状血管瘤主要位于肌圆锥内，呈圆形或椭圆形，边界清楚，有完整光滑的包膜，内部中至强回声，呈规律分布，如栅栏状，这是本病特有。肿块可清楚显示后界。肿块有一定可压缩性，加压探头可致肿瘤体积变小也是本病特征之一。

2.多普勒超声

大部分肿瘤内部无血流信号，因为肿瘤内部为血窦，血流速度慢，低于彩色血流速度显示的阈值，可测到低速血流频谱。仅有小部分海绵状血管瘤内部可探及点状血流信号，为病变内部较大管腔内的血流，为静脉频谱。

六、超声图像鉴别诊断

（一）各种眼眶血管瘤之间的鉴别（表1-6）。

表1-6　眼眶血管瘤声像鉴别诊断

声像特点	眼眶海绵状血管瘤	眼眶静脉性血管瘤	眼眶蔓状血管瘤	眼眶血管内、外皮瘤及毛细血管瘤
形状	圆形或椭圆形	不规则	形态多样	多呈圆形
边界	清晰光滑	不清	不固定	清晰
内部回声	均匀高回声	圆形或管状无回声，可见结石	筛窦状无回声，可见搏动与心搏一致	不均匀中等或高回声
可压缩性	有	有	有	不明显
CDFI	乏血流	无血流信号	血流丰富	血流丰富

（二）要与眼眶毛细血管、眼眶淋巴管瘤、眼眶血管外皮细胞瘤鉴别

1.眼眶毛细血管瘤（图1-77）
2.眼眶淋巴管瘤（图1-78）

（三）要与眼眶神经鞘瘤、泪腺良性多形性腺瘤、淋巴瘤鉴别

1.神经鞘瘤
与海绵状血管瘤相同均发生于肌圆锥内，但神经鞘瘤发病率稍低。海绵状血管瘤具有高回声特征，而神经鞘瘤是低回声肿瘤（图1-79）。

2.泪腺良性多形性腺瘤
泪腺混合瘤位于泪窝内，为实性回声团，呈圆形或类圆形，内回声中等不可压缩，不随眼球转动而运动，可有骨压迫征（图1-80）。

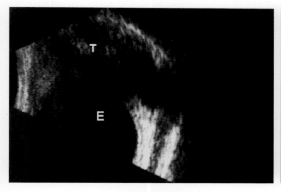

图 1-77 眼眶毛细血管瘤

（来源于杨文利，王宁利.眼超声诊断学）

病变（T）形态不规则，边界不清晰，内为高回声，有血流，后方声衰减明显；E—眼

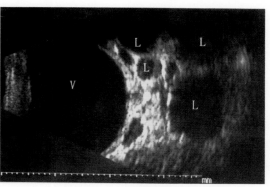

图 1-78 眼眶淋巴管瘤

（来源于杨文利，王宁利.眼超声诊断学）

病变（L）不规则，边界不清晰，内为低至无回声，无血流；V—玻璃体

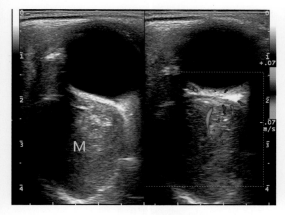

图 1-79 神经鞘瘤

眼球后类圆形低回声（M），可见与之相连的神经干带状无回声区

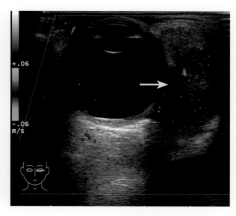

图 1-80 泪腺良性多形性腺瘤

病变（箭号示）发生于眼眶外上方泪腺区，常引起局部骨质凹陷，超声显示肿瘤后界向后突出，这是海绵状血管瘤所不具备的超声特征

3.淋巴瘤 眼眶原发性恶性淋巴瘤是一种相对少见的结外恶性淋巴瘤，眶部淋巴瘤主要是非霍奇金淋巴瘤，其临床表现视病变部位不同而异。

发生于眼睑、泪腺和结膜者，可表现为眼睑肿胀，眼睑下垂，结膜水肿，并可扪及无痛性肿块；发生于眼眶球后占位者表现为眼球突出，视力减退，眼球运动受限或固定，由于肿块多位于眶上方，故表现为眼球向下移位，临床表现无明显特异性，因此常常难与炎性假瘤及其他恶性肿瘤相鉴别。在超声检查中，淋巴瘤的肿块常为多发，类圆形，内部低回声，分布不均匀（图1-81）。

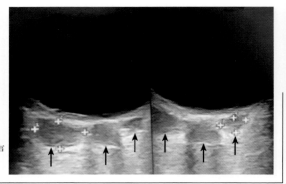

图1-81　淋巴瘤

　　横切面扫查，眼球后方可见多发类圆形低回声（箭号示），分布不均匀

七、临床价值

　　超声诊断眼眶海绵状血管瘤具有特征性的声像图，准确性最高可达96%以上，因此超声能定位定性。诊断时了解肿物与视神经、眼直肌的关系，这对手术入路的选择非常重要，所以作为首选检查方法。

第十五节　颈动脉海绵窦瘘

一、病因学

　　颈动脉海绵窦瘘主要由外伤（75%以上）和自发性病变（不足25%）导致。外伤多见于颅底外伤、骨折，医源性颈内动脉损伤等；自发性病变多见于有颈内动脉壁中层病变，包括海绵窦段颈内动脉瘤、纤维肌肉发育不良、Ehlers-Danlos综合征Ⅳ型、马方综合征等。

　　（一）外伤性颈动脉海绵窦瘘

　　1.最多发生于摩托车交通事故所造成的头部损伤或头部挤压伤所引起的颅底骨折，尤其是颞骨和蝶骨的骨折波及颈动脉管时，骨折碎片刺破海绵窦段颈内动脉壁；或眼眶部刺伤或弹片伤所致，常为单个较大的破口。

　　2.外伤所致的颈内动脉壁挫伤和点状出血而形成的假性动脉瘤破裂。

　　3.动脉壁先有先天性、炎性或动脉粥样硬化性病变，因轻微损伤而发生。

　　4.海绵窦段颈内动脉的分支（特别是脑膜垂体干）破裂造成低流量型颈动脉海绵窦瘘。

　　5.经皮穿刺三叉神经半月节行射频治疗三叉神经痛、慢性鼻窦炎作蝶窦切开术、经蝶窦行垂体瘤切除术、以Fogarty导管作颈内动脉血栓摘除术、经颞行三叉神经后根切断术（Frazier手术）等也可造成医源性损伤。

（二）自发性颈动脉海绵窦瘘

约60%的自发性直接型颈动脉海绵窦瘘有颈内动脉壁中层病变，包括海绵窦段颈内动脉瘤、纤维肌肉发育不良、Ehlers-Danlos综合征Ⅳ型、马方综合征、神经纤维瘤病、迟发性成骨不良、假黄色瘤病、病毒性动脉炎和原始三叉动脉残留等。

外伤所致海绵窦段颈内动脉破裂、海绵窦段颈内动脉瘤破裂、医源性颈内动脉损伤等造成高流量颈动脉海绵窦瘘，海绵窦段颈内动脉的分支破裂多造成低流量颈动脉海绵窦瘘。

二、病理解剖

颈内动脉海绵窦段的动脉壁或其分支发生破裂，以致与海绵窦之间形成异常的动静脉交通，动脉血向静脉系统流入，使静脉动脉化，引起搏动性眼球突出、眼部杂音、眼眶软组织充血等。

三、临床表现

患者多有严重头颅外伤史，部分见于自发性动脉瘤破裂，有典型的临床症状和体征，易于诊断。患侧眼球中度突出，与脉搏同步搏动；可闻及颅内血管杂音，为最常见且首发的症状，常为突然头痛后闻及连续的机器轰鸣样杂音，有与脉搏一致的增强；眼睑水肿；进行性视力障碍；眼球运动障碍；头痛；颅内出血和鼻出血；神经功能障碍；眼球表面血管扩张，眼内压升高等。

四、典型病例超声图像特征及诊断要点

1.**病史与体征**　患者，女性，32岁，因"右眼红肿及胀痛1月余"就诊。患者于1个多月前无明显诱因出现右眼胀痛不适、眼红，逐渐加重，并有轻度畏光、流泪、疼痛，分泌物不多；3天前右眼球开始出现中度突出，睑裂增大，伴有转动受限，除正前方外各方向转动均出现复视。无进行性视力下降。否认高血压、糖尿病、冠心病病史，否认外伤史，否认手术史。遂入院就诊。

2.**检查**　患侧眼球中度突出，与脉搏同步搏动，可闻及血管杂音，眼睑水肿，眼球表面血管扩张，眼内压升高。

3.**超声图像特征**（图1-82、图1-83）

4.**超声观察要点**　观察视神经与上直肌之间是否见圆形或管状低回声，为扩张眼上静脉，其频谱是否呈动脉频谱。另观察眼外肌有无增厚、神经有无增粗、脉络膜有无脱离。

5.**超声诊断**　左眼球后鼻侧见扩张血管通过（颈动脉海绵窦瘘？）。

诊断依据：患侧眼球中度突出，与脉搏同步搏动，可闻及血管杂音，眼睑水肿、眼球

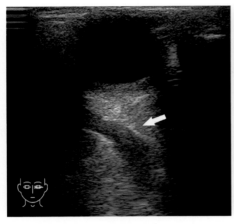
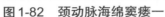
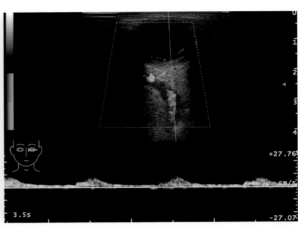

图1-82　颈动脉海绵窦瘘一　　　　　　图1-83　颈动脉海绵窦瘘二

左眼球后鼻侧见一扩张血管（箭号示）通过　　左眼球后鼻侧扩张的血管内可测及动脉血流频谱

表面血管扩张，眼内压升高。超声见视神经与上直肌之间是否见圆形或管状低回声，为扩张眼上静脉，其频谱呈动脉频谱。

　　6.**手术**　经动脉途径，弹簧圈栓塞术。

五、超声征象

　　1.**二维灰阶超声**　目前临床使用的眼科专用超声一般很难发现正常眼上静脉，所以眼上静脉扩张即为眶内管腔样低回声是本病的特征表现。眼上静脉位于上直肌与视神经之间，呈圆形或管状低回声。扩张的眼上静脉自鼻上方向眶上裂方向延伸。

　　超声发现眼上静脉扩张的同时，用探头压迫可见扩张的血管明显搏动，压迫同侧颈动脉可使搏动消失。眼上静脉依瘘内的血液速度和瘘口的大小呈轻度或中度高度扩张，严重时可扩张至10mm以上。部分病例可同时显示眼下静脉扩张。其他的超声所见有眼外肌厚、视神经增粗及少见的脉络膜脱离。

　　2.**多普勒超声**　彩色多普勒则显示此眼上静脉扩张并呈动脉频谱，并显示低阻力动脉化频谱，根据血流动力学测定可鉴别高流瘘和低流瘘。

六、超声图像鉴别诊断

　　临床上引起眼上静脉扩张的疾病除本病外，还有许多病变，但扩张程度较低，如硬脑膜海绵窦瘘、眶尖肿瘤、甲状腺相关眼病、炎性假瘤。除硬脑膜海绵窦瘘与本病只是程度较轻而各种表现均很类似外，其他病变均有相关超声发现，如眶内肿块（眶内黏液性囊肿、眶内皮样囊肿、眶内血肿、眶内脓肿）、眼外肌肥厚等。

（一）硬脑膜海绵窦瘘鉴别

硬脑膜海绵窦瘘常发现眼上静脉轻度扩张，也可正常粗细或无法发现扩张的眼上静脉，甚至没有扩张眼上静脉的搏动（图1-84）。

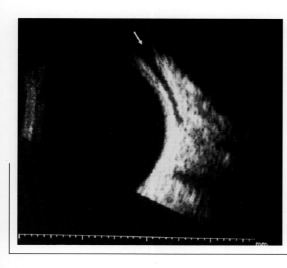

图1-84　硬脑膜海绵窦瘘

（来源于杨文利，王宁利.眼超声诊断学）

眼上静脉（箭号示）无扩张，无搏动

（二）眶内含液性病变的鉴别（表1-7）

表1-7　眶内含液性病变的鉴别诊断

鉴别点	眶内黏液性囊肿	眶内皮样囊肿	眶内血肿	眶内脓肿	原发性眶静脉曲张	颈动脉-海绵窦瘘
病因	多单侧，多有副鼻窦炎病史	先天性囊肿	多因外伤及血管畸形破裂引起	眶内急性化脓性炎症	多为先天性，眶内原发性静脉畸形	由颅脑外伤及血管疾病引起继发性眶静脉曲张
形状与位置	圆形或半圆形，位于眶内上方	圆形，多位于眶上部或骨窝内	形态多样，多位于肌肉圆锥内	形态多样，位置不定	迂曲管状或囊状无回声，位于肌肉圆锥	眼上、下静脉呈圆形或扁圆形扩张，伴有搏动，压迫颈动脉或眼球该静脉变形、搏动消失
边界	清晰光滑	部分清晰、部分不清晰	清晰不整齐	清晰不整齐	清晰	清晰
内部回声	均匀低回声	无回声中有团块或点状回声，不均	不均匀弱回声或无回声	混合性回声，可见稠密光点回声	无回声，有时内可见静脉石，强点状回声伴声影	缺乏
CDFI	无血流信号	无血流信号	无血流信号	周边血流丰富，内部无血流	有血流信号	可见动脉频谱血流信号

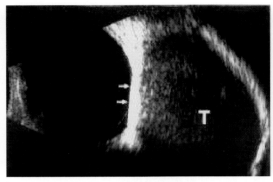

图1-85 眶内黏液性囊肿

（来源于杨文利，王宁利.眼超声诊断学）

眶内上方半圆形无回声（T），压缩性好，无血流

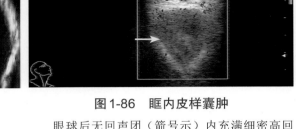

图1-86 眶内皮样囊肿

眼球后无回声团（箭号示）内充满细密高回声，内回声欠均匀

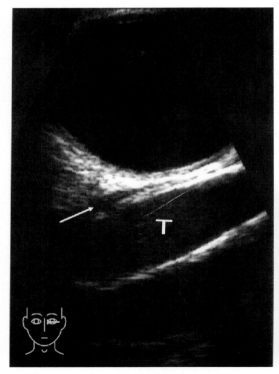

图1-87 眶内血肿

（来源于杨文利，王宁利.眼超声诊断学）

外伤史，多位于肌肉圆锥内不规则形弱回声或无回声（箭号示）

1.**眶内黏液性囊肿**（图1-85）

2.**眶内皮样囊肿**（图1-86）

3.**眶内血肿**（图1-87）

4.**原发性眶静脉曲张**（图1-88）

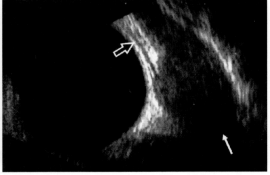

图1-88 原发性眶静脉曲张

（来源于杨文利，王宁利.眼超声诊断学）

肌肉圆锥内有大小不等，形状不一相互连贯的囊状区（细箭号示），压迫眼球超过颈内静脉压声像可恢复正常

（三）甲状腺相关性眼病所致眼外肌增粗

甲状腺相关性眼病患者，眼球突出，眼外肌不同程度增粗，以肌腹增粗明显，呈梭形（图1-89）。

（四）炎性假瘤

类圆形或不规则形，边界清楚，内为低回声或无回声，病变不可压缩，可侵犯全眶，眼外肌肥大或界限不清，球后筋膜囊增宽，急性期可见"T"形征，这是与肿瘤的鉴别要点。内见较丰富血流信号（图1-90）。

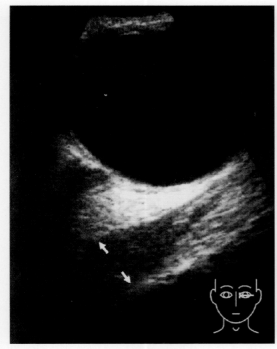

图1-89 眼外肌增粗

（来源于杨文利，王宁利.眼超声诊断学）
眼外肌（箭号示）肌腹增粗，呈梭形

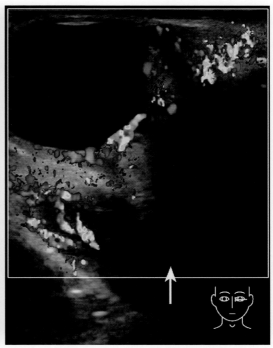

图1-90 炎性假瘤

眼眶内不规则形的团块样病变（箭号示），较正常的眶内组织回声低，边缘可不清晰。可累及眼眶任何部位

第十六节　良性泪腺混合瘤

一、病因学

良性泪腺混合瘤是最多见的泪腺良性肿瘤。因肿瘤内含有中胚叶间质成分和外胚叶上皮成分，且形态多样，又称为泪腺良性多形性腺瘤。目前病因尚不明确，肿瘤的实质有丰富的透明质酸酶抗酸性黏多糖物质。

二、病理解剖

肿瘤病理大体为圆形或椭圆形，可有结节，表面光滑，有厚薄不一的纤维性包膜，瘤体内组织结构多样。肿瘤组织主要由腺上皮、肌上皮和黏液样基质组成，腺上皮排列成腺管状，腺管由两层上皮组织组成，内层上皮扁平或立方状，可分泌黏液物质，又可发生鳞状化生，外层细胞向黏液瘤样、纤维性或软骨样物质化生，从泪腺的腺泡或导管的上皮细胞发生腺瘤，可有间质的各种变化，呈现复杂的组织改变。

三、临床表现

多见于成年人，多为单侧受累，病程进展缓慢。最常见症状为单眼缓慢进行性眼球突出及眼球向下向内移位，可伴有屈光不正。上睑肿胀，呈S形。眼眶外上方可触及肿物，质硬，有移动性。随着病情发展，肿瘤压迫眼球导致眼球运动障碍及视力下降。

四、典型病例超声图像特征及诊断要点

1.**病史与体征**　患者，女性，41岁，因"发现左眼突出半年"就诊。患者于半年前无明显诱因下发现左眼球突出，偶伴眼痒、分泌物增多，无眼胀痛、畏光、复视、视力下降等，低头屏气时眼突无加重，无搏动。查体：左眼眶外上方可触及硬性肿物，无压痛，可推动。未予特殊处理，症状无明显好转。遂入院就诊。

2.**其他检查**　CT检查示左眼眶外直肌上方、泪腺区占位，考虑良性病变可能性大（图1-91）。

3.**超声图像特征**（图1-92、图1-93）

4.**超声观察要点**　观察位置为眼球外上方泪腺窝处、眼球鼻侧下方，注意病变的大小、边界、形态、内部回声、后壁回声，肿块的压缩性及肿块周边对骨质的压迫情况，对

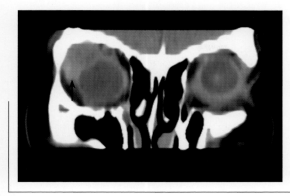

图 1-91　良性泪腺混合瘤（箭号示）CT

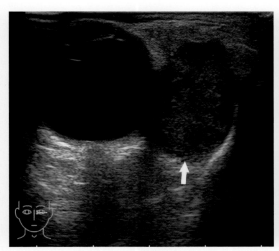

图 1-92　良性泪腺混合瘤

左眼球外上方眼眶内见实质性中低回声团（箭号示），边界清，形态不规则，内回声均匀，压迫局部骨质

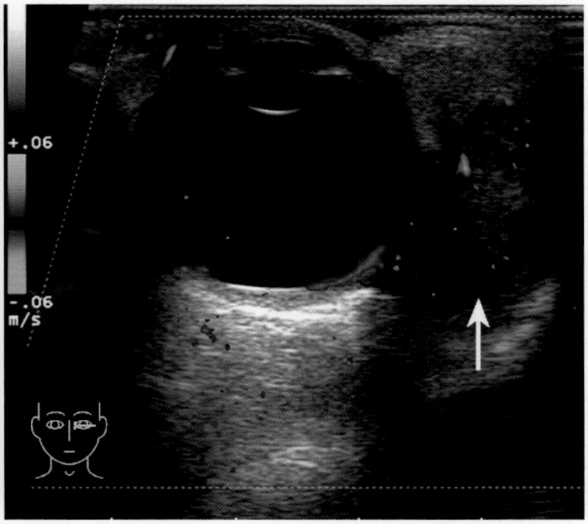

图 1-93　良性混合性腺瘤

左眼球外上方眼眶内实质性中低回声团（箭号示）内部见点状血流信号

周围组织有无侵犯、浸润等。

　　5. 超声诊断　左眼球外上方眼眶内实质性中低回声团（良性混合性腺瘤？）。

　　诊断依据：① 主要表现为眼球突出及向下移位。② 左眼眶外上方可触及硬性肿物，无压痛，不能推动。③ 超声示肿块呈圆形或类圆形，边界清晰、光滑，内回声分布均匀，中度声衰减，无压迫变形。因肿块压迫局部骨质，病变后界呈明显向后突出，骨壁回声光滑。

　　6. 手术和病理　行左眼眶内肿物切除＋眶膈修补术；冰冻结果示（左眼眶）良性混合性腺瘤（图 1-94）。

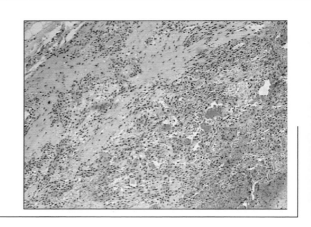

图 1-94　良性混合性腺瘤病理

（HE 染色，×100）

五、超声征象

（一）二维灰阶超声

1.眼眶外上方类圆形或椭圆形占位病变。

2.边界清晰、光滑。

3.内部回声中等，分布均匀。

4.肿块组织声衰减少，后壁回声清晰。

5.加压探头，肿块无压缩性。

6.可引起眼球明显压迫变形。病变后界呈明显向后突出，压迫局部骨质，但骨壁回声光滑，这是泪腺混合性腺瘤的较典型特征，也是与其他泪腺区肿瘤鉴别的要点之一。

7.恶性混合瘤呈浸润性生长，无包膜，肿瘤组织生长快，有坏死、出血、液化，因此内部回声极不均匀，有强回声、低回声、无回声，肿块边界不清，后壁不清，并侵犯周边组织。

（二）多普勒超声

良性肿块内可见血流信号，但不丰富。脉冲多普勒频谱分析为中速动脉型血流频谱。

六、超声图像鉴别诊断

泪腺位于眼眶外上方，除了泪腺本身的肿瘤外，还可发生表皮样囊肿、炎性假瘤等。有时此位置的表皮样囊肿和多形性腺瘤有非常类似的二维灰阶超声图像，鉴别困难，必要时应参考CT图像。在超声上和此瘤类似的是海绵状血管瘤，后者很少发生于泪腺区。泪腺炎性假瘤在超声上常显示为边界欠清的低回声性病变，一般容易鉴别。

（一）泪腺良性肿瘤与泪腺恶性肿瘤的鉴别（表1-8、图1-95）

表1-8　泪腺良性肿瘤与泪腺恶性肿瘤声像鉴别诊断

鉴别点	泪腺良性肿瘤	泪腺恶性肿瘤
形状	圆形或椭圆形	形状不规则
边界	边界清楚	边界不整齐
内部回声	中等回声	低回声
后方回声	后界回声清楚，无衰减	声衰减显著，后界显示不明显或不显示
CDFI	血流不丰富	血流丰富

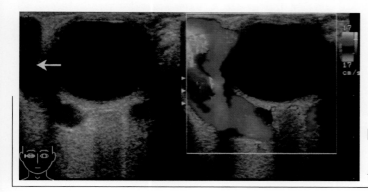

图1-95　泪腺恶性肿瘤（箭号示）

（来源于杨文利，王宁利.眼超声诊断学）

（二）泪腺良性肿瘤、海绵状血管瘤及皮样囊肿的鉴别

1.眼眶皮样囊肿（图1-96）
2.眼眶海绵状血管瘤（图1-97）
3.炎性假瘤（图1-98）

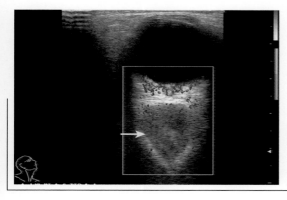

图1-96　眼眶皮样囊肿

眼球后无回声团（箭号示）内充满细密高回声，内回声欠均匀

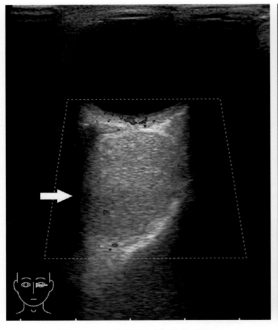

图 1-97 眼眶海绵状血管瘤

眼球后肌肉圆锥内椭圆形高回声（箭号示），呈规律分布，如栅栏状

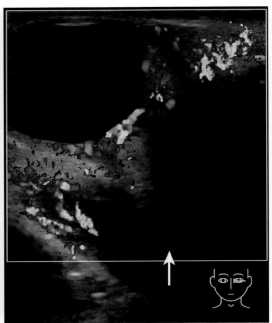

图 1-98 炎性假瘤

眼眶内不规则形的团块样病变（箭号示），较正常的眶内组织回声低，边缘可不清晰。可累及眼眶任何部位

七、临床价值

超声检查可对肿块进行定位和定性诊断。定位是指确定肿块是否来源于泪腺。定性是指对肿瘤良恶性做出鉴别；另外，超声检查简便、经济、无痛、无放射性损伤，重复性好，诊断率高，可作为该病诊断的首选检查方法。

第十七节 眼眶炎性假瘤

一、病因学

眼眶炎性假瘤发病原因复杂，其病因至今未明确，是原因不明的非特异性炎症，属于免疫性疾病范畴。

二、病理解剖

病理为慢性炎症，基本的病理学改变是炎细胞浸润、纤维组织增生、变性等，呈多样化表现，按组织学分型分为淋巴细胞浸润型、纤维组织增生型和混合型。如淋巴细胞肉芽肿或纤维增生肿块，可累及眶内所有结构，如泪腺、脂肪、眼外肌、视神经、骨膜，甚至骨壁和眼球。病变可位于眼眶任何位置，可局限增生，也可弥漫性不规则生长。在病理上此类病变主要由淋巴细胞构成，间有少许纤维结缔组织和其他细胞。一般根据病变内淋巴细胞的多少分为淋巴细胞浸润性炎性假瘤、硬化性炎性假瘤和混合性炎性假瘤。

三、临床表现

好发于青壮年，无明显性别倾向。常为单眼，亦可为双眼。病变累及不同部位及范围，其临床表现不尽相同，按主要侵犯部位分型分为泪腺炎、肌炎、视神经周围炎、肿块型眼眶炎性、弥漫型眼眶炎等。但它们均有炎症及占位效应的共同特征，如眼球突出、眶后疼痛、视力减弱、眼球运动受限。

四、典型病例超声图像特征及诊断要点

1.**病史与体征**　患者，男性，62岁，因"左眼肿痛2年"就诊。患者于2年前无明显诱因下出现左眼红肿、眼眶后疼痛，伴左眼球突出、视力下降，渐加重，无畏光、流泪、复视，无性情改变、多饮、多食、消瘦、手足震颤等。到当地医院诊治后（具体不详），眼痛、眼肿有所好转，但停止用药不久，上述症状即再次发作，遂入院就诊。

2.**其他检查**　CT检查示：左眼眶肌椎间隙占位性病变，炎性假瘤可能性大（图1-99）。

3.**超声图像特征**（图1-100～图1-102）

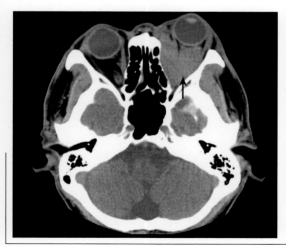

图1-99　炎性假瘤（箭号示）CT

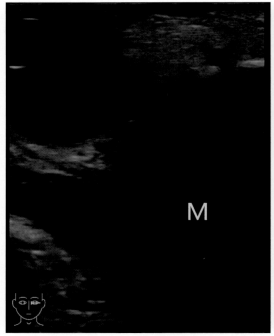

图 1-100　炎性假瘤一

　　眼眶内可见不规则形低回声实质性肿块（M），呈"C"形包绕眼球，边界不清晰，肿块后壁衰减，无压缩性

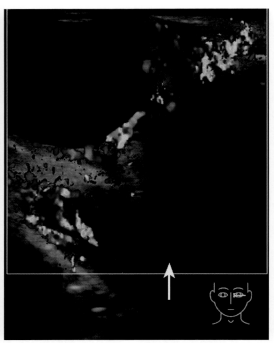

图 1-101　炎性假瘤二

左眼眶病变（箭号示）内可见丰富的血流信号

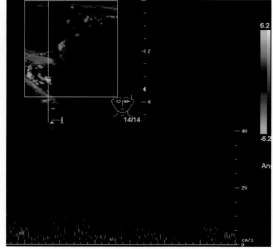

图 1-102　炎性假瘤三

左眼球低回声团可测及动脉血流频谱

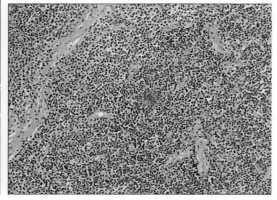

图 1-103　炎性假瘤病理

（HE 染色，×100）

4.**超声观察要点**　病变的位置、大小、边界、形态、内部回声、后壁回声及血流情况；是否累及视神经、泪腺、眼外肌。

5.**超声诊断**　左眼球周围低回声团（炎性假瘤？）。

诊断依据：① 单侧眼球突出，伴有眼眶后疼痛。② 超声可见左眼眶不规则的团块样病变，较正常的眶内组织回声低，边缘不清晰。

6.**手术和病理**　行左眼眼眶肿物摘除+外眦成形+眶膈修补+睑裂缝合术。病理冰冻结果示大量炎细胞浸润，纤维组织增生，未见明显组织坏死，病变符合炎性假瘤（图1-103）。

五、超声征象

（一）二维灰阶超声

1.眼眶内可见圆形、扁圆形或不规则形低回声实质性肿块，边界可清晰也可不清晰，肿块以淋巴细胞增生为主时，肿块后壁衰减不明显，肿块以纤维组织增生为主时，肿块后壁衰减明显。无压缩性。

2.如侵犯泪腺，超声显示眼颞外上方泪腺肿大，表现为低回声肿块，边界清晰，声衰减不明显；如侵犯视神经，超声显示视神经增粗，眼球筋膜囊水肿；如侵犯眼肌，超声可见眼外肌肥厚，厚度大于4mm以上，内回声减低，该病常常仅累及一侧眼肌；如为肿块型炎性假瘤，病变不规则，边界不清，内回声可多可少，常伴发眼球筋膜囊水肿；如为弥漫性炎性假瘤多为硬化型，纤维组织成分多，肿块后壁衰减明显。

（二）多普勒超声

可见病变内有血流信号。

六、超声图像鉴别诊断

超声鉴别淋巴瘤和炎性假瘤确实困难，需要结合临床其他症状、体征和影像学诊断。如与Graves病鉴别，Graves病是多条眼肌肥大；炎性假瘤是一侧眼肌肥大。与泪腺恶性肿瘤鉴别，泪腺恶性肿瘤边缘不规则，内部回声不均匀，后壁回声衰减，进展很快；而炎性假瘤是边缘整齐的肿块回声，发展慢。与眶内海绵状血管瘤鉴别，后者肿块内呈栅栏状回声，且有压缩性（表1-9）。

表 1-9 眶内实质性良性肿物鉴别诊断

疾病	眶内炎性假瘤	眶内海绵状血管瘤	泪腺混合瘤	视神经胶质瘤	眶内神经鞘瘤	视神经鞘脑膜瘤	眶内神经纤维瘤
临床特征	发病快，短时间内眼球突出，伴视力减退	渐进性突眼，生长慢者可达数年，晚期影响视力	渐进性突眼，眶外上方扪及肿物	10岁前多见，病情进展慢，突眼前先有视力障碍等	发病缓慢，渐进性眼球突出，视力减退等	中年妇女好发，发展慢，渐进性突眼	无痛性突眼，复视，生长慢
声像特点							
形状	呈球形，扁平形	多呈球形，椭圆形	椭圆形	视神经呈管状或梭形肿大	圆形或椭圆形	视神经肿大	圆形或不规则形
边界	清晰	清晰	清晰	清晰	清晰	清晰	孤立型清晰，弥漫型不清
内部回声	低回声，均匀	均匀高回声	等回声，均匀或不均匀	低回声	低回声或等回声可有液化腔	低回声	低回声或等回声
后方回声	无明显衰减	无明显衰减	无明显衰减	无明显衰减	后方回声增强	后方回声明显衰减	后方回声明显衰减
与周边组织关系	可侵犯全眶，眼外肌	不与眶内结构粘连	可压迫眼球，引起局部骨质凹陷	可压迫眼球	有神经干与肿物相连	与水肿视神经盘相连	可膨入眶内
压缩性	无	有，加压可缩小	无	无	有	无	无
CDFI	乏血流	乏血流	少量血流	乏血流	可有血流	丰富血流	丰富血流

1.眶内海绵状血管瘤（图 1-104）

2.泪腺混合瘤（图 1-105）

3.眶内神经鞘瘤（图 1-106）

4.视神经鞘脑膜瘤（图 1-107）

七、临床价值

不同类型的炎性假瘤对不同的治疗方法效果明显不同。超声检查眶内软组织病变有独特优点，快捷、无创，能准确定位、定性，可作为本病首选检查方法。

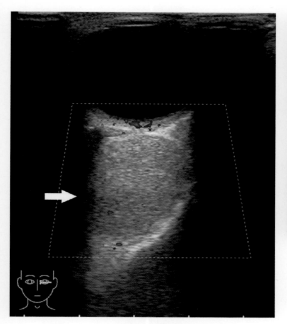

图 1-104　眶内海绵状血管瘤

眼球后肌圆锥内椭圆形高回声（箭号示），分布均匀，可见点状血流

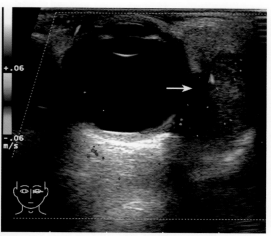

图 1-105　泪腺混合瘤

眼眶内见实质性低回声团（箭号示），边界清，形态不规则，内回声均匀

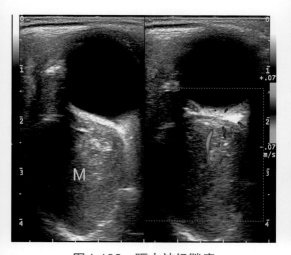

图 1-106　眶内神经鞘瘤

眼球后类圆形低回声（M）

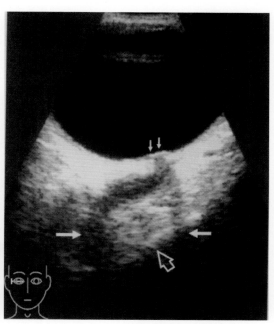

图 1-107　视神经鞘脑膜瘤

（来源于杨文利，王宁利.眼超声诊断学）

视神经（箭号示）增粗，内有高回声斑（空心箭号示），视盘水肿（小箭号）

第十八节　泪腺炎

一、病因学

　　引起泪腺炎的原因可分为原发性和继发性。原发性可能是感染由结膜囊经泪腺腺管入侵或血源性；继发性可来自局部或全身感染转移，如头颅外伤或烧伤引起局部化脓感染、眼眶或眼球炎症直接扩散，扁桃体炎、中耳炎等远处化脓性病灶转移，疖肿、猩红热等全身感染转移。

二、病理解剖

　　泪腺炎的原发性感染与全身状况有关。继发性感染多由全身血液循环或局部感染灶经过淋巴管或泪腺排出导管逆行进入泪腺组织，引发泪腺炎症反应。根据机体的不同免疫状态、致病菌毒力的大小及致病因素的不同，如结核性、霉菌性、淋菌性、麻风性、沙眼性、梅毒性、外伤性泪腺炎等，可出现不同的病理学过程。

三、临床表现

　　急性泪腺炎多单侧急性发病，多累及睑部泪腺和眶部泪腺，常见于儿童及青少年，表现为泪腺疼痛、有流泪或脓性分泌物，眶外上方局部肿胀、触痛、上睑S形弯曲，眼球鼻下移位，运动受限，可伴有发热、耳前淋巴结肿大、全身不适等。慢性泪腺炎是慢性增殖性炎，多双眼发病，进展较为缓慢，眶外上出现无痛性肿物，眼球鼻下移位、运动受限，可出现轻度上睑下垂、复视。

四、典型病例超声图像特征及诊断要点

　　1.病史与体征　　患者，女性，26岁，因"左眼肿痛1月余，同侧面部麻木1天"就诊。患者于1个多月前无明显诱因出现左眼红肿，流泪，视物模糊。在当地医院就诊，具体诊治不详，效果不明显，3天前出现左侧颜面部肿胀，1天前出现面部麻木，检查见泪腺区红肿。遂入院就诊。

　　2.其他检查　　CT检查示左侧泪腺区占位：炎性假瘤？

　　3.超声图像特征（图1-108、图1-109）

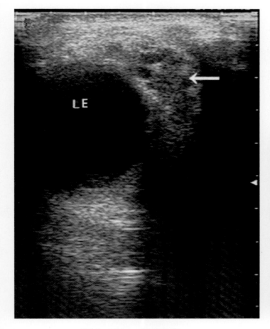

图1-108 泪腺炎一

左泪腺肿大（箭号示），边界可辨，形态不规则，内回声不均匀

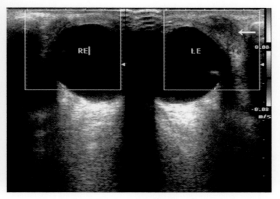

图1-109 泪腺炎二

左眼病变（箭号示）内未见明显血流信号

4.超声观察要点 患侧与健侧对比扫查，包括泪腺的大小、内部回声及血流情况。

5.超声诊断 左泪腺肿大（炎性？）。

诊断依据：① 急性患者泪腺区红肿、疼痛。② 超声可探及病变侧泪腺回声较对侧增大，内回声均匀，较健侧偏低，边界欠清晰。

6.手术和病理 行左眼眶肿物切除＋眶膈修补术。病理冰冻结果示镜下见大量玻璃样变性的无结构的结缔组织，旁边见少许慢性炎细胞浸润，为泪腺慢性炎性病变（图1-110）。

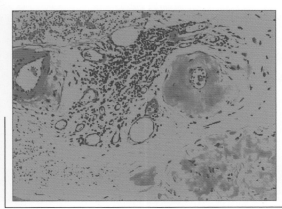

图1-110 泪腺炎病理

（HE染色，×100）

五、超声征象

1.二维灰阶超声 可以清晰地显示泪腺的大小，一般病变侧泪腺较正常侧泪腺增大，增大的幅度与炎症的程度有关。通过双眼对照检查可以准确地显示病变。一般病变侧的泪腺回声强度较正常侧减低，边界清晰，内回声均匀。

2.多普勒超声 在泪腺的周边可以探及丰富的血流信号，但病变的内部未见异常血流信号，脉冲多普勒频谱分析以动脉型血流频谱为主。

六、超声图像鉴别诊断

泪腺炎主要与泪腺肿瘤鉴别，在超声上常显示为泪腺回声较正常增大，内回声减低，边界清晰；多普勒超声图像显示病变周边可见点状血流信号，结合临床诊断不难。

第十九节　眼眶淋巴瘤

一、病因学

病因不清。一般认为，可能和基因突变以及病毒及其他病原体感染、放射线、化学药物、合并自身免疫病等有关。

二、病理解剖

眼眶淋巴瘤的分类虽然复杂，临床表现却较为一致，且多见于泪腺区，这是因正常泪腺内有淋巴组织存在的缘故。一侧或两侧眼睑肿胀、下垂，扪及无痛性硬性肿物。眼球突出，并向一侧移位，球结膜水肿。

因病变浸润性增生，波及视神经和眼外肌，视力减退经常发生，眼球运动受限，甚者眼球固定。结膜下侵犯，可透过结膜看到粉色鱼肉样肿物。恶性程度较高的肿瘤发展较快，眼睑浸润变硬，遮住眼球，与眶内肿物连为一体。肿瘤发生的年龄和临床表现与淋巴浸润炎性假瘤颇为相似，尤其是需要与泪腺炎性假瘤进行鉴别诊断。眶内恶性淋巴瘤有时伴有其他部位淋巴结肿大，需全身详细检查。

三、临床表现

眼眶淋巴瘤多发生于中老年人，以老年人多见，平均年龄60岁，多数情况下病变发展缓慢。眼眶淋巴瘤分类虽然复杂，临床表现却较为一致。临床多表现为轻到中度无痛性眼球突出和（或）移位或复视，以及眼睑肿胀、结膜充血水肿及上睑下垂等。肿瘤多侵犯眼眶上方和前方，尤以泪腺肿块多见。结膜受累者，可在结膜下见呈粉红色扁平肿物，外观似鱼肉样改变。

四、典型病例超声图像特征及诊断要点

1.病史与体征　患者，女性，44岁，因"左眼红肿、溢泪、异物感3月余"就诊。患者于3月余前无明显诱因下出现左眼红肿，伴异物感、溢泪，无视力下降等，曾于外院就诊，诊断"左眼泪腺炎性假瘤"，遂入院就诊。检查发现患者左眼球突出，可触及相对坚硬肿块。

2.其他检查　CT检查示：左眼眶占位性病变，血管瘤？炎性假瘤？淋巴瘤？

3.超声图像特征（图1-111、图1-112）

4.超声观察要点　病变的位置、大小、边界、形态、内部回声、后壁回声衰减情况及血流情况。

5.超声诊断　左眼眶泪腺区占位性病变（淋巴瘤？）。

诊断依据：① 多表现为眼球突出和（或）眼球移位或复视。② 眶前部病变，可触及相对坚硬肿块。③ 超声显示病变呈不规则形、扁平形或椭圆形，边界清晰，内回声较低，声衰减弱。

6.手术和病理　局麻下行左眼眶内肿物切除+眶隔修补+睑裂缝合术；冰冻结果示（左眼眼眶）淋巴结结构消失，中等大小的异型细胞呈片状弥漫生长，核稍圆，偶见核分裂象，拟诊淋巴瘤（图1-113）。

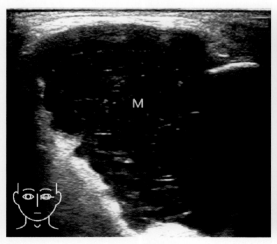

图1-111　眼眶淋巴瘤一

左眼眶低回声团（M）边界清晰，形态不规则，回声不均，可见细小点条状高回声

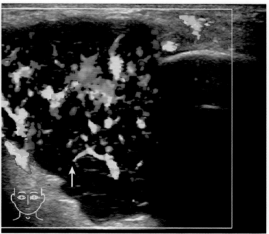

图1-112　眼眶淋巴瘤二

左眼眶病变（箭号示）内有丰富的血流信号

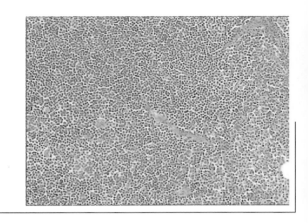

图 1-113 眼眶淋巴瘤病理

（HE 染色，×100）

五、超声征象

1.二维灰阶超声 显示病变呈不规则形、扁平形或椭圆形，边界清楚，内回声低，声衰减轻。

2.多普勒超声 常发现病变内有较丰富的血流信号。

六、超声图像鉴别诊断

主要是与泪腺上皮性肿瘤鉴别，后者为等回声或中强回声，分布均匀，中度声衰减。但是与泪腺炎性假瘤鉴别困难，泪腺炎性假瘤边界清晰、规整，肿块后壁衰减。淋巴瘤肿块后方无声衰减，两者常需活检证实诊断（图1-114）。

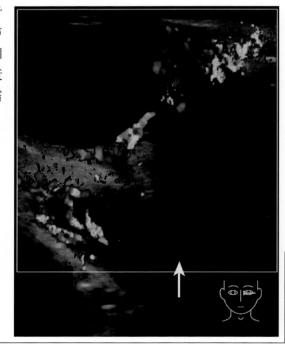

图 1-114 炎性假瘤

眼眶内不规则形的团块样病变（箭号示），较正常的眶内组织回声低，边缘可不清晰。可累及眼眶任何部位

七、临床价值

超声检查眶内软组织病变有独特优点，快捷、无创，能准确定位、定性，可作为本病首选检查方法。如无法做出鉴别，可行超声引导下活检穿刺行组织病理学检查，以明确诊断。

第二十节　眼内异物

一、病因学

眼内异物是一种特殊的眼外伤，有外伤史，多见于锤敲击和爆炸致伤者眼内异物，机床上的飞屑、射击的各种弹丸、树枝、竹签、细木棍或细金属丝等致伤物进入眼球，造成眼球的机械性损伤。

二、病理解剖

金属敲击或爆炸，碎屑飞物，因其锐利、快速，可进入眼内，引起眼内异物。异物伤可造成严重危害，如穿过角膜、晶状体，引起角膜穿孔和白内障；铁屑或铜屑存留眼内，引起化学毒性反应，形成铁质或者铜质沉着症，最终造成视力丧失和眼球萎缩；异物，特别是植物性异物，可诱发感染；异物穿过葡萄膜将引起眼内出血。对于眼内异物应及时发现，早期取出。

三、临床表现

患者有眼部外伤史及眼球穿通伤，这是诊断眼内异物的重要依据。眼部细小穿通伤道的存在是异物存留可能的重要提示，屈光间质透明时部分异物可由裂隙灯或检眼镜直接观察得到，铁锈症或铜锈症是异物长期存留的重要佐证。对于不透光的金属异物，X线或CT是明确异物存留及定位的重要影像学检查手段。超声不仅能显示金属异物，对于X线不能显示的非金属异物也可显示。而对于各种检查手段均难以明确定位的前段异物，UBM则具有诊断优势。

四、典型病例超声图像特征及诊断要点

1.**病史与体征**　患者，男性，45岁，因"异物飞入致右眼视力下降1天"就诊。患者于1天前敲钢筋时不慎异物溅入右眼，致右眼视物不清，伴眼红、眼痛，无其他特殊不

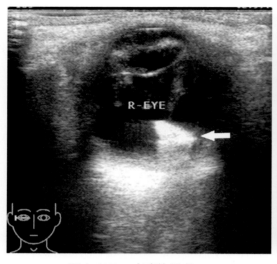

图 1-115　玻璃体异物一

　　右眼玻璃体透声差，其内探及强回声团（箭号示），边清，形态不规则，后见"彗尾征"，转动眼球可移动

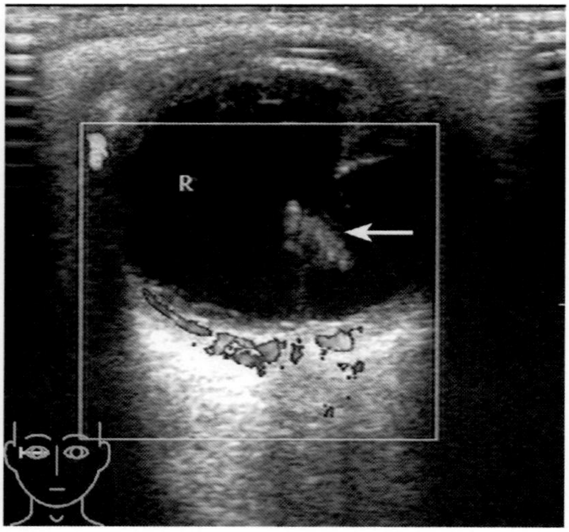

图 1-116　玻璃体异物二

　　强回声团（箭号示）内未见血流信号

适，遂入院就诊。

　　2.其他检查　CT检查示右眼球内异物。

　　3.超声图像特征（图 1-115、图 1-116）

　　4.超声观察要点　判断眼球内及眼眶内是否有异物，异物的大小、形状、位置，有无合并症，如是否合并玻璃体积血、玻璃体积脓、视网膜脱离、脉络膜脱离。

　　5.超声诊断　右眼玻璃体内强回声团（异物？）。

　　诊断依据：眼内异物在二维灰阶超声上表现为条状强回声，降低仪器增益至眼内组织、球壁与球后组织强回声区均已明显减弱，该条状强回声依然明显存在。玻璃体内异物因声波内部混响效应，后方可见"彗尾征"；近球壁的异物由于后方回声衰减导致球后组织强回声区中出现声影。

　　6.手术和病理　右眼玻璃体切割术＋球内注气＋球内异物取出术；术后大体病理示铁屑。

五、超声征象

（一）二维灰阶超声

　　1.眼内异物在二维灰阶超声上表现为条状强回声，降低仪器增益至眼内组织、球壁与球后组织强回声区均已明显减弱，该条状强回声依然明显存在。

2.玻璃体内异物因声波内部混响效应，后方可见"彗尾征"；近球壁的异物由于后方回声衰减导致球后组织强回声区中出现声影。当异物位于前后房或周边玻璃体时，由于声波的内部混响效应产生异物后方的"彗尾征"。当异物位于球壁或组织内时，由于声波的衰减可于异物后方产生声影现象。

3.眶内异物　由于眶内组织多为高回声，眶内异物回声可为眶内组织回声所掩盖，因此较难发现并定位，但如形成眶内血肿或脓肿，在血肿低回声区旁或脓肿低回声区内探及强回声条，可由此判断眶内异物存在。

（二）UBM表现

UBM上，异物的主要特征为在高增益条件下表现为条状强回声或高回声，降低增益后其回声仍然高于周围组织。

（三）多普勒超声

异物内没有异常血流信号，但部分病例可见"快闪伪像"。

六、超声图像鉴别诊断

眼内异物较常见，大多数为铁类磁性金属，也有非磁性的金属异物如铜和铅。非金属异物包括玻璃、碎石及植物和动物异物。UBM出现后，既往很难发现的小的异物都可以被直接观察到，并且可以明确与周围组织的关系。金属异物在UBM下表现为强回声光斑，且有声影及尾影，其后的组织回声消失，其边界清楚。非金属异物的回声也较巩膜的回声为强，但无声影。

七、临床价值

超声技术检查眼内异物的优点是简便、易行，具有无创可重复性，能判断眼球内及眼眶内是否有异物，异物的大小、形状、位置，有无合并症如玻璃体积血、视网膜脱离等，可为眼科临床提供可靠的诊断依据。

（黄健源）

参考文献

[1]　周永昌，郭万学.超声医学.第6版.北京：人民军医出版社，2011.

[2]　杨文利，王宁利.眼超声诊断学.北京：科学技术文献出版社，2006.

[3]　任卫东，常才.超声诊断学.第3版.北京：人民卫生出版社，2014.

[4]　赵堪兴, 杨培增. 眼科学. 第8版. 北京: 人民卫生出版社, 2013.

[5]　王纯正, 徐智章. 超声诊断学. 第2版. 北京: 人民卫生出版社, 2013.

[6]　钱蕴秋. 超声诊断学. 陕西: 第四军医大学出版社, 2002.

[7]　周永昌, 郭万学. 超声医学. 第4版. 北京: 科学技术文献出版社, 2004.

[8]　刘晓玲. 临床眼科超声病例分析. 第2版. 天津: 天津出版传媒集团, 2016.

[9]　赵家良. 临床病例会诊与点评-眼科分册. 北京: 人民军医出版社, 2011.

[10]　杨文利. 简明眼超声诊断手册. 北京: 人民卫生出版社, 2015.

[11]　贾译清. 临床超声鉴别诊断学. 第2版. 南京: 江苏科学技术出版社, 2007.

[12]　崔红光, 王竞. 老年性白内障晶状体上皮细胞形态学变化的研究. 浙江大学学报: 医学版, 2000, 29 (5) : 210-212.

[13]　李凤鸣, 赵光喜, 廖松林. 眼科病理学彩色图谱. 北京: 人民卫生出版社, 2006.

[14]　Rakic J M, Galand A, Vrensen G F. Lens epithelial cell proliferation in human posterior capsule opacification specimens. Exp Eye Res, 2000, Nov. 71 (5) : 489-494.

[15]　Vrensen G, Willekens B. Biomicroscopy and scanning electron microscopy of early opacities in the aging human lens. Invest Ophthalmol Vis, Sci, 1990, Aug. 31 (8) : 1582-1591.

[16]　赵桂秋, 孙为荣. 眼病理学. 北京: 人民卫生出版社, 2014.

[17]　岳林先. 实用浅表器官和软组织超声诊断学. 北京: 人民卫生出版社, 2016.

[18]　钟红. 临床浅表器官超声诊断学. 广州: 广东科技出版社, 2004.

[19]　胡建群, 孙小林. 小器官超声检查技巧与鉴别诊断. 北京: 科学技术文献出版社, 2015.

第二章　涎腺

02 Chapter

第一节　涎腺炎性疾病

一、病因学

常由细菌（如金黄色葡萄球菌、链球菌、革兰氏阴性球菌、结核杆菌等）或病毒（柯萨奇病毒）所致。慢性硬化性涎腺炎常因导管结石所致。

二、病理解剖和病理生理

细菌所致的涎腺炎为导管上皮肿胀，管腔狭窄，分泌物内的细菌、脓细胞及脱落的上皮细胞形成黏液栓子阻塞腺管，导致导管周围炎性肿胀、脓肿形成，故又称为化脓性腮腺炎。病毒性腮腺炎表现为非化脓性肿胀。慢性硬化性颌下腺炎多为导管结石阻塞导致慢性炎性病变，与免疫因素也有一定关系。其病理改变为大量淋巴细胞浸润，腺实质被纤维结缔组织替代，导致腺体实质的萎缩及纤维化。腮腺结核的病理发生过程一般是腮腺内淋巴结先发生结核感染，肿大破溃后累及腺实质，出现特有的结核病理变化，即由上皮样细胞、淋巴细胞、郎汉斯巨细胞组成的结核结节，以及干酪样坏死。

三、临床表现

化脓性腮腺炎一年四季均可发生，可发生于任何年龄。常为单侧腮腺疼痛、肿大、压痛，腮腺导管口红肿，挤压时常有脓性分泌物溢出，可伴发热及白细胞总数增加。病毒性腮腺炎以冬春季为发病高峰季节，儿童发病率高。常为双侧腮腺区疼痛，患者常有发热和轻度全身不适，常见并发症为不同程度的脑炎，青春发育期后可并发睾丸炎或卵巢炎。慢性硬化性颌下腺炎表现为颌下区长期反复发作的隐痛甚至进食后局部绞痛，部分病例病变区可触及坚硬的肿块，以为是肿瘤。涎腺结核常表现局部无痛性肿块。

四、典型病例超声图像特征及诊断要点

【病例一】

1.**病史与体征**　男性，24岁，发热伴右侧腮腺红肿疼痛2天，白细胞12.82×10^9个/L（升高）及中性粒细胞10.02×10^9个/L（明显升高）。

2.**超声图像特征**（图2-1、图2-2）

3.**超声观察要点**　腮腺内团块大小、内部回声，有无液性区及血流信号。

4.**超声诊断**　右侧腮腺炎性病变，伴部分脓肿形成。

5.**手术和随访**　超声引导下穿刺出脓液，抗感染治疗后肿块消失。

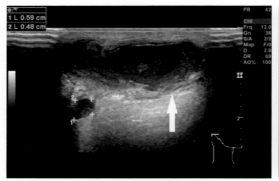
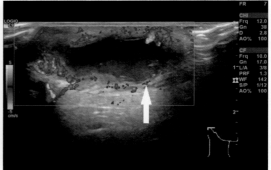

图2-1　右侧腮腺炎部分脓肿形成一　　　　　图2-2　右侧腮腺炎部分脓肿形成二

右侧腮腺内见不均匀低弱回声团块（箭号示），　　右侧腮腺团块（箭号示）周边血流信号较丰富
内部回声不均匀，可见液性区

【病例二】

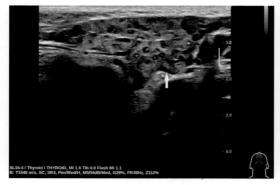
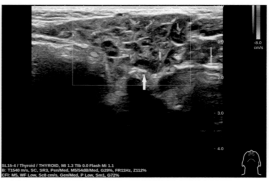

图2-3　左侧病毒性腮腺炎一　　　　　　　图2-4　左侧病毒性腮腺炎二

左侧腮腺（箭号示）肿大，内见多个增大淋巴结　　腮腺内（箭号示）血流信号较丰富

1.**病史与体征**　男性，3岁，发热伴左侧腮腺疼痛2天。查体：左侧腮腺肿胀，红肿不明显。白细胞总数正常，中性粒细胞 $7.03×10^9$ 个/L（轻度升高）。

2.**超声图像特征**（图2-3、图2-4）

3.**超声观察要点**　腮腺大小、内部回声、血流信号的变化，并与对侧对比，同时观察颈部淋巴结的大小及形态。

4.**超声诊断**　左侧腮腺肿大伴多发肿大淋巴结，考虑为病毒性腮腺炎。

【病例三】

1.**病史与体征**　女性，26岁，右侧颌下区反复疼痛不适2年，颌下区发现肿块1天而就诊，局部皮肤无明显红肿热痛。其他检查未做。

2.**超声图像特征**（图2-5、图2-6）

3.**超声观察要点**　颌下腺内有无扩张的导管，团块大小、形态、血流信号的分布情况。

4.**超声诊断**　右侧颌下腺实性低回声团块结合病史考虑为慢性炎性病变。

5.**手术和病理**　右颌下腺炎伴微小结石形成（图2-7）。

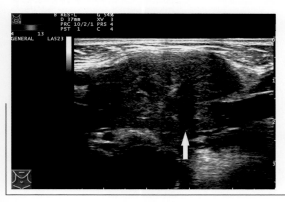

图2-5　慢性颌下腺炎一

右侧颌下腺内实性低回声团块（箭号示），内部回声不均匀，未见确切导管扩张

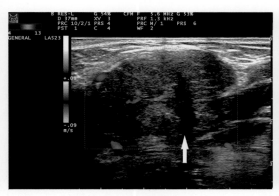

图2-6　慢性颌下腺炎二

右侧颌下腺内实性低回声团块（箭号示）见少量血流信号

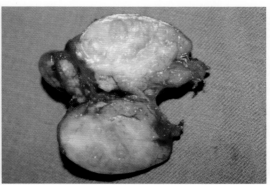

图2-7　慢性颌下腺炎术后大体病理标本

【病例四】

1.**病史与体征** 男性，70岁，发现右侧腮腺包块2周而就诊，无疼痛及压痛。实验室检查未见异常。

2.**超声图像特征**（图2-8、图2-9）

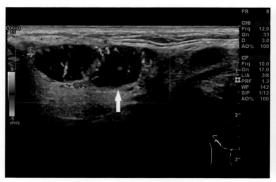

图2-8 右侧腮腺结核一

右侧腮腺内及右侧颈部Ⅱ区见多个低回声结节（箭号示），未见确切钙化及液性区，结节内及周边血流信号较丰富，内部血流略呈树枝状分布

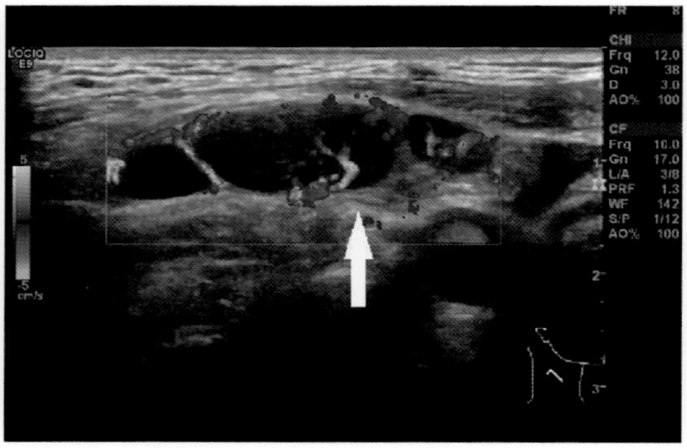

图2-9 右侧腮腺结核二

右颈部Ⅱ区探及多个淋巴结（箭号示）

3.**超声观察要点** 腮腺内团块大小、数量、回声、形态、血流信号的分布情况，周围颈部异常肿大淋巴结的大小、数量、回声、形态、血流信号的分布情况。

4.**超声诊断** 右侧腮腺内及右颈部Ⅱ区多个低回声团块，考虑为异常肿大淋巴结，结核不能除外。

5.**手术和病理** 右腮腺包块结核杆菌核酸检测阳性，提示结核。

五、超声征象

1.**急性化脓性腮腺炎** 腺体增大，回声降低且不均匀，包膜模糊，探头加压有压痛。腺体可见多发的、小范围的片状低回声或无回声区，使整个腮腺呈蜂窝状，而不易融合成大片状无回声区（大脓肿）。多普勒检测：炎症早期时腺体内血流信号明显增多，若脓肿形成，多是片状低回声区周边血流信号增多。

2.**病毒性腮腺炎** 单侧或双侧腮腺增大，回声不均、粗糙，回声降低，因无脓细胞及脱落坏死上皮细胞，一般无脓肿形成。超声所见一般无片状低回声区，可见多个低回声小结节，部分小结节显示淋巴结回声特征，可有耳周及颈部淋巴结肿大。多普勒检测：腺体内血流增多，血流速度增快。

3.**慢性硬化性涎腺炎** 病程早期，涎腺无明显增大，表现为腺体回声局灶性或弥漫性轻度不均；随着病情进展，常可见扩张的导管，导管壁增厚，腺体内或导管内常可探及弧形强回声，为结石；病程晚期涎腺由于腺体明显纤维化，腺实质萎缩，腺体质地较硬且缩小，探头加压感觉质地硬，腺体弥漫性回声增粗、增强、不均，可见较多条状强回声，使得腺体回声呈"地图状"或"花斑状"。多普勒检测：病变早期及中期，血流丰富，病变晚期由于纤维结缔组织明显增生，血管破坏，血流减少甚至消失。

4.涎腺结核 若病变局限于淋巴结内，声像图表现为腺体肿大或不肿大，腺体内见实性低或中低回声结节，边界清楚，形态规则，内部回声均匀，结节常为单个，而其余部位腺体实质回声基本正常。若结核病变破坏包膜累及腺实质，表现为腺体增大，失去正常形态，包膜不规整且增厚模糊，腺体内见单个或多个低弱回声结节，边界欠清，形态不规则，内部回声明显不均，可见边缘不整的中低或低回声区。内部探及钙化灶对诊断很有价值。

六、超声图像鉴别诊断

病毒性腮腺炎应与干燥综合征鉴别诊断。病毒性腮腺炎以冬春季为发病高峰，儿童发病率高。干燥综合征常发生于中年女性，常有口干症状，超声表现多种多样，可见肿块型、弥漫增大型、多发结节型、萎缩型。超声结合流行病学、年龄、临床表现可鉴别（图2-10、图2-11）。

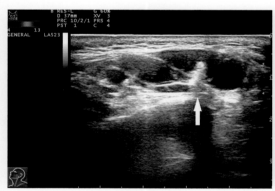 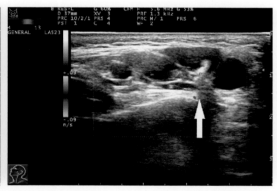

图2-10 左侧腮腺干燥综合征（多发结节型）一
左侧腮腺回声不均匀，内可见多个低回声结节（箭号示）

图2-11 左侧腮腺干燥综合征（多发结节型）二
左侧腮腺病变内（箭号示）少量血流信号

七、临床价值

超声结合病史可明确诊断化脓性腮腺炎及病毒性腮腺炎，可明确脓肿的范围，并可在超声引导下抽吸脓液，从而缩短病程，减轻症状。慢性硬化性颌下腺炎易误诊为肿瘤，术前明确诊断将决定手术方式。明确腮腺结核后应先抗结核治疗。

第二节　涎石病

一、病因学

涎腺分泌的唾液含有钙盐成分，另外有糖蛋白及黏多糖等有机物，长期沉积于主导管内可形成结石，颌下腺结石较腮腺结石多见。

二、病理解剖和病理生理

颌下腺为混合性腺体，分泌的唾液富含黏蛋白，钙含量高出腮腺分泌液的2倍。颌下腺导管自下向上走行，导管长，唾液易于淤滞，导致涎石形成。结石形成后可阻塞分泌物的排出，导致远端涎腺组织的肿胀、炎症，并随着腺泡组织的破坏而硬化。病理肉眼所见涎石大小悬殊，位于腺体内者多呈圆形或卵圆形，位于导管者多呈梭形或长柱形。

三、临床表现

男性多发，以青壮年多见，病程长者可达二十余年。小涎石不阻塞导管时无任何症状，阻塞导管时可出现排唾液障碍及继发感染。表现为：① 进食性腺体肿大、胀痛，有时疼痛剧烈，发生"涎石绞痛"，停止进食后，上述症状消失；② 导管口黏膜红肿；③ 触诊可有硬结，压痛；④ 继发感染，感染扩散可引起颌下腺炎性肿块及颌下间隙感染、口底脓肿等，并反复发作。患者往往因为颌下或口底触及硬结而就诊，易误认为是肿瘤。部分病例仅表现为颌下区慢性隐痛不适。

四、典型病例超声图像特征及诊断要点

【病例一】

1.**病史与体征**　男性，65岁，右侧颌下区硬结伴压痛1个月。

2.**超声图像特征**（图2-12、图2-13）

3.**超声观察要点**　腺体内有无强回声，导管有无扩张，腺体内有无炎性肿块，腺体内血流分布。

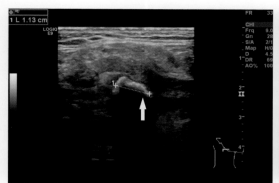

图2-12　右侧颌下腺内结石一

右侧颌下腺内查见强回声团（箭号示）

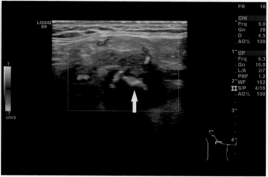

图2-13　右侧颌下腺内结石二

右颌下腺结石（箭号示）周围组织少量血流信号

4.**超声诊断**　右侧颌下腺导管内结石。

5.**手术和病理**　右侧颌下腺导管内结石伴慢性炎症。

【 病例二 】

1.**病史与体征**　男性，32岁，左侧颌下区慢性隐性疼痛1个月，触及左颌下区硬块。

2.**超声图像特征**（图2-14、图2-15）

3.**超声观察要点**　腺体大小，回声是否均匀，导管有无扩张，腺体内的血流信号。

4.**超声诊断**　左侧慢性硬化性颌下腺炎。

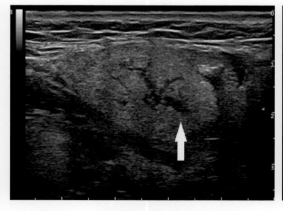

图2-14　左侧慢性硬化性颌下腺炎一

左侧颌下腺增大（箭号示），回声明显不均匀，未见确切强回声团

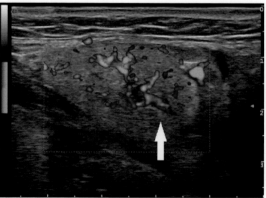

图2-15　左侧慢性硬化性颌下腺炎二

左侧颌下腺（箭号示）血流信号较丰富

五、超声征象

无感染者，涎腺大小、形态正常实质回声均匀，腺体内探及多个或单个圆形、卵圆形或梭形的强回声，后方伴声影，此声像图往往见于钙化程度高的涎石。钙化程度低的涎石多为稍强回声，后方伴浅淡声影。涎石合并感染时见涎腺增大，内可见不规则的低回声结节。

长期慢性反复感染由于腺体破坏，结缔组织增生而导致腺体早期增大，随后缩小、变硬、回声明显不均，可见多数点状或线状强回声，腺体导管可呈不同程度扩张，导管壁增厚，回声增强。多普勒检测示腺体内血流明显增多。

六、超声图像鉴别诊断

1.颌下区淋巴结结核　常有钙化从而使两者易混淆，颌下淋巴结结核位置常表浅，无进食肿胀及涎石绞痛症状，可有颈部及其他部位结核病史。钙化灶多呈点状，无一定规律，回声强度较涎石低，且多不在导管走行部位（图2-16、图2-17）。

2.淋巴上皮病（弥漫增大型）　超声表现为涎腺增大，腺体内部回声不均匀，未见导管扩张及结石（图2-18、图2-19）。

七、临床价值

涎石病患者，无论涎石位于导管前段还是后段，均可引起程度不等的涎腺炎症反应。很小的结石，可保守治疗，进食酸性水果或其他食物，促进唾液分泌，结石可能自行排出。导管内较大的结石，腺体尚未纤维化时，需用手术摘除涎石。超声可明确较大涎石的存在并准确定位，但较小的结石超声不易显示，需做X线涎管造影。

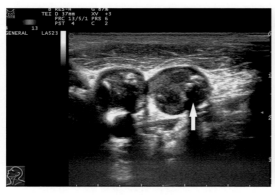

图2-16　左侧颌下区淋巴结结核一

左侧颌下区多个低回声结节（箭号示），内可见钙化灶

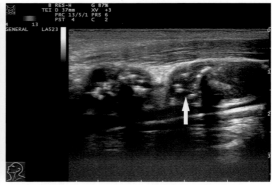

图2-17　左侧颌下区淋巴结结核二

左颌下区淋巴结（箭号示）内散在分布钙化灶

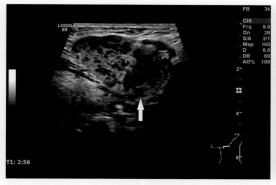

图2-18 左侧颌下腺淋巴上皮病

左侧颌下腺增大（箭号示），回声弥漫性不均匀

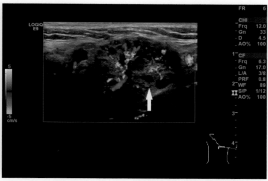

图2-19 右侧颌下腺淋巴上皮病

右侧颌下腺血流信号较丰富

第三节 舌下腺囊肿

一、病因学

涎腺囊肿是由上皮衬里和含有数量不等分泌物的瘤样病变。涎腺中无上皮衬里的囊性结构称为假性囊肿。

二、病理解剖和病理生理

囊肿是由于舌下腺导管堵塞、涎液潴留所形成的囊肿。囊肿位于口底一侧黏膜下，囊壁薄，质地柔软。可分潴留囊肿和外渗性囊肿，前者由于腺体导管远端堵塞，而黏膜又持续分泌，致使近端扩张形成上皮囊肿；后者由于腺体破损，黏液外漏进入组织间隙，形成无上皮衬里的囊肿。个别情况，潴留性黏液囊肿破裂，黏液渗入周围组织间隙，则表现为外渗性囊肿和潴留性囊肿的混合状态。

三、临床表现

最常见于青少年，男、女无明显差异。临床上分为以下三型。① 单纯型：囊肿位于口底的一侧，有时可扩展到对侧。囊肿因创伤破裂后流出黏液如蛋白清样液体，囊肿暂时消失。数日后可再次形成囊肿。② 口外型：囊肿主要表现为颌下区肿物，而口底囊肿表现不明显。触诊柔软，与皮肤无粘连。③ 哑铃型：为上述两种类型的混合，即在口底及口外颌下区均可见囊性肿物。

四、典型病例超声图像特征及诊断要点

1.**病史与体征**　男性，27岁，发现右侧颌下区包块1个月。
2.**超声图像特征**（图2-20、图2-21）
3.**超声观察要点**　囊肿大小、位置，与颌下腺及舌下腺关系。
4.**超声诊断**　右侧舌下腺囊肿。

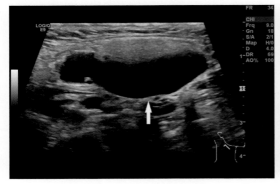 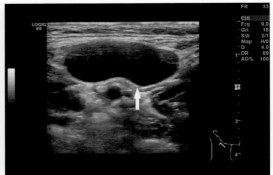

图2-20　右侧舌下腺囊肿一　　　　　　　图2-21　右侧舌下腺囊肿二

右侧颌下区囊性团块（箭号示），与颌下腺紧邻　　右侧颌下区囊性团块（箭号示），边界清楚

五、超声征象

舌下腺囊肿的口外型常在颌下区探及囊性肿块，边界清楚，形态规则，囊壁菲薄，囊内液体清亮，团块后方有明显声增强。

六、超声图像鉴别诊断

1.**口底皮样囊肿**　位于口底正中，呈圆形或卵圆形，边界清楚，囊壁较厚，囊内含半固体状皮脂性分泌物，因此扪诊有面团样柔韧感，无波动感。
2.**颌下区囊性水瘤**　常见于婴幼儿，囊腔内容物稀薄，无黏液，涂片镜检可见淋巴细胞。

七、临床价值

根治舌下腺囊肿的方法是切除舌下腺，对于口外型舌下腺囊肿可全部切除舌下腺。舌下腺囊肿口外型若被误诊为颌下腺囊肿而摘除了颌下腺及囊肿，囊肿仍可复发，故超声检查应明确囊肿的部位及与颌下腺的关系。

第四节　涎腺多形性腺瘤

一、病因学

多形性腺瘤过去称混合瘤，其名称由 Willis 于 1948 年提出，因其组织病理形态多样化而得名。多形性腺瘤为涎腺中最常见的良性肿瘤之一，占涎腺肿瘤的 53.9%～59.0%，占涎腺良性肿瘤的 80% 左右，该瘤可以发生于任何年龄段，通常发生在 30～60 岁。

二、病理解剖和病理生理

腮腺受累是颌下腺的 10 倍，大多数肿瘤发生于腮腺浅叶，约占 75%。多形性腺瘤的主要成分为腺上皮细胞、肌上皮细胞、黏液、黏液样组织及软骨样组织，根据其成分比例，可分为细胞丰富型和间质丰富型，细胞丰富型相对较易恶变，恶变率为 2%～14.6%；间质丰富型相对较易复发，复发率为 0.3%～4%。

三、临床表现

多以偶然发现耳旁无痛性包块就诊。女性多发，也可见于儿童及老人。早期为无痛性肿块，生长缓慢，常无自觉症状，病史较长。发生于腮腺浅部者，因部位表浅，易被发现；而发生于腮腺深部者，常因体积较大，出现咽部异物感或吞咽障碍时才被发现。当肿瘤在缓慢生长一段时间后，突然出现生长加速、疼痛或出现面神经麻痹现象，则提示恶性变。

四、典型病例超声图像特征及诊断要点

【病例一】

1.病史与体征　男性，55 岁，因"发现右耳前包块 3 年"就诊。3 年前患者偶然发现右耳前一豌豆大小的无痛性包块，生长缓慢，无消长史，未予重视。入院 8 个月前患者自觉包块间歇性刺痛，现患者自觉包块缓慢长大至约核桃大小，遂于入院 5 天前就诊。患者颜面部稍不对称，病变表面皮肤无红肿、破溃，皮温及张力不高。于右腮腺区扪及大小约 3.0cm×2.5cm 的类圆形包块，质地偏硬，表面光滑，边界不清，无压痛，活动度差，基底与周围组织明显粘连。

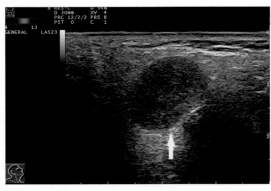

图2-22 右侧腮腺多形性腺瘤一

右侧腮腺内实性低回声团块（箭号示），边界清楚，形态规则

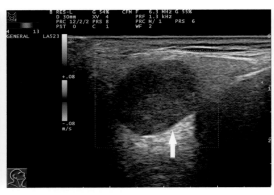

图2-23 右侧腮腺多形性腺瘤二

右侧腮腺内团块（箭号示）边缘见少量血流信号

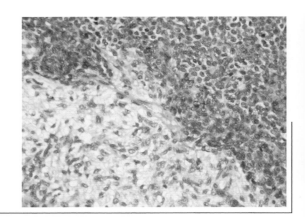

图2-24 多形性腺瘤病理

2.超声图像特征（图2-22、图2-23）

3.超声观察要点 团块形态、内部回声、边界、包膜、血流信号及与周围组织的关系。

4.超声诊断 右侧腮腺多形性腺瘤可能。

5.手术和病理 右面神经减压解剖、腮腺及瘤体切除、游离皮片植入、筋膜组织瓣成形术。术中见包块位于右腮腺浅叶后极，大小约3.0cm×2.5cm，表面包膜完整，基底与腮腺导管及与面神经分支粘连，与周围腺体明显粘连。病理示（右腮腺包块）多形性腺瘤，肿瘤包膜完整（图2-24）。

【病例二】

1.病史与体征 女性，30岁，因"发现左耳下包块1年"就诊。1年前患者偶然发现左耳前一约蚕豆大小的无痛性包块，自觉缓慢长大，为求治疗就诊于我院耳鼻喉头颈外科。患者颜面部不对称，左耳下腮腺区隆起，扪及一大小约4.0cm×3.0cm的肿块，质地中等偏硬，表面光滑，边界尚清，活动度差，无压痛，表面皮肤无红肿破溃，皮温不高。

2.**超声图像特征**（图2-25、图2-26）

3.**超声观察要点**　团块形态、内部回声、边界、包膜、血流信号及与周围组织的关系。

4.**超声诊断**　左侧腮腺多形性腺瘤可能。

5.**手术和病理**　左面神经减压解剖、腮腺及瘤体切除、游离皮片植入、任意皮瓣成形术。术中见包块位于左腮腺深叶，大小约4.3cm×3.0cm，质地中等偏硬，包膜完整，边界尚清，与周围组织轻微粘连。病理示（左腮腺包块）多形性腺瘤，肿瘤最大直径约4.5cm。

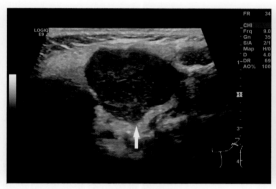

图2-25　左侧腮腺多形性腺瘤一

左侧腮腺内团块（箭号示），略呈"梨形"，回声较均匀

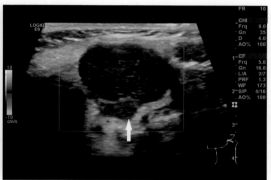

图2-26　左侧腮腺多形性腺瘤二

左侧腮腺团块（箭号示）边缘血流信号1级

【病例三】

1.**病史与体征**　女性，26岁，因"发现左颌下包块3个月"就诊。3个月前患者偶然发现左颌下包块，自述无明显疼痛不适，遂于我院就诊。患者双侧颜面部稍不对称，左颌下较对侧稍膨隆，表面皮肤完整，无红肿破溃，皮温正常，可扪及一大小约2.0cm×2.0cm的质中包块，边界较清，活动度可，无压痛。

2.**超声图像特征**（图2-27、图2-28）

3.**超声观察要点**　团块位置、形态、包膜、边界、血流信号及与周围组织的关系。

4.**超声诊断**　左侧颌下腺多形性腺瘤。

5.**手术和病理**　经颈外径路左咽旁包块探查切除、左面神经减压解剖、左颌下腺切除、任意皮瓣成形术。术中见包块位于左颌下腺外侧，包膜完整，质地中等，与周围组织稍粘连。病理示（左颌下腺包块）多形性腺瘤。

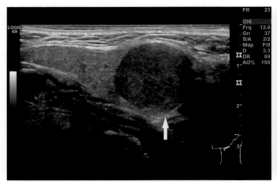 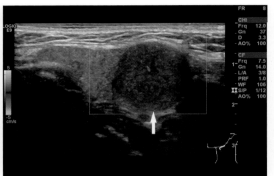

图2-27　左颌下腺多形性腺瘤一

左侧颌下腺实性低回声团块（箭号示），边界清楚，形态规则，内部回声均匀

图2-28　左颌下腺多形性腺瘤二

颌下腺团块（箭号示）内见少量血流信号

【病例四】

1.病史与体征　女性，52岁，因"发现左颌下包块2年"就诊。2年前患者因嘴唇、舌部反复溃疡致右颌下胀痛，并发现一花生大小的肿块，遂于当地诊所就诊，予以口服药物抗炎治疗（具体不详）后症状有所缓解，未予重视，未行其他特殊处理。其后上述症状反复发作，自行口服消炎药后症状未见缓解。1周前发现右颌下包块逐渐长至蚕豆大小，伴持续胀痛，并放射至耳后乳突处，遂于我院就诊。患者双侧颜面部基本对称，表面皮肤无红肿破溃，张力不高，皮温正常，可于左颌下区扪及一大小约3.0cm×1.5cm的类椭圆形包块，质地偏硬，表面结节感明显，边界清楚，活动度可，与周围组织无明显粘连，耳后乳突区有压痛。

2.超声图像特征（图2-29、图2-30）

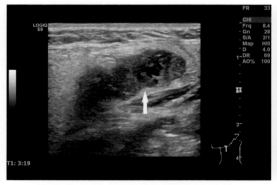 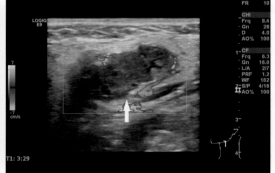

图2-29　左侧颌下腺多形性腺瘤一

左侧颌下腺团块（箭号示），形态欠规则，内部回声不均匀

图2-30　左侧颌下腺多形性腺瘤二

左颌下腺团块（箭号示）内部见少量血流信号

3.**超声观察要点** 团块位置、回声、形态、包膜、边界、血流信号及与周围组织的关系。

4.**超声诊断** 左侧颌下腺实性低回声团块，考虑多形性腺瘤可能。

5.**手术和病理** 经颈外径路左咽旁肿瘤及颌下腺切除、筋膜组织成形术。术中见包块位于左颌下腺腺体内浅部，大小约3.0cm×1.5cm，包膜完整，质地偏硬，呈结节状实质，局部与周围软组织稍粘连。病理示（左颌下腺包块）多形性腺瘤，肿瘤最大直径约3.0cm。

五、超声征象

多形性腺瘤超声表现：① 腮腺内肿块大多数为单发，少数为多发，大小在15～30mm。② 肿瘤呈圆形或椭圆形，部分呈"梨形"，部分呈分叶状，大多数边界清楚，包膜完整。少部分包膜不完整，是因为该肿瘤是一种临界性肿瘤，良性多形性腺瘤也会浸润包膜或肿瘤细胞穿出包膜外生长，因此肿块边界可以清楚或欠清楚，包膜不完整，形成子瘤。③ 内部回声分布均匀或欠均匀，其回声主要取决于肿块组织的成分，上皮组织呈实性低回声，软骨样组织呈强回声，黏液组织呈低回声或无回声且散在性分布。④ 质地一般偏硬。⑤ 肿块血流信号不丰富，有的肿块周边可见环状血流信号。

六、超声图像鉴别诊断

1.**沃辛瘤**（Warthin瘤） 二维超声主要特征是团块多数呈扁椭圆形，位于腮腺下极，团块内部回声不均匀，部分片状低回声及条索状稍强回声而略呈网格状（图2-31、图2-32），另外沃辛瘤可双侧或单侧多发，也可以肿块与肿大的淋巴结并存。而多形性腺瘤常为单侧单发性团块。

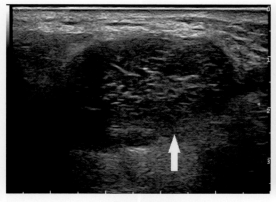

图2-31 腮腺下极沃辛瘤一

团块（箭号示）呈椭圆形，边界清楚，内部呈筛网状

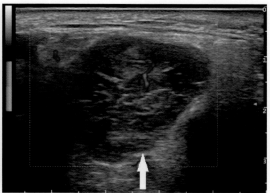

图2-32 腮腺下极沃辛瘤二

腮腺内团块（箭号示）见少量血流信号

2. 涎腺区的慢性淋巴结炎　耳前淋巴结及颌下淋巴结的慢性炎症也表现为无痛性肿块，临床触诊时不易与涎腺肿块区别，超声检查可明确肿块的部位、内部回声及血流信号，且患者常有感染来源，肿块常为多个，抗感染治疗后肿块缩小（图2-33、图2-34）。

3. 腮腺潴留性囊肿或鳃裂囊肿　单个囊肿伴出血时超声所见其囊肿内部呈密集低弱回声，此时易与多形性腺瘤混淆。腮腺囊肿生长缓慢，表面光滑，质地柔软，时有波动感。超声显示肿块内部为较为均匀的低弱回声，后壁回声增强，内部无血流信号（图2-35、图2-36）。

4. 腺泡细胞癌　腮腺内探及实性团块，多呈椭圆形，常边界清楚，形态规则，团块也可呈分叶状，边界欠清，内部回声欠均匀。当出血坏死时团块内部见低弱回声区或无回声区（图2-37、图2-38）。

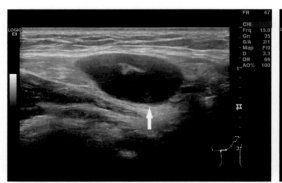

图2-33　左颌下区慢性淋巴结炎一

左颌下区淋巴结（箭号示）增大，皮质增厚

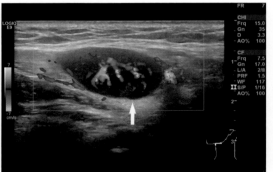

图2-34　左颌下区慢性淋巴结炎二

淋巴结（箭号示）内部血流信号较丰富，呈树叶状分布

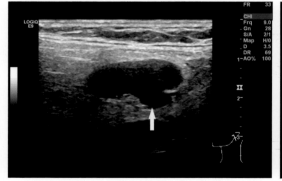

图2-35　左侧腮腺潴留性黏液性囊肿一

左侧腮腺内囊性团块（箭号示），囊液透声好

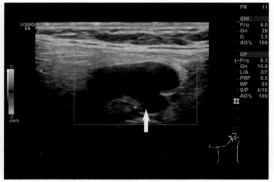

图2-36　左侧腮腺潴留性黏液性囊肿二

左腮腺内团块（箭号示）未见血流信号

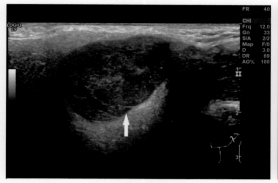 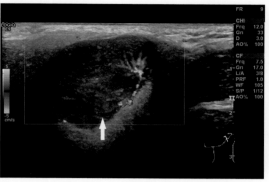

图 2-37 左侧腮腺腺泡细胞癌一　　　　图 2-38 左侧腮腺腺泡细胞癌二
左腮腺内实性低回声团块（箭号示），回声欠均匀　　左腮腺内团块（箭号示），局部血流信号较丰富

七、临床价值

多形性腺瘤的生物学特性属于交界性肿瘤，具有易种植、好复发的特点，反复复发容易恶变为癌或者肉瘤。

多形性腺瘤的复发率几乎完全取决于第一次手术切除的充分与否。采用剜除术时，极易将剥脱的包膜遗留在术区，造成术后复发，复发率在 40% 以上，多形性瘤一旦复发，往往造成多次复发。颌下腺多形性腺瘤应包括颌下腺一并切除。肿瘤位于浅叶一般做肿瘤及浅叶的切除，当肿瘤位于腮腺后下极、直径小于 1cm 时，可采用肿瘤及周围部分正常组织的区域性切除术。肿瘤位于腮腺深叶或已波及深叶，需做肿瘤及全腮腺切除。故超声应尽可能明确诊断肿块是否为多形性腺瘤，并且应明确肿块的部位。

超声明确是涎腺肿瘤还是淋巴结炎或者淋巴结结核很重要，因为治疗方法全然不同。

如超声高度怀疑多形性腺瘤恶变，在诊断中应明确提示，以便早期采用有效的治疗方法。

第五节　涎腺沃辛瘤

一、病因学

沃辛瘤（Warthin 瘤）又称淋巴乳头状囊腺瘤，是腮腺较为好发的良性肿瘤之一，发病率仅次于腮腺多形性腺瘤，占涎腺肿瘤的 6% ～ 14%，其发病原因可能与吸烟、离子辐射及 EB 病毒感染有关。多数学者认为此瘤的组织发生来源于腺体内淋巴结或残存于邻近淋巴结结构内的异常涎腺组织，而三大涎腺中以腮腺的淋巴组织最为丰富，故沃辛瘤几乎均发生于腮腺，手术切除后复发少见。

二、病理解剖和病理生理

沃辛瘤好发于中老年人，发病高峰期为50～79岁，易发生于腮腺下极，可以在一侧腺体内多发，占10%，也可累及双侧腺体，占5%～7%。沃辛瘤由多种组织成分组成，如腺上皮细胞、密集的淋巴组织、排列致密而均匀的纤维组织。

三、临床表现

① 男性明显多于女性；② 50岁以上中老年人多见；③ 绝大多数肿瘤位于腮腺后下极；④ 可表现为双侧腮腺肿瘤或同侧多灶性肿瘤；⑤ 肿瘤表面光滑，质地柔软，有弹性感；⑥ 肿块常有消长史。

四、典型病例超声图像特征及诊断要点

【病例一】

1.病史与体征 男性，64岁，因"发现左耳前包块1年"就诊。患者于1年前偶然发现左耳前一豌豆大小无痛性包块，生长缓慢，予"消炎药、三七粉"治疗后（具体用药及疗程不详）包块质地变软，大小未见明显变化，无疼痛不适，未进一步治疗，20多天前患者自觉包块长大来诊。左侧耳前腮腺区扪及大小约4.0cm×2.0cm的包块，质地中等，活

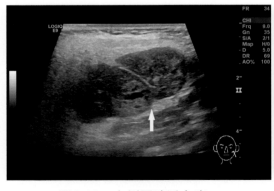

图2-39　左侧腮腺沃辛瘤一

左侧腮腺下极实性低回声团块（箭号示），回声欠均匀，内部略呈网格状

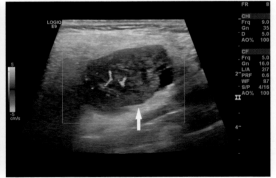

图2-40　左侧腮腺沃辛瘤二

左侧腮腺下极团块（箭号示）血流信号2级

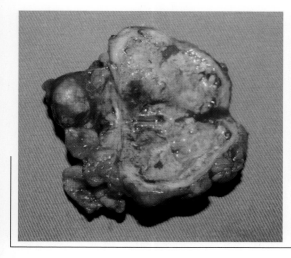

图2-41　腮腺沃辛瘤术后大体病理标本

动尚可，无压痛，无面瘫症状。吸烟史12年，每日约4只。

2.超声图像特征（图2-39、图2-40）

3.超声观察要点　团块形态、包膜、边界、血流信号及与周围组织的关系。

4.超声诊断　左侧腮腺沃辛瘤。

5.手术和病理　左面神经减压解剖、腮腺及瘤体切除、游离皮片植入、筋膜组织瓣成形术。术中见红色包块位于左腮腺深叶后上份，大小约4.5cm×2.5cm，质韧，包膜完整，与面神经、腮腺导管轻度粘连。术中自外周正常腺体完整切除包块送检。病理示（左腮腺包块）沃辛瘤（图2-41）。

【病例二】

1.**病史与体征**　男性，60岁，因"发现右耳下包块3个月"就诊。3个月前患者偶然发现右耳下有一约蚕豆大小的无痛性包块，自觉包块呈缓慢长大，遂就诊。患者颜面部稍不对称，右耳垂下较对侧膨隆，表面皮肤无明显红肿、破溃，局部可扪及一大小约4.0cm×2.0cm的包块，质地适中，活动度欠佳，无压痛。无口角歪斜、鼓腮漏气等面瘫症状。吸烟史20年，每日约10只。

2.超声图像特征（图2-42、图2-43）

3.超声观察要点　团块形态、包膜、边界、血流信号及与周围组织的关系。

4.超声诊断　右侧腮腺沃辛瘤。

5.手术和病理　右面神经减压解剖、腮腺及瘤体切除、游离皮片移植、筋膜组织瓣成形术。术中见包块位于右侧腮腺浅叶下极，大小约4.0cm×2.0cm，质地中等，包膜完整。术中自外周正常腺体完整切除包块及周围腮腺腺体组织送检。病理示（右腮腺包块）沃辛瘤。

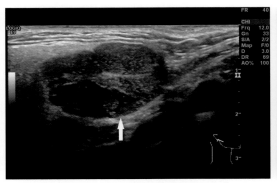
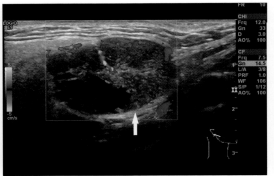

图2-42 右侧腮腺沃辛瘤一

右侧腮腺内团块（箭号示）内部回声不均匀，可见部分液性区

图2-43 右侧腮腺沃辛瘤二

右侧腮腺团块（箭号示）内中等量血流信号

【病例三】

1.**病史与体征** 男性，53岁，因"发现右耳下包块3年"就诊。3年前患者偶然发现右耳下有一约蚕豆大小的无痛性包块，自诉无消长史，为求进一步治疗，遂于我院就诊。患者双侧颜面部稍不对称，右耳下较对侧膨隆，可扪及一大小约4.0cm×2.0cm的质中包块，活动度可，无压痛。表面皮肤无红肿、破溃，张力不高。吸烟史18年，每日约20只。

2.**超声图像特征**（图2-44、图2-45）

3.**超声观察要点** 团块形态、包膜、边界、血流信号及与周围组织的关系。

4.**超声诊断** 右侧腮腺沃辛瘤。

5.**手术和病理** 右面神经减压解剖、腮腺及瘤体切除、游离皮片移植、筋膜组织瓣成形术。术中见包块位于右侧腮腺浅叶下极，大小约4.0cm×2.0cm，质地中等，包膜完整，

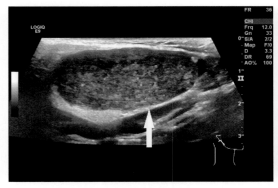
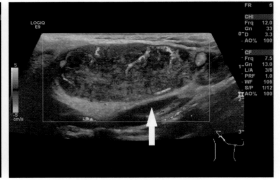

图2-44 右侧腮腺沃辛瘤三

右侧腮腺内团块（箭号示）呈扁椭圆形，边界清楚

图2-45 右侧腮腺沃辛瘤四

右腮腺团块（箭号示）血流信号较丰富

与部分腮腺组织粘连。术中于包块外1.5cm正常腺体组织处完整切除瘤体及部分腮腺腺体组织一并送检。病理示（右腮腺包块）沃辛瘤。

【病例四】

1.病史与体征　男性，68岁，因"发现左耳后包块2周多"就诊。2周多前患者偶然发现左耳后下方一约蚕豆大小的无痛性包块，生长缓慢，自诉无消长史，为求进一步治疗，遂于我院就诊。患者双侧颜面部稍不对称，左耳后下腮腺区较对侧稍丰满隆起，表面皮肤无红肿、破溃，张力不高。于左耳后下腮腺区扪及一大小约2.5cm×1.0cm的类圆形包块，质地较软，未扪及明显结节感，边界较清，活动度可，无明显压痛。吸烟史10年，每日约15只。

2.超声图像特征（图2-46、图2-47）

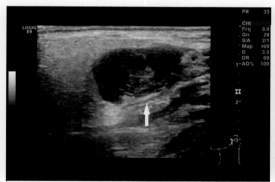 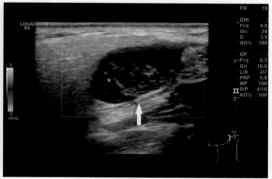

图2-46　左侧腮腺沃辛瘤三	图2-47　左侧腮腺沃辛瘤四
左侧腮腺下极实性低回声团块（箭号示），内部回声欠均匀	左腮腺团块（箭号示）见中等量血流信号

3.超声观察要点　团块形态、包膜、边界、血流信号及与周围组织的关系。

4.超声诊断　左侧腮腺实性低回声团块，考虑沃辛瘤可能。

5.手术和病理　左面神经减压解剖、腮腺及瘤体切除、游离皮片移植、筋膜组织瓣成形术。术中见一暗红色包块位于左侧腮腺浅叶后下份，大小约3.0cm×1.5cm，质韧，包膜完整，与面神经下颌缘支明显粘连。术中自外周正常腺体完整切除包块及邻近部分腮腺腺体组织一并送检。病理示（左腮腺包块）沃辛瘤。

五、超声征象

在双侧腮腺或单侧腮腺内探及单个或多个实性团块，边界清楚，形态规则，内部回声常常不均，因上皮形成乳头状结构突入大小不等的囊腔内，腔内含黏液样物质、细胞碎屑、白细胞及其他变性脱落的上皮成分，故肿块内可见大小不等的囊腔而呈片状低回声区，片状低回声区被线条状强回声分割成"网格状"。此特点是二维超声诊断沃辛瘤的重要依据，颇具诊断价值。多普勒检测示肿块内血流信号较丰富，其血流分布如淋巴结样的门样血流，但也可表现为血流不丰富，肿块内仅见少数点状及短条状血流。当肿块梗死时血流减少或无血流信号。

六、超声图像鉴别诊断

1.多形性腺瘤 多形性腺瘤常向深叶生长，肿块可呈梨形，内部回声多数均匀，也可有钙化及囊性变，而沃辛瘤肿块多数位于浅叶，肿块内部"网格状回声"为其超声特征性改变，基本上未见钙化（图2-48、图2-49）。

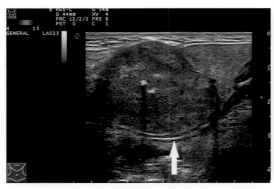

图2-48　右侧颌下腺多形性腺瘤一
右侧颌下腺内团块（箭号示）呈实性低回声，内部伴有钙化

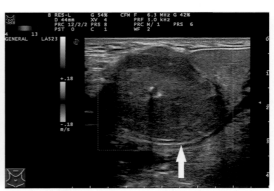

图2-49　右侧颌下腺多形性腺瘤二
右侧颌下腺团块（箭号示）内未见明显血流信号

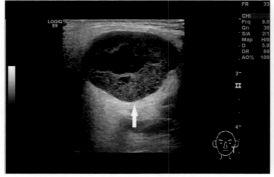

图2-50　左侧腮腺基底细胞腺瘤一
左侧腮腺内混合回声团块（箭号示），囊性部分透声好

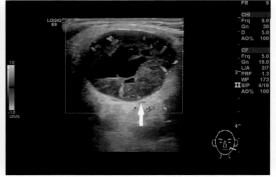

图2-51　左侧腮腺基底细胞腺瘤二
左腮腺团块（箭号示）实性部分血流信号2级

2.基底细胞腺瘤 沃辛瘤临床常见于中老年男性吸烟者，有消长史，肿块多数呈扁椭圆形，可单侧多发及双侧多发，"网格状"回声为其特征性超声表现，较易出血或伴发感染，故囊腔多数不规则、液体混浊。而基底细胞腺瘤常见于老年女性及男性，二维超声显示肿块呈圆形或椭圆形，较易囊性变，液体清亮，实性部分血流丰富（图2-50、图2-51）。

七、临床价值

沃辛瘤术后一般不复发，10%左右的患者可出现对侧肿瘤。故在随诊复查时，超声不仅要检查手术侧腮腺，还要仔细检查对侧腮腺，以便及早发现病变。肿块内部的"网格状"回声是最有诊断价值的超声影像学特征，而血流分布仅是参考信息。由于沃辛瘤常为多发性肿瘤，防止复发的关键是主瘤及子瘤以及邻近的淋巴结均要切除。肿瘤位于腮腺后下极，手术除切除后下极外，还要一并清除腮腺后下部的淋巴结。

第六节 涎腺基底细胞腺瘤

一、病因学

基底细胞腺瘤组织学形态单一，缺乏黏液、软骨样组织，占涎腺肿瘤的1% ～ 2%，是相对少见的涎腺良性肿瘤。

二、病理解剖和病理生理

基底细胞腺瘤常见于老年人，以女性多见，发生在腮腺区的约占73%。基底细胞腺瘤来自涎腺闰管储备细胞，以基底细胞组成为主，黏液样组织含量较少，间质为纤维结缔组织。肿瘤常有囊性变为基底细胞腺瘤较为突出的病理特点。

三、临床表现

肿瘤生长缓慢，患者均以局部肿块就诊，肿块大多呈无痛性增大，无明显自觉症状。腮腺肿瘤大多位于浅叶，表面光滑，可活动，体积不大，直径2 ～ 3cm，无面神经麻痹症状。

四、典型病例超声图像特征及诊断要点

【病例一】

1.**病史与体征**　女性，60岁，因"发现右耳下包块2个月"就诊。2个月前患者偶然发现右耳下包块，约鹌鹑蛋大小，自诉无疼痛、麻木等，为进一步治疗遂于我院就诊。患者双侧颜面部不对称，无口角歪斜、鼓腮无力等面瘫症状，右侧耳下较对侧丰满，表面无红肿、破溃，皮温不高。可扪及一大小约2.0cm×1.5cm的包块，边界清楚，质地中等偏软，活动尚可，无压痛。

2.**超声图像特征**（图2-52、图2-53）

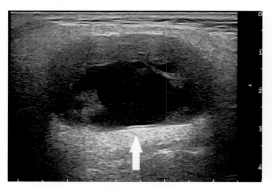

图2-52　腮腺基底细胞腺瘤一

右侧腮腺内囊实混合回声团块（箭号示），呈椭圆形，内见无回声区

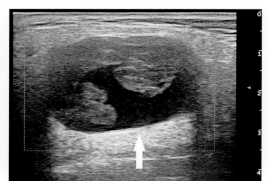

图2-53　腮腺基底细胞腺瘤二

右腮腺团块（箭号示）血流信号不明显

3.**超声观察要点**　团块形态、包膜、边界、血流信号及与周围组织的关系。

4.**超声诊断**　右侧腮腺基底细胞腺瘤可能，多形性腺瘤不能完全除外。

5.**手术和病理**　右面神经减压解剖、腮腺及瘤体切除、游离皮片移植、筋膜组织瓣成形术。术中见包块位于右侧腮腺深叶下极，大小约2.0cm×1.5cm，包膜完整，质地中等偏软，与周围组织无粘连。完整切除包块，组织送检。病理示（右腮腺包块）基底细胞腺瘤（图2-54）。

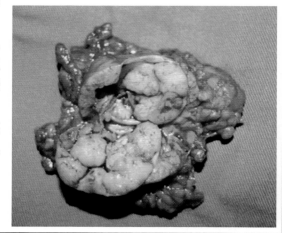

图2-54　腮腺基底细胞腺瘤术后大体病理标本

【病例二】

1.**病史与体征** 女性，65岁，因"发现右耳下包块9年"就诊。9年前患者无明显诱因发现右耳下一豌豆大小的无痛性包块，生长缓慢，无消长史，未予重视，未行特殊治疗。近日患者自觉包块长大，遂于我院就诊。患者颜面部稍不对称，右耳下腮腺区较对侧丰满隆起，表面无红肿、破溃，皮温不高。可于右腮腺区后下极扪及一大小约3.5cm×3.0cm的类圆形包块，表面较光滑，未扪及明显结节感，质地中等，边界较清，活动度可，无明显压痛。无口唇麻木、疼痛不适，无口角歪斜等面瘫征。

2.**超声图像特征**（图2-55、图2-56）

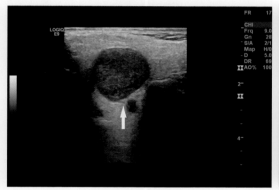 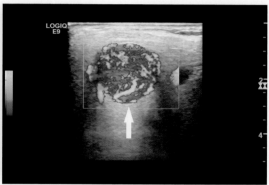

图2-55 腮腺基底细胞腺瘤三
右腮腺内实性低回声团块（箭号示），呈圆形，边界清楚，形态规则

图2-56 腮腺基底细胞腺瘤四
右腮腺团块（箭号示）血流信号丰富

3.**超声观察要点** 团块形态、包膜、边界、血流信号及与周围组织的关系。

4.**超声诊断** 右侧腮腺基底细胞腺瘤。

5.**手术和病理** 右面神经减压解剖、腮腺及瘤体切除、游离皮片移植、筋膜组织瓣成形术。术中见一暗红色包块位于右侧腮腺浅叶后份，大小约3.5cm×3.0cm，质韧，包膜完整，与面神经颞支、耳大神经较粘连。术中自外周正常腺体完整切除包块及邻近部分腮腺腺体组织送检。病理示（右腮腺包块）基底细胞腺瘤。

【病例三】

1.**病史与体征** 女性，61岁，因"发现左面部包块二十多年，进行性长大、疼痛2年多"就诊。二十多年前患者无明显诱因发现左耳下一豌豆大小的无痛性包块，未行特殊处理。包块缓慢长大至鹌鹑蛋大小，无疼痛、红肿等。2年前，患者自觉包块进行性长大，伴自发性间断性疼痛，揉搓时稍疼痛，未予重视，未行特殊处理。2周前，包块长至核桃大小，于当地医院就诊，当地医院CT报告考虑腮腺混合瘤，针吸细胞检查结果提示涎腺上皮源性良性肿瘤，建议上级医院手术治疗，遂来我院就诊。患者颜面部不对称，表面皮肤无红肿、破溃，皮温不高，左耳下张力稍增高。可于左耳下方腮腺区后下极扪及一大小约3.0cm×2.5cm的类圆形包块，表面较光滑，质地偏硬，边界较清，活动度可，轻度压痛。

2.超声图像特征（图2-57、图2-58）

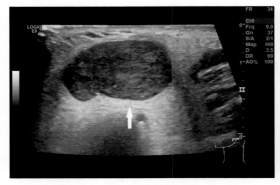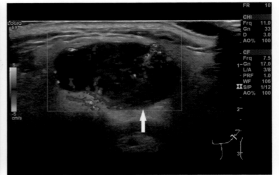

图2-57　腮腺基底细胞腺瘤五

左侧腮腺内低回声团块（箭号示），边界清楚，形态较规则，内部回声较均匀

图2-58　腮腺基底细胞腺瘤六

左腮腺内团块（箭号示）见中等量血流信号

3.超声观察要点　团块形态、包膜、边界、血流信号及与周围组织的关系。

4.超声诊断　左侧腮腺基底细胞腺瘤可能，多形性腺瘤不能除外。

5.手术和病理　左面神经减压解剖、腮腺及瘤体切除、游离皮片移植、筋膜组织瓣成形术。术中见一暗红色包块位于左侧腮腺浅叶后份，大小约3.0cm×3.0cm，质地偏硬，包膜完整，呈结节分叶状，与周围腺体无明显粘连。术中自外周正常腺体完整切除包块及邻近部分腮腺腺体组织送检。病理示（左腮腺包块）基底细胞腺瘤。

五、超声征象

基底细胞腺瘤显示单发团块，大多数呈圆形及椭圆形，内部呈低回声，部分呈囊实混合性回声，后方回声增强，边界清楚，包膜回声完整，呈中等硬度。多数团块血流信号丰富。

六、超声图像鉴别诊断

1.多形性腺瘤　较大的多形性腺瘤发生囊性变及出血坏死时肿块可有囊腔，此时易与基底细胞腺瘤混淆。多形性腺瘤好发于腮腺，可呈分叶状，囊腔可大可小，实性部分血流无或为1级，而基底细胞腺瘤多数呈圆形及椭圆形，囊腔往往大而规则，实性部分血流常为1～3级（图2-59、图2-60）。

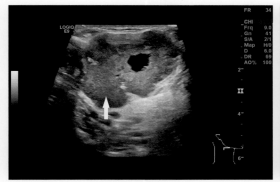

图2-59　右侧腮腺多形性腺瘤一

右侧腮腺内囊实性团块（箭号示），呈分叶状

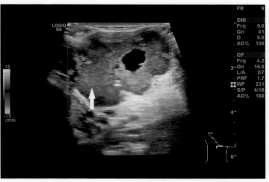

图2-60　右侧腮腺多形性腺瘤二

右腮腺团块（箭号示）未见明显血流信号

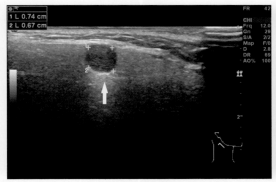

图2-61　右侧腮腺腺样囊性癌一

右侧腮腺内结节（箭号示）呈实性低回声，边界清楚，呈圆形

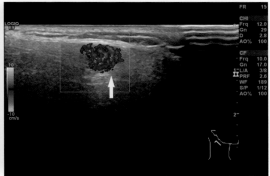

图2-62　右侧腮腺腺样囊性癌二

右腮腺结节（箭号示）血流信号丰富

2.腺样囊性癌　肿瘤较小时，超声表现边界清楚、形态规则、内部回声均匀的低回声团块，肿瘤较大时表现为边界不清、形态不规则、内部回声不均的团块。多普勒检测示基底细胞腺瘤血流信号较丰富或不丰富，而腺样囊性癌往往血流信号丰富且紊乱（图2-61、图2-62）。

七、临床价值

　　基底细胞腺瘤为良性肿瘤，手术切除预后较好，不易复发，腺样囊性癌为恶性肿瘤，早期可侵犯神经及血行转移，预后较差。故早期鉴别诊断，患者的手术方式及预后均有所不同。

第七节　涎腺黏液表皮样癌

一、病因学

黏液表皮样癌是涎腺恶性肿瘤最为常见的病理类型，占涎腺肿瘤的13.8%，占恶性肿瘤的35.0%。黏液表皮样癌是有表皮样细胞、黏液细胞和中间型细胞组成，来源于涎腺排泄管的基底细胞或口腔黏膜上皮的基底细胞。

二、病理解剖和病理生理

根据癌细胞分化程度的高低和生物学特征，黏液表皮样癌分为高分化型（低度恶性）、中分化型（中度恶性）和低分化型（高度恶性）。黏液表皮样癌可以发生于任何年龄，以30～50岁为多见，最常见于腮腺，其次为腭部、颌下腺等，大多数人认为呈浸润性生长，复发率较高，特别是中度或高度恶性者。

三、临床表现

低度恶性黏液表皮样癌多以无痛性肿块为第一主诉，一般病史较长，10年以上者占61%，就诊时病灶较小，大多数为2～4cm，肿瘤形态大多不规则，活动度较差，质地偏硬，少数肿瘤的部分区域可呈囊性，极少出现面瘫及神经受累症状。腭部及磨牙后区的肿瘤因位置表浅，常可见肿块的区域黏膜下呈淡蓝色或暗紫色，这是小涎腺黏液表皮样癌的临床特点之一。

高度恶性黏液表皮样癌生长迅速，平均病期约为1.5年。肿瘤体积相对较大，与正常组织边界不清，活动度差，约半数病例出现疼痛，溃疡和神经系统受累症状。颌下腺肿瘤可出现舌下神经麻痹，不少病例伴有颈部淋巴结肿大。

四、典型病例超声图像特征及诊断要点

【病例一】

1.**病史与体征**　女性，47岁，因"发现左耳下包块2年多"就诊。2年多前患者偶然发现左耳下一约蚕豆大小的无痛性包块，遂于当地医院就诊，怀疑"腮腺炎"，未行特殊处理。2个月前，患者偶感包块疼痛，听力受影响，遂于我院就诊。患者双侧颜面部不对

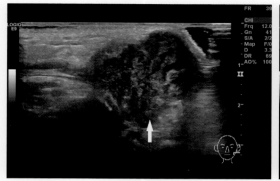

图2-63　腮腺黏液表皮样癌一

左侧腮腺内实性低回声团块（箭号示），边界
欠清，形态不规则，内部回声不均匀

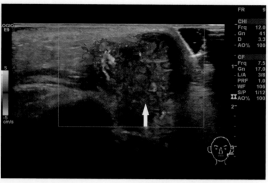

图2-64　腮腺黏液表皮样癌二

左侧腮腺团块（箭号示）血流信号较丰富

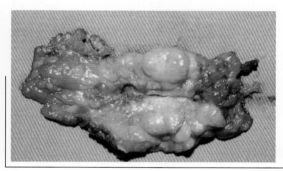

图2-65　腮腺黏液表皮样癌大体标本

称，左耳下较对侧隆起，可扪及一大小约2.5cm×2.5cm的包块，质地偏硬，可扪及结节
感，活动度欠佳，压痛不明显。

2.超声图像特征（图2-63、图2-64）

3.超声观察要点　团块内部回声、形态、边界、血流信号及与周围组织的关系。

4.超声诊断　左侧腮腺黏液表皮样癌可能。

5.手术和病理　左面神经减压解剖、腮腺及瘤体切除、游离皮片移植、筋膜组织瓣成
形术。术中见包块位于左侧腮腺后下极，大小约3.0cm×3.0cm，质地中等，包膜欠完整，
与部分腮腺组织粘连。于包块外正常腺体组织处完整切除瘤体及部分腮腺腺体组织一并送
检。病理示（左腮腺包块）黏液表皮样癌，广泛浸润周围涎腺组织（图2-65）。

【病例二】

- -

1.病史与体征　男性，60岁，因"发现右耳下包块15个月"就诊。15个月前患者偶
然发现右耳下一约蚕豆大小的无痛性包块，自诉生长缓慢，无消长史，未予以重视，未行
特殊处理。6天前因自觉包块生长速度加快并偶感疼痛，遂于我院就诊。患者双侧颜面部

不对称，右耳下腮腺区较对侧丰满隆起，表面皮肤无红肿破溃，皮温及张力不高。于右腮腺后下极可扪及一大小约4cm×3.5cm的类圆形包块，表面扪及明显结节感及分叶感，质韧偏硬，边界较清，活动度欠佳，无明显压痛。

2.**超声图像特征**（图2-66、图2-67）

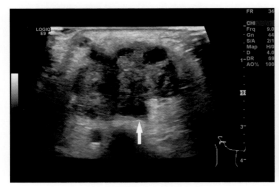 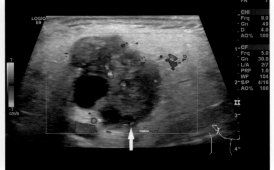

图2-66　腮腺黏液表皮样癌三	图2-67　腮腺黏液表皮样癌四
右侧腮腺（横切面）内混合回声团块（箭号示），边界不清楚，形态不规则，可见无回声区	右侧腮腺（纵切面）内混合回声团块（箭号示）见中等血流信号

3.**超声观察要点**　团块内部回声、形态、边界、血流信号及与周围组织的关系。

4.**超声诊断**　右侧腮腺黏液表皮样癌。

5.**手术和病理**　右面神经减压解剖、腮腺及瘤体切除、游离皮片移植、筋膜组织瓣成形术。术中见包块位于右侧腮腺深叶，大小约4.5cm×3.0cm×2.5cm，质地较硬，边界欠清，见面神经主干从包块内穿过，包块与周围肌肉等组织明显粘连。自包块外正常腺体组织处扩大切除包块及全腮腺组织一并送检。病理示（右耳下包块）低度恶性黏液表皮样癌。

【病例三】

1.**病史与体征**　女性，43岁，因"右耳及右耳周围隐痛1年多，发现右耳下包块6个月"就诊。1年多前患者无明显诱因右耳及右耳周围隐痛，进食时疼痛稍加重，未予特殊处理。6个月前患者偶然发现右耳下一蚕豆大小包块，偶有隐痛，伴按压痛，未予特殊处理。现患者为求进一步治疗就诊于我院。颜面部不对称，右侧腮腺区较对侧稍膨隆，右侧耳下区可扪及一大小约3.0cm×2.0cm包块，质地中等偏硬，边界不清，活动度差，与周围组织粘连。表面皮肤温度及色泽正常，无口角歪斜等面瘫症状。

2.**超声图像特征**（图2-68、图2-69）

3.**超声观察要点**　团块内部回声、形态、边界、血流信号及与周围组织的关系。

4.**超声诊断**　右侧腮腺黏液表皮样癌可能。

5.**手术和病理**　右面神经减压解剖、腮腺及瘤体切除、游离皮片移植、筋膜组织瓣成

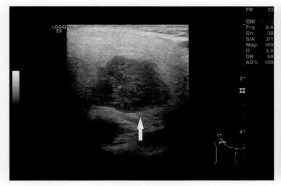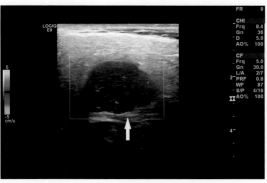

图2-68　腮腺黏液表皮样癌五　　　　　　　　　图2-69　腮腺黏液表皮样癌六

右腮腺内低回声团块（箭号示），边界尚清楚，　　　右侧腮腺内团块（箭号示）未见血流信号
形态欠规则，内部回声欠均匀

形术。术中见包块位于右侧腮腺深叶，大小约2.0cm×1.5cm，质地较硬，边界欠清，与周围腮腺腺体组织粘连。手术予以摘除右侧腮腺浅叶及深叶部分腺体组织一并送检。病理示（右腮腺包块）黏液表皮样癌。

五、超声征象

1.**低分化型黏液表皮样癌**　显示腺体内不规则形或椭圆形团块，内部呈实性低回声，分布不均匀，少数者伴有点状强回声，肿块后方回声衰减，边界不清楚，包膜不连续，质地偏硬。

2.**高分化型黏液表皮样癌**　显示肿块呈椭圆形，少数呈不规则形，大小在10～30mm，内部呈实性低回声，分布不均匀，局部回声增强，肿块后方回声不变，边界清楚，包膜较完整，质地偏硬。

3.**中分化型黏液表皮样癌**　声像图特点介于高分化型和低分化型之间。

肿块内可见点状血流信号或稍丰富呈线状，收缩期流速35～70cm/s，阻力指数在0.50～0.88。

六、超声图像鉴别诊断

1.**多形性腺瘤**　高分化黏液表皮样癌与多形性腺瘤都呈实性低回声肿块，部分呈分叶状，但多形性腺瘤大多数内部回声较均匀，边界清楚，黏液表皮样癌大多数内部回声不均匀，边界不清楚（图2-70、图2-71）。

2.**沃辛瘤**　黏液表皮样癌与沃辛瘤内部回声都不均匀，沃辛瘤呈网格状不均匀，但边界清楚，而黏液表皮样癌杂乱不均匀，边界不清楚，质地较沃辛瘤硬（图2-72、图2-73）。

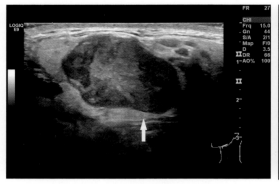

图2-70 左颌下腺多形性腺瘤一

左腮腺内低回声团块（箭号示），边界清楚，形态欠规则，略呈分叶状，内部回声欠均匀

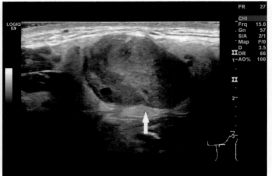

图2-71 左颌下腺多形性腺瘤二

左腮腺内低回声团块（箭号示），边界清楚，形态欠规则

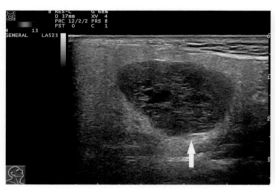

图2-72 右侧腮腺沃辛瘤一

右侧腮腺实性团块（箭号示），边界清楚，呈椭圆形，内部呈网格状回声

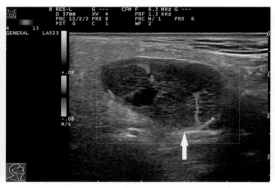

图2-73 右侧腮腺沃辛瘤二

右腮腺团块（箭号示）血流信号2级

3.腺样囊性癌 腺样囊性癌与黏液表样癌在声像图较难鉴别，需结合临床症状，腺样囊性癌因早期侵犯神经病，故出现疼痛较早（图2-74、图2-75）。

七、临床价值

外科手术是治疗黏液表皮样癌的主要方法。局部彻底切除是治愈的关键，否则易于复发。黏液表皮样癌大多数系缓慢生长的恶性肿瘤，预后良好，可带瘤生存多年，高分化型5年生存率为95%。无转移者5年生存率平均为84%。术前超声明确诊断肿块的性质、大小、范围有助于术前选择手术方式。

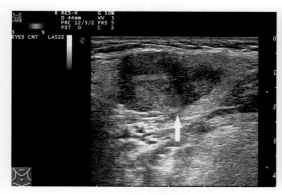

图2-74　腺样囊性癌一

右侧腮腺内团块（箭号示），边界欠清楚，形态不规则，内部回声欠均匀

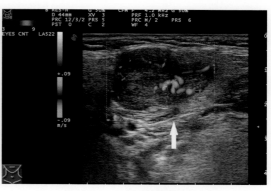

图2-75　腺样囊性癌二

右侧腮腺团块（箭号示）血流信号较丰富

第八节　涎腺腺样囊性癌

一、病因学

腺样囊性癌于1859年由Billroth首先描述，曾称圆柱瘤，根据肿瘤有复发、转移的生物学特性，命名为腺样囊性癌。WHO 1991年正式命名为腺样囊性癌。

二、病理解剖和病理生理

腺样囊性癌由导管内衬上皮细胞和肌上皮细胞组成，大多数学者认为其来自涎腺闰管或闰管储备细胞，病理显示肿瘤细胞为导管内衬上皮细胞和肌上皮细胞。根据此瘤细胞形成之组织结构，可将其分为以下三型：腺样（筛孔）型、管状型和实性（基底细胞样）型。腺样囊性癌在涎腺恶性肿瘤中较常见，可发生于任何年龄段，常发生在中老年者，男女发病率无明显差别。通常发生于舌下腺和颌下腺，其次是腮腺。

三、临床表现

多数肿瘤生长缓慢，病期较长，肿块疼痛是腺样囊性癌最突出的症状，疼痛可自发性也可触发性。除疼痛外常有患侧神经功能障碍，发生于腮腺者可出现面瘫，发生于颌下腺者早期无明显肿块，而仅表现为舌下神经麻痹的症状。

四、典型病例超声图像特征及诊断要点

【 病例一 】

1.病史与体征　男性，63岁，因"发现左耳垂后包块3年，间断疼痛1月余"就诊。3年前患者偶然发现左耳垂后无痛性包块，大小约1.5cm×2.0cm，生长缓慢，无消长史，未予以重视，未行特殊处理。1个多月前患者自觉包块间断疼痛，遂于我院就诊。患者颜面部大致对称，可于左耳垂后方扪及一大小约2.0cm×1.5cm的椭圆形包块，质地中等偏硬，无活动度差，轻度压痛。包块表面皮肤无红肿破溃，皮温及张力不高。

2.超声图像特征（图2-76、图2-77）

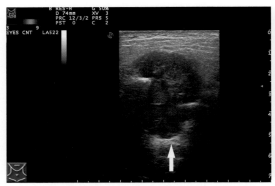

图2-76　腮腺腺样囊性癌一

左侧腮腺实性低回声团块（箭号示），边界欠清，形态不规则

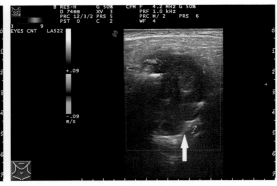

图2-77　腮腺腺样囊性癌二

左侧腮腺团块（箭号示）见少量血流信号

3.超声观察要点　团块内部回声、形态、边界、血流信号及与周围组织的关系。

4.超声诊断　左侧腮腺腺样囊性癌可能。

5.手术和病理　左侧腮腺包块切除、部分腮腺浅叶切除、左侧面神经探查术。术中见包块位于左侧腮腺浅叶，大小约1.0cm×1.5cm×2.0cm，质地较硬，包膜完整，面神经主干部分、下颌缘支、颊支未包绕包块。病理示（左腮腺包块）腺样囊性癌。

【 病例二 】

1.病史与体征　女性，53岁，因"发现右颌下包块2年多，疼痛半年"就诊。2年多前患者偶然发现右颌下一约黄豆大小的无痛性包块，生长缓慢，无消长史，未予以重视，未行特殊处理。半年前患者自觉包块已长至约鸡蛋大小，伴间断性疼痛，自觉"感冒"时疼痛加重，自服"消炎药"（具体用药不详）后稍缓解，现为求进一步诊治，遂于我院就

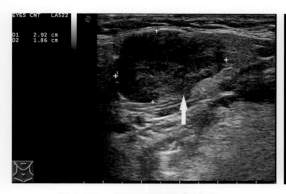

图2-78　颌下腺腺样囊性癌一

右侧颌下腺内团块（箭号示），边界欠清，形态
欠规则

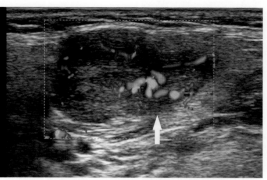

图2-79　颌下腺腺样囊性癌二

右颌下腺团块（箭号示）周围血流信号较丰富

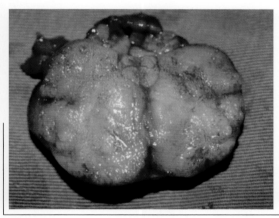

图2-80　颌下腺腺样囊性癌术后大体病理标本

诊。患者颜面部稍不对称，右颌下腺区较对侧微隆起，表面皮肤无红肿，皮温正常，可于
右颌下区扪及一大小约3.0cm×2.0cm的包块，质地中等，深部与周围组织粘连，活动度
较差，无明显压痛。

　　2.超声图像特征（图2-78、图2-79）

　　3.超声观察要点　团块内部回声、形态、边界、血流信号及与周围组织的关系，有无
淋巴结转移。

　　4.超声诊断　右侧颌下腺腺样囊性癌。

　　5.手术和病理　右侧颌下腺及包块切除、右侧面神经探查术。术中见包块位于右侧颌
下腺内，大小约3.0cm×2.0cm，质地中等，包膜完整，与周围腺体组织无明确分界、粘连
紧密。病理示（右颌下腺包块）腺样囊性癌（图2-80）。

五、超声征象

腺样囊性癌显示腺体内单发结节，呈不规则形、分叶形或椭圆形，大小在20～40mm，内部呈低回声，分布不均匀，有局灶性无回声区，边界欠清楚或不清楚，大多数包膜回声不明显，质地偏硬。早期可转移至同侧颈深上淋巴结。团块内及周边可见丰富的血流信号。收缩期流速10～69cm/s，阻力指数0.58～0.79。

六、超声图像鉴别诊断

1. **黏液表皮样癌**　参见"涎腺黏液表皮样癌"章节。
2. **基底细胞腺瘤**　参见"涎腺基底细胞腺瘤"章节。

七、临床价值

超声确定肿瘤部位、大小、有无淋巴结转移均有较大的临床价值。

第九节　涎腺腺泡细胞癌

一、病因学

腺泡细胞癌起源于闰管上皮细胞。肿瘤细胞与腺泡细胞相似，有些病变并存有闰管样细胞，能见到有闰管样细胞过渡到腺泡细胞的表现。根据肿瘤的细胞类型和排列方式大致分为四种亚型：① 实体型；② 微囊型；③ 乳头囊状型；④ 滤泡型。

二、病理解剖和病理生理

腺泡细胞癌为低度恶性肿瘤，占涎腺肿瘤的2%～4%，占涎腺恶性肿瘤的6%左右，90%以上发生于腮腺。肿瘤也可发生在颌下腺，可有疼痛和反复增大与缩小病史，一般生长缓慢，病程较长，但呈浸润性生长，不仅包膜内有瘤细胞浸润，还可向包膜外生长，故手术切除不彻底容易复发。

三、临床表现

肿瘤为缓慢增大、实性、活动的肿块，有些呈多结节状。1/3患者呈不明显的间歇性疼痛，病程多数小于1年，有的可达数十年。肿瘤常最早转移至颈部淋巴结。远处转移最常见于肺。

四、典型病例超声图像特征及诊断要点

【 病例一 】

1.病史与体征 女性，42岁，因"发现右耳下包块6个月"就诊。6个月前患者偶然发现右耳下一黄豆大小包块，无疼痛、麻木不适，自述无明显消长史，未予特殊处理。2天前患者自觉右耳下包块不适，遂于我院求诊。颜面部对称无畸形，右耳下方扪及一大小约1.0cm×0.5cm的类圆形包块，边界欠清，基底粘连，活动度较差，无明显压痛。右腮腺针吸提示涎腺上皮源性肿瘤。

2.超声图像特征（图2-81、图2-82）

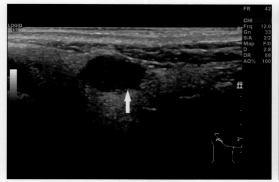 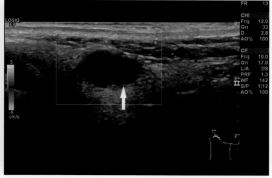

图2-81 腮腺腺泡细胞癌一 　　　　图2-82 腮腺腺泡细胞癌二

右侧腮腺内实性低回声结节（箭号示），边界　右侧腮腺结节（箭号示）周围可见少量血流信号
欠清，形态欠规则

3.超声观察要点 团块内部回声、形态、边界、血流信号及与周围组织的关系，有无淋巴结转移。

4.超声诊断 右侧腮腺低回声结节，边界欠清，考虑恶性肿瘤可能性大。

5.手术和病理 右侧面神经减压解剖、腮腺腺体及瘤体切除、游离皮瓣移植及筋膜组织瓣成形术。术中见包块位于右侧腮腺下极深面，大小约1.0cm×0.5cm，实性，质地中等，包膜完整，与周围腺体组织粘连，边界欠清。病理示（右腮腺包块）低度恶性涎腺性肿瘤，符合腺泡细胞癌（图2-83）。

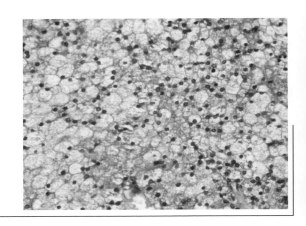

图2-83 腮腺腺泡细胞癌病理

【**病例二**】

1.**病史与体征** 女性，54岁，因"发现左耳后包块6个月"就诊。6个月前患者偶然发现左耳后一约蚕豆大小的无痛包块，可活动，生长缓慢，无消长史，患者未予重视，未治疗。1周多前患者为求进一步治疗，遂于我院求诊。颜面部稍不对称，左耳后腮腺区可扣及一大小约2.0cm×2.5cm的包块，质地中等，表面光滑，活动度尚可，边界较清，无明显压痛。

2.**超声图像特征**（图2-84、图2-85）

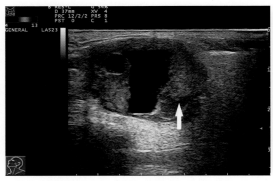

图2-84 腮腺腺泡细胞癌三

左腮腺囊实混合回声团块（箭号示），实性部分形态不规则，团块内见无回声区

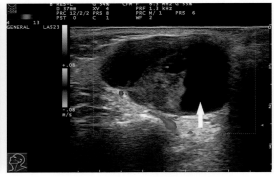

图2-85 腮腺腺泡细胞癌四

左腮腺团块（箭号示）见少量血流信号

3.**超声观察要点** 团块内部回声、实性部分的形态、边界、血流信号及与周围组织的关系，有无淋巴结转移。

4.**超声诊断** 左侧腮腺囊实混合团块，考虑腺泡细胞癌。

5.**手术和病理** 左侧面神经减压解剖、腮腺腺体及瘤体切除、游离皮瓣移植及筋膜组织瓣成形术。术中见包块位于左侧腮腺浅叶后下极，大小约2.0cm×2.5cm，质韧，边界欠清，包膜完整，表面较光滑，与周围腺体组织稍粘连。病理示（左腮腺包块）腺泡细胞癌。

五、超声征象

涎腺内单发低回声团块，少数为多发，团块呈不规则形或椭圆形，内部回声不均匀，可见液性区，实性部分形态不规则，部分病例实性部分内又可见液性区，团块边界清楚或欠清楚，大多数见包膜回声，局部中断，质地偏硬。当瘤细胞突破包膜向外浸润性生长时，边界不清楚，包膜不明显。可伴有同侧颈部淋巴结转移。团块内部可见少量血流信号，多数为高阻的动脉血流。

六、超声图像鉴别诊断

与多形性腺瘤鉴别，参见"涎腺多形性腺瘤"章节。

七、临床价值

腺泡细胞癌属于低度恶性肿瘤，对放射线不敏感，应手术切除，预后较好。术前超声提示诊断，有助于选择治疗方法。

第十节 涎腺良性淋巴上皮病

一、病因学

淋巴上皮病是一种自身免疫性疾病，包括Mikulicz′s（米库利奇病）和Sjogren′s（舍格林）综合征。常见于中年女性。

二、病理解剖和病理生理

主要病理改变为涎腺淋巴组织增生，腺体被淋巴细胞破坏，常为双侧或单侧涎腺肿大，以腮腺肿大最常见，也可伴颌下腺、舌下腺及小涎腺肿大。

三、临床表现

发病初期主要表现为涎腺及泪腺肿大伴轻度不适，偶有疼痛及口干，以后可出现眼干、少泪或无泪、类风湿关节炎等症状。

四、典型病例超声图像特征及诊断要点

【病例一】

1.病史与体征 男性，75岁，因"发现双耳垂下方包块1年多"就诊。1年多前患者无明显诱因发现双耳垂下方各有一蚕豆大小的无痛性包块，未行特殊处理。包块生长缓慢，为求进一步治疗就诊。双侧腮腺区稍膨隆，左侧为甚，皮肤表面无红肿，可扪及包块约4.0cm×3.0cm（左侧）、2.0cm×1.5cm（右侧），质地中等，活动，表面较光滑，边界欠清楚，无压痛，无面瘫症状，颈部未扪及明显肿大淋巴结。患者有明显口干症状。

2.超声图像特征（图2-86～图2-89）

3.超声观察要点 团块内部回声、形态、边界、血流信号及与周围组织的关系。

4.超声诊断 双侧腮腺实性低回声团块，考虑良性淋巴上皮病，淋巴瘤待排。

5.手术和病理 包块位于双侧腮腺下极，面神经分支外后方，左侧大小约4.5cm×3.2cm，右侧大小约2.3cm×1.5cm，质地中等，边界欠清楚。病理示双侧腮腺良性淋巴上皮病。

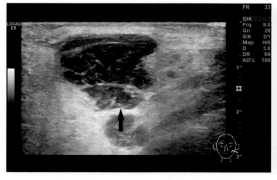

图2-86　左侧腮腺淋巴上皮病（肿块型）一

左侧腮腺实性低回声团块（箭号示），边界清楚，形态不规则，内部回声不均匀，左侧其余部分腮腺组织回声欠均匀

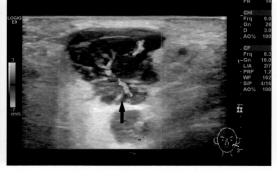

图2-87　左侧腮腺淋巴上皮病（肿块型）二

左侧腮腺团块（箭号示）内中等血流信号

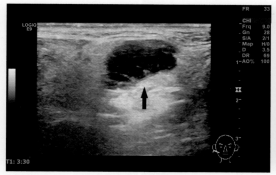

图2-88　（同一病例）右侧腮腺淋巴上皮病

右侧腮腺实性低回声团块（箭号示），形态不规则，内部血流呈树枝状分布，右侧其余部分腮腺组织回声欠均匀

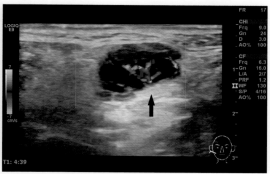

图2-89　右侧腮腺淋巴上皮病

右侧腮腺团块（箭号示）内中等量血流信号

【病例二】

1.**病史与体征**　女性，25岁，因"发现左颌下包块1年伴局部轻度疼痛不适2个月"就诊。1年前患者无明显诱因发现左颌下腺区一蚕豆大小无痛性包块，未行特殊处理。近2个月包块生长缓慢，且感局部轻度疼痛不适，为求进一步治疗就诊。左颌下区稍显膨隆，皮肤表面无红肿，可扪及大小约3.0cm×2.0cm的实性包块，质中，活动度差，边界清楚，无压痛，无面瘫症状，颈部未扪及明显肿大淋巴结。

2.**超声图像特征**（图2-90、图2-91）

3.**超声观察要点**　颌下腺回声，血流信号。

4.**超声诊断**　左侧颌下腺实质回声不均匀，结合病史考虑良性淋巴上皮病。

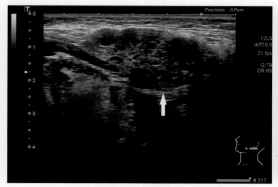

图2-90　颌下腺淋巴上皮病（弥漫型）一

左侧颌下腺（箭号示）弥漫性回声不均匀

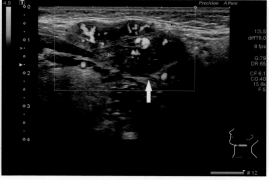

图2-91　颌下腺淋巴上皮病（弥漫型）二

左颌下腺（箭号示）血流信号较丰富

5.手术和病理 左侧颌下腺大小约3.2cm×2.5cm，与周围组织轻度粘连。病理示左侧颌下腺良性淋巴上皮病（图2-92）。

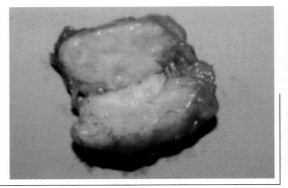

图2-92 颌下腺淋巴上皮病术后大体病理标本

五、超声征象

良性淋巴上皮病超声图像表现多样化，可表现为弥漫型、多发结节型、肿块型和硬化萎缩型，不同声像图代表疾病不同的病程及病理改变。① 弥漫型：声像图显示无明显包块，可见涎腺整体增大，回声不均匀，血流增多。② 多发结节型：声像图见腺体内多发椭圆形或不规则形低回声结节。③ 肿块型：声像图表现为单发的实性肿块或囊实混合性肿块，肿块形态常不规则，边界欠清。④ 硬化萎缩型：声像图可见整个腺体体积缩小，内部回声增强，回声不均匀，并可见条索状强回声。

六、超声图像鉴别诊断

1.弥漫型与慢性硬化性涎腺炎鉴别 参见"涎石病"章节。
2.多发结节型与淋巴瘤鉴别 参见"涎腺淋巴瘤"章节。

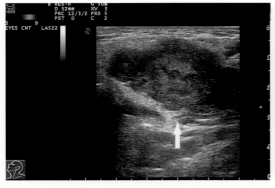

图2-93 颌下腺腺泡细胞癌一
左颌下腺实性团块（箭号示），形态不规则，边界欠清，周边见正常颌下腺组织

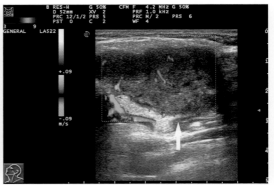

图2-94 颌下腺腺泡细胞癌二
左侧颌下腺团块（箭号示）中等量血流信号

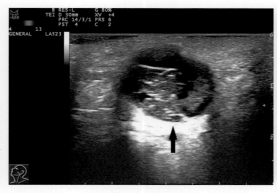

图2-95 左侧腮腺淋巴上皮病（肿块型）—

左侧腮腺团块（箭号示）呈囊实混合性，边界欠清

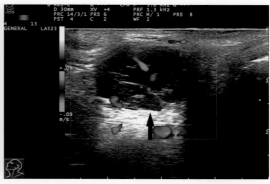

图2-96 左侧腮腺淋巴上皮病（肿块型）二

左侧腮腺内团块（箭号示）中等量血流信号

3. 肿块型与恶性肿瘤鉴别 恶性肿瘤质地较硬，肿块为单侧发生，超声表现团块边界不清，形态欠规则，肿块周边可见回声正常的涎腺组织。良性淋巴上皮病非肿块的涎腺部分回声正常或不均匀，肿块可双侧发生，肿块呈实性或囊实混合性，边界不清或欠清，形态不规则，血流丰富；且常伴其他涎腺及泪腺的回声不均，并可在其他涎腺及泪腺中探及肿块（图2-93～图2-96）。

七、临床价值

超声可早期发现涎腺及泪腺肿块，结合口干、眼干等症状可以及时诊断，并且可监测治疗效果。

第十一节 涎腺血管瘤

一、病因学

涎腺血管瘤起源于残余胚胎成血管细胞，是一种先天性良性肿瘤或血管畸形，按组织病理学及临床表现分为毛细血管瘤、海绵状血管瘤和蔓状血管瘤三种类型。

二、病理解剖和病理生理

瘤体常发生于耳前腮腺，界限欠清，有压缩感。女性多于男性。

三、临床表现

腮腺血管瘤常发生于耳前腮腺，临床表现为耳前隆起性包块，界限不清，质地柔软，可被压缩。

四、典型病例超声图像特征及诊断要点

【病例一】

1.病史与体征　男性，30岁，因"发现左侧腮腺区包块半年"就诊。半年前患者无明显诱因发现左耳前有一蚕豆大小的无痛性包块，未行特殊处理。包块生长缓慢，为求进一步治疗就诊。包块表面较光滑，质地中等，边界较清，活动度可，无压痛。

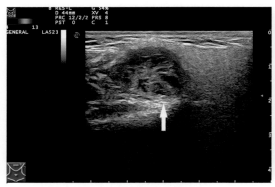 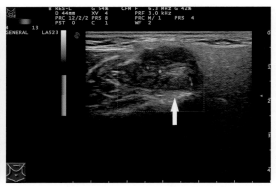

图 2-97　左腮腺血管瘤一　　　　　　　图 2-98　左腮腺血管瘤二

左侧耳前腮腺内实性低回声团块（箭号示），　　左腮腺团块（箭号示）血流信号1级
内部略呈网状

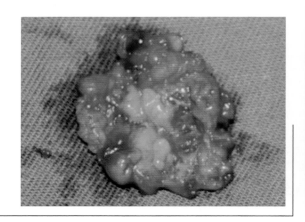

图 2-99　腮腺血管瘤术后大体病理标本

2.**超声图像特征**（图2-97、图2-98）

3.**超声观察要点**　团块内部回声、形态、边界、血流信号及与周围组织的关系。

4.**超声诊断**　左腮腺内实性低回声团块，血管瘤可能。

5.**手术和病理**　左侧面神经减压解剖、腮腺腺体及瘤体切除、游离皮瓣移植及筋膜组织瓣成形术。术中见包块位于左侧腮腺，大小约2.2cm×1.5cm，质韧，边界欠清，表面较光滑，与周围腺体组织稍粘连。病理示（左腮腺包块）血管瘤（图2-99）。

【**病例二**】

1.**病史与体征**　女性，54岁，因"发现右颌下区包块1年多"就诊。1年前患者无明显诱因发现右颌下腺区一蚕豆大小的无痛性包块，未行特殊处理。包块生长缓慢，为求进一步治疗就诊。包块表面较光滑，质地中等，边界较清，活动度可，无压痛。

2.**超声图像特征**（图2-100、图2-101）

3.**超声观察要点**　团块内部回声、形态、边界、血流信号及与周围组织的关系。

4.**超声诊断**　右侧颌下腺良性肿瘤，血管瘤可能。

5.**手术和病理**　右颌下针吸，病理显示为血液成分，不能除外血管源性病变。患者认为是良性肿块而放弃手术。

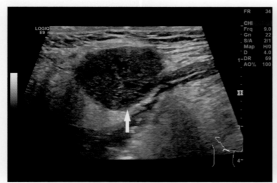

图2-100　右颌下腺血管瘤一	图2-101　右颌下腺血管瘤二
右侧颌下腺内低回声实性团块（箭号示），边界清楚，形态较规则	右颌下腺团块（箭号示）周边少量血流信号

五、超声征象

涎腺血管瘤大多数为单发肿块，呈不规则形或椭圆形，内部呈混合性回声或低回声，分布不均匀，内有大量管腔样或条束状低回声和管网状结构，伴静脉石者，有斑点状强回声伴声影，肿块后回声稍增强或不变，境界欠清楚或清楚，无明确包膜。

六、超声图像鉴别诊断

与沃辛瘤鉴别，涎腺内实性肿块，内部回声常呈网格状而需与血管瘤鉴别，但网格状回声处常无血流信号。低头试验为阴性（图2-102、图2-103）。

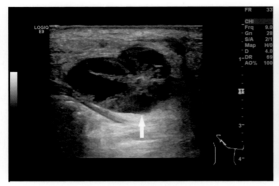 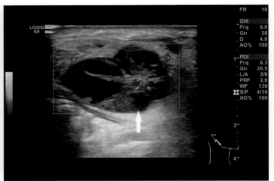

图2-102　右侧腮腺沃辛瘤一　　　　　　图2-103　右侧腮腺沃辛瘤二

右侧腮腺内囊性团块（箭号示），边界清楚，　　右腮腺内团块（箭号示）中等量血流信号
形态较规则

七、临床价值

血管瘤可采用硬化剂治疗及手术治疗，术前明确诊断可供临床选择治疗方式。

第十二节　涎腺淋巴瘤

一、病因学

淋巴瘤是原发于淋巴结和有淋巴组织器官的一种恶性肿瘤，分为霍奇金淋巴瘤和非霍奇金淋巴瘤两大类。

二、病理解剖和病理生理

涎腺淋巴瘤分为原发性及继发性两类。原发性涎腺淋巴瘤根据其发生部位分为涎腺实质的结外淋巴瘤及涎腺淋巴结的淋巴瘤。约95%的淋巴瘤源自涎腺内或涎腺旁淋巴结，来自腺实质本身者仅占5%。当涎腺内淋巴结的结构完全被淋巴瘤破坏，并扩散到腺实质时二者不易区分。继发性涎腺淋巴瘤最常见的是由舍格伦综合征恶变而来，也可由原发性腺外淋巴瘤扩散至涎腺所致，对于晚期病例，二者很难区分。

三、临床表现

涎腺霍奇金淋巴瘤发病高峰为20～39岁，以男性多见，60%发生于颌下腺，40%发生于腮腺；非霍奇金淋巴瘤发病高峰为60～69岁，以女性多见，60%发生于腮腺，35%发生于颌下腺，1%发生于舌下腺，4%发生于小涎腺，小涎腺中主要是腭部。腮腺的恶性淋巴瘤70%发生于淋巴结，常扩散侵及邻近腺实质。颌下腺的淋巴瘤75%发生于淋巴结，并局限于淋巴结而不侵犯腺实质。继发于舍格林综合征的淋巴瘤主要侵犯腺实质。

涎腺淋巴瘤多表现为无痛性肿块，增长速度较快，病期较短，多在半年之内。肿块可为单个或多个，质地中等，界限尚清楚，但活动度较差，皮肤色泽正常。原发于腺体实质者呈弥漫性浸润，颇似腮腺炎。极少数病例可出现面瘫，有的病例伴全身发热、肝脾大。

四、典型病例超声图像特征及诊断要点

【病例一】
....

1.病史与体征　女性，76岁，因"发现右耳前包块1个月"就诊。1个月前患者偶然发现右耳前有一约豌豆大小的无痛性包块，自觉缓慢生长，未予特殊处理，现求进一步诊治，于我院就诊。颜面部稍不对称，右侧腮腺区可扪及大小约4.0cm×4.0cm、质地中等的包块，边界欠清，活动度尚可，无压痛。

2.超声图像特征（图2-104、图2-105）

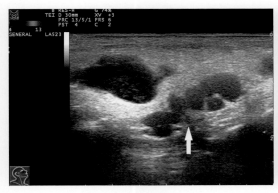
图2-104　右腮腺淋巴瘤一

右侧腮腺内多个低回声团块（箭号示），边界清楚，形态不规则

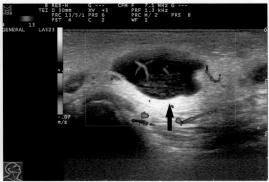
图2-105　右腮腺淋巴瘤二

右侧腮腺团块（箭号示）中等量血流信号

3. 超声观察要点 团块内部回声、形态、边界、血流信号及与周围组织的关系，有无淋巴结转移。

4. 超声诊断 右侧腮腺多发实性低回声团块，考虑淋巴瘤。

5. 手术和病理 右面神经减压解剖、腮腺腺体及瘤体切除、游离皮片植入、任意皮瓣成形术。术中见全腮腺弥漫性变性，腺泡正常结构消失，腺体内见大量淋巴结反应性增生，钝性分离导管，见导管附近有黄白色脓液溢出，完整切除右侧腮腺浅叶及部分深叶组织送检。病理示（右腮腺包块）结外边缘区黏膜相关淋巴瘤（MALT Toma）（图2-106）。

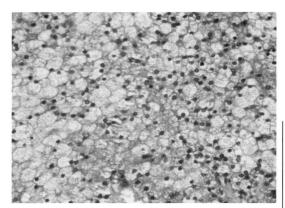

图2-106 腮腺淋巴瘤病理

【**病例二**】

1. 病史与体征 男，59岁，因"左颌下区包块反复消长1年多，生长加快2个月多"就诊。1年多前患者无明显诱因发现左颌下区有一约鸡蛋大小的无痛性包块，无红肿破溃，生长缓慢，自诉长期于当地诊所就诊行口服药治疗（具体诊疗不详），用药后包块变小但停药后又再长大，如此反复消长，未行进一步处理。2个多月前患者自觉包块生长速度明显加快，于当地医院就诊，建议入院治疗。当地医院左颌下CT提示左侧下颌角下软组织密度肿块，与下颌下腺分界不清，考虑起源于下颌下腺肿瘤（多形性腺瘤）可能性大。因患者个人原因未行其他治疗即出院。20天前包块已增长至鸭蛋大小，患者为求进一步诊治于我院就诊。颜面部显著不对称，右颌下较对侧明显隆起，表面皮肤无红肿，皮温及张力不高，可于左颌下扪及一大小约5.5cm×3.0cm的类椭圆形包块，质韧，与皮肤无粘连，边界欠清，无压痛，活动度较差。

2. 超声图像特征（图2-107、图2-108）

3. 超声观察要点 团块内部回声、形态、边界、血流信号及与颌下腺的关系，颈部有无异常肿大淋巴结。

4. 超声诊断 左侧颌下区低回声团块（与颌下腺分界不清）考虑淋巴瘤。

5. 手术和病理 经颈外径路左咽旁肿瘤及颌下腺切除、筋膜组织瓣成形术。术中见包块与左颌下腺腺体粘连明显，分界不清，大小约4.0cm×3.0cm，质地较硬，表面光滑，包膜完整，边界较清，与周围腺体组织无明显粘连。病理示（左颌下区肿块）弥漫性大B细胞淋巴瘤。

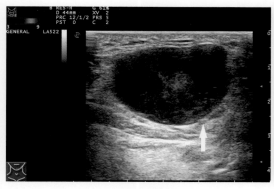
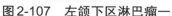

图2-107　左颌下区淋巴瘤一

左侧颌下区实性低回声团块（箭号示），边界
清楚，形态规则，内部回声欠均匀

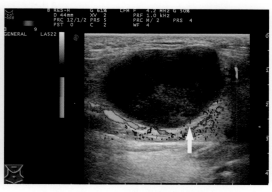

图2-108　左颌下区淋巴瘤二

左颌下区团块（箭号示），周围见少量血流信号

五、超声征象

涎腺内显示多个或单个团块，大小不一，呈圆形或近圆形，内部呈低回声，部分接近
无回声，边界清楚，部分结节可见肿大淋巴结回声，皮质明显增厚，髓质变薄或消失。团
块内血流信号丰富。

六、超声图像鉴别诊断

1.淋巴上皮病（多发结节型）　继发性涎腺淋巴瘤最常见的是由舍格伦综合征恶变而
来，也可由原发性腺外淋巴瘤扩散至涎腺所致，对于晚期病例，二者很难区分（图2-109～
图2-112）。

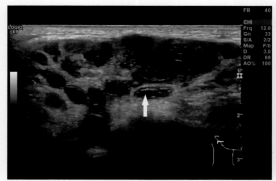

图2-109　右侧腮腺淋巴瘤一

右侧腮腺内多个低回声结节（箭号示）

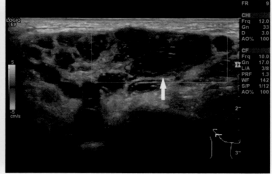

图2-110　右侧腮腺淋巴瘤二

右侧腮腺内（箭号示）少量血流信号

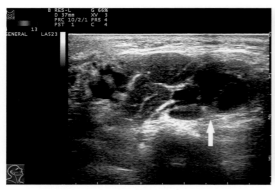

图 2-111　右侧腮腺淋巴上皮病一

右腮腺内囊实性混合回声团块（箭号示），边界不清

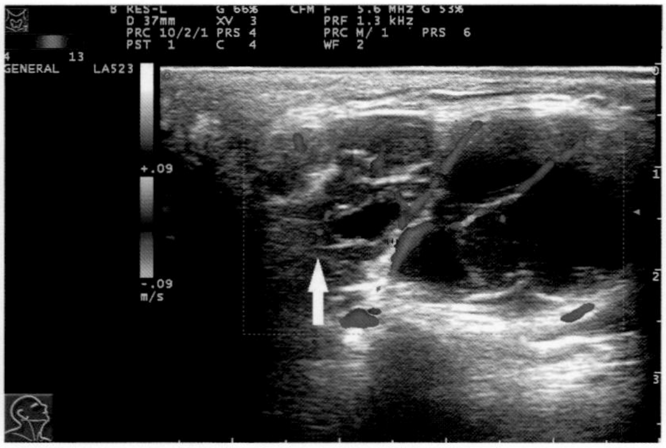

图 2-112　右侧腮腺淋巴上皮病二

右腮腺内团块（箭号示）中等量血流信号

2.沃辛瘤（多发肿块型）　沃辛瘤回声较淋巴瘤回声稍高，内部可呈网格状（图 2-113、图 2-114）。

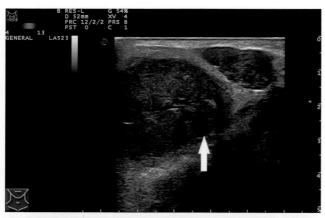

图 2-113　左侧腮腺沃辛瘤一

左腮腺内多发实性团块（箭号示），回声较均匀

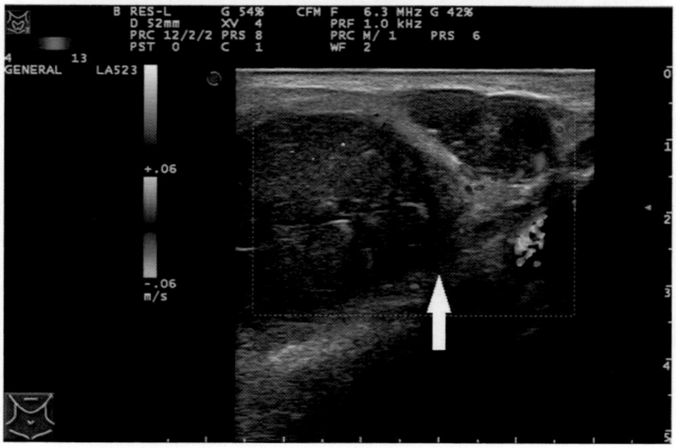

图 2-114　左侧腮腺沃辛瘤二

左腮腺内团块（箭号示）周围血流信号 2 级

七、临床价值

涎腺淋巴瘤的预后相对较好，超声早期发现并诊断，可以帮助患者早日得到有效治疗。

（陈　琴）

参考文献

[1] Winter J, Pantelis A, Kraus D, et al. Humanα-defensin (DEFA) gene expression helps to characterise benign and malignant salivary gland tumours. BMC Cance, 2012, 12: 465.

[2] Tian Z, Li L, Wang L, et al. Salivary gland neoplasms in oral and maxillofacial regions: a 23-year retrospective study of 6982 cases in an eastern Chinese population. Int. J. Oral Maxillofac. Surg, 2010, 39: 235-242.

[3] Dana Dumitriu, Sorin M Dudea, et al. Ultrasonographic and Sonoelastographic features of pleomorphic adenomas of the salivary glands. Medical Ultrasonography, 2010, 12 (3) : 175-183.

[4] Greis C. Ultrasound contrast agents as markers of vascularity and microcirculation. Clin Hemorheol Microcirc, 2009, 43 (1) : 1-9.

[5] Izzo L, Caputo M, et al. Space occupying of parotid gland-comparative diagnostic imaging and pathological analysisof echo color/power Doppler and of magnetic resonance imaging. ActaOtorhinolaryngolItal, 2006, 26: 141-153.

[6] 苟加梅, 陈琴. 涎腺沃辛瘤超声特征与病理对照分析, 华西口腔医学杂志, 2013, 31 (3) : 42-45.

[7] 苟加梅, 陈琴. 超声造影对涎腺肿块定性诊断的初步研究, 中华超声影像学杂志, 2013, 22 (2) : 141-144.

[8] 岳林先, 陈琴, 邓立强. 实用浅表器官和软组织超声诊断学. 北京: 人民卫生出版社, 2011.

[9] 徐秋华, 周辉红, 张蔚蒨. 颌面颈部超声动态图鉴. 上海: 上海交通大学出版社, 2011.

[10] 邱蔚六. 口腔颌面-头颈肿瘤学. 北京: 人民卫生出版社, 2011.

[11] 邱金鸾, 陈琴, 戴俊臣. 涎腺良性淋巴上皮病超声诊断与病理对照分析, 中华消化病与影像杂志, 电子版, 2016, 6 (3) : 111-113.

[12] 戴俊臣, 陈琴, 吴昊. 涎腺多形性腺瘤常规超声及超声造影检查特征分析, 中国超声医学杂志, 2015, 31 (9) : 769-771.

[13] 徐秋华, 燕山, 周辉红, 等. 腮腺良性和恶性多形性腺瘤的超声研究. 现代中西医结合杂志, 2009 (2) , 18 (27) : 3269-3271.

[14] 袁荣涛, 张志愿, 等. 唾液腺多形性腺瘤恶变108例临床病理分析. 中国口腔颌面外科杂志, 2006, 4 (1) : 30-33.

[15] 陆林国, 徐秋华, 等. 腮腺淋巴瘤超声诊断与病理、临床对照分析. 中国超声医学杂志, 2005, 21: 815-817.

第三章　甲状腺

03 Chapter

第一节　急性化脓性甲状腺炎

一、病因学

急性化脓性甲状腺炎是由金黄色葡萄球菌等引起的甲状腺化脓性炎症，较为罕见。营养不良的婴儿、糖尿病患者、身体虚弱的老人或免疫缺陷患者易发。大部分继发邻近软组织化脓性感染的直接扩散，少部分继发于败血症或颈部开放性创伤，梨状隐窝瘘是引起儿童急性甲状腺炎的主要原因。

二、病理解剖和病理生理

急性化脓性甲状腺炎的病理特点表现为甲状腺组织急性炎症特征性改变，病灶较为局限，炎症部位以外的甲状腺组织的结构和功能往往正常。根据疾病的发展过程，可以分为炎症进展期和炎症恢复期。

1.炎症进展期　甲状腺局部大量白细胞和少量淋巴细胞浸润，进而局部细胞变性、组织坏死，最后形成脓肿，周围组织水肿。

2.炎症恢复期　甲状腺脓肿被吸收，病灶缩小，局部出现纤维组织增生。

三、临床表现

急性化脓性甲状腺炎一般急性起病，具有化脓性感染的共同特征。

1.局部症状　① 颈部局部红肿热痛，呈弥漫型或局限型肿大，常为单侧，伴耳、下颌或头枕部放射痛；② 脓肿形成时，甲状腺局部可扪及波动感或质硬肿块；③ 颈部淋巴结肿大；④ 炎性肿块增大较明显时，可有神经、气管或食管受压迫症状，比如声嘶、呼吸不畅或吞咽困难等。

2.全身症状　全身中毒症状明显，如全身不适、发热畏寒、出汗乏力和心动过速等。

3.**实验室检查**　白细胞及中性粒细胞增高,甲状腺功能基本正常,少数患者可发生甲状腺毒症。

四、典型病例超声图像特征与诊断要点

【病例一】

1.**病史与体征**　患者男性,17岁,主诉颈部持续性疼痛伴低热1个月,吞咽、说话时疼痛加重,疼痛加重1周。体格检查:局部皮肤红肿、皮温升高,可触及6cm大小的质中肿块,并有波动感。

2.**其他检查**　颈部CT示左侧颈部囊实性肿块,实验室检查白细胞升高,中性粒细胞比例增大。

3.**超声图像特征**(图3-1~图3-3)

4.**超声观察要点**　① 甲状腺脓肿的部位以及结构、内部回声、血流信号的变化;② 注意观察周围组织受累情况;③ 探查有无窦道形成。

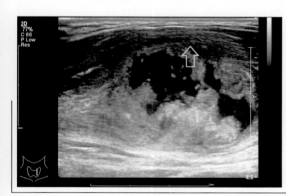

图3-1　急性化脓性甲状腺炎脓肿形成期一

左侧甲状腺形态失常,向前方颈部肌肉(箭号示)突出,内见混合性回声,形状不规则,边界欠清,内部可见不规则无回声区

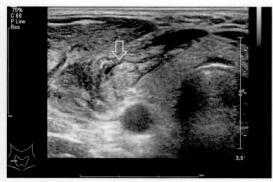

图3-2　急性化脓性甲状腺炎脓肿形成期二

颈部皮下软组织增厚(箭号示),组织间隙增宽,结构模糊

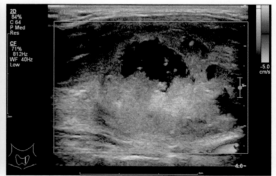

图3-3　急性化脓性甲状腺炎脓肿形成期三

左侧甲状腺病灶周边见少量点状血流信号

5. 超声诊断 左侧甲状腺内混合性回声（考虑急性甲状腺炎伴脓肿形成）。

6. 手术和病理 甲状腺脓肿切开引流术，脓液细菌培养示金黄色葡萄球菌。

【病例二】

1. 病史与体征 患者女性，21岁，主诉右侧颈部肿痛伴低热4天，并向头部、耳部和右肩部放射。体格检查：右侧局部皮肤红肿伴皮温升高，局部可触及5cm左右的质中包块。入院后予青霉素钠＋甲硝唑静滴抗炎1周，症状缓解。

2. 其他检查 血常规示白细胞升高、中性粒细胞升高，血沉（ESR）加快，甲状腺功能正常。

3. 超声图像特征（图3-4～图3-7）

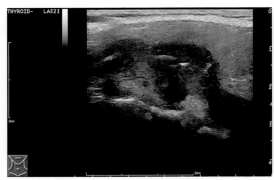

图3-4 急性化脓性甲状腺炎（脓肿形成期）一

右侧甲状腺中上部低回声区，与后方组织分界不清，形态不规则，边缘模糊，内部回声不均匀，可见气体强回声，后伴"彗星尾"征

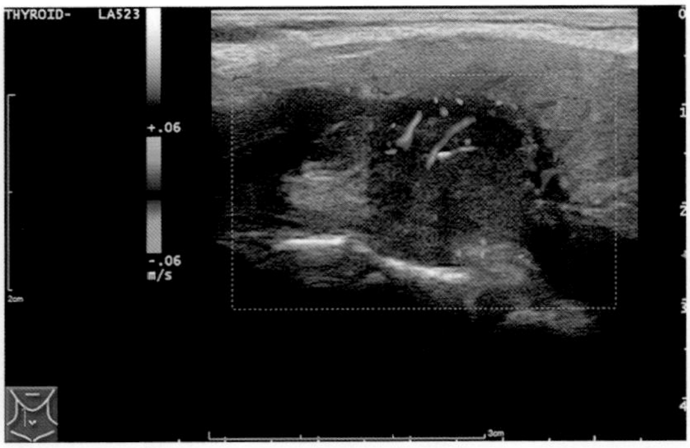

图3-5 急性化脓性甲状腺炎（脓肿形成期）二

右侧甲状腺病变区血流信号明显增多，以周边血流信号为主，呈条索状和点状

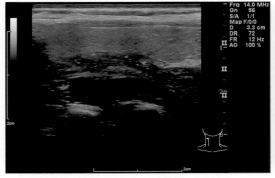

图3-6 急性化脓性甲状腺炎（恢复期）一

右侧甲状腺局部低回声，形态不规则，边界模糊，内部回声不均匀

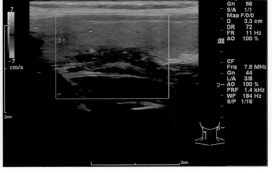

图3-7 急性化脓性甲状腺炎（恢复期）二

甲状腺病变区域仅见少许点状血流信号

4. 超声观察要点　① 甲状腺病灶的形态、边缘、血流信号及分布；② 部分患者可探及梨状隐窝瘘管；③ 治疗前后，动态观察病灶特征的变化。

5. 超声诊断　① 治疗前：右侧甲状局部病灶（急性化脓性甲状腺炎可能）。② 治疗后：右侧甲状腺局部回声改变（考虑急性化脓性甲状腺炎脓肿吸收后改变）。

五、超声征象

急性化脓性甲状腺炎发展的不同阶段，超声检查显示不同的图像特征。

1. 炎症进展期　① 甲状腺往往单侧肿大，少数双侧对称性肿大；② 局部回声改变，开始局部回声稍增高，脓肿形成时甲状腺局部出现低回声、无回声或混合性回声，形态不规则，边界模糊，其内可见气体强回声或漂浮样点状回声；③ 彩色多普勒显示早期病变区域血供增多，脓肿形成后液性区域无血流信号；④ 脓肿一般靠近甲状腺后缘，甲状腺后缘显示不清，可见病灶向颈深部延伸（为梨状隐窝瘘管）；⑤ 常常伴有颈部淋巴结反应性肿大。

2. 炎症恢复期　① 甲状腺体积回缩；② 病灶部位回声增粗、分布不均，体积缩小，仅见残留不规则斑片状低回声区，最后病灶可完全消失；③ 彩色多普勒显示病变区域仅见点状血流信号或完全正常血流信号。

六、超声图像鉴别诊断

与亚急性甲状腺炎鉴别：① 亚甲炎一般不形成脓肿，病灶表现为片状低回声，呈单发性或多发性；② 病灶部位一般位于甲状腺内部，也可靠近甲状腺边缘，具有游走性特点；③ 彩色多普勒显示病灶内部血流较正常甲状腺组织少或呈点状血流信号；④ 甲状腺周围软组织一般无明显改变（图3-8、图3-9）。

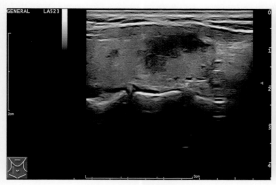

图3-8　亚急性甲状腺炎

右侧甲状腺内不规则片状低回声区，边缘不光整，边界欠清晰

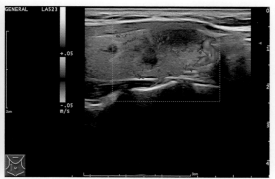

图3-9　亚急性甲状腺炎彩色多普勒血流

右侧甲状腺病灶内见点状血流信号

七、临床价值

根据超声特征，并结合临床表现，可对急性化脓性甲状腺做出准确诊断，并可动态监测脓肿变化，适时进行超声引导下穿刺、引流。对于有梨状隐窝瘘形成的患者，超声能够辨认与甲状腺相连的瘘管，指导炎症消退后积极手术治疗，避免疾病复发。绝大多数患者经合理有效的抗生素治疗预后良好，不留后遗症。

第二节　亚急性甲状腺炎

一、病因学

亚急性甲状腺炎又称非感染性甲状腺炎、移行性甲状腺炎和病毒性甲状腺炎等，是一种自限性甲状腺炎。本病近年来逐渐增多，多见于20～60岁的女性，男女发病比例为（1：2）～（1：6）。初步研究显示亚急性甲状腺炎可能与病毒感染有关，但具体病因未知，可能与季节、遗传和免疫相关。

二、病理解剖和病理生理

亚急性甲状腺炎的发展过程分为早期、进展期和恢复期三个阶段，往往交错存在。

1.早期　滤泡上皮的变性和退化，以及胶质的流失；继而甲状腺滤泡大量破坏，淋巴细胞、巨噬细胞、浆细胞浸润，胶样物溢出引起间质内多核巨细胞反应，形成肉芽肿性炎症。

2.进展期　残留的滤泡萎缩、消失，滤泡的基底膜发生破裂，异物巨细胞围绕滤泡破裂残留的类胶质，形成肉芽肿，大小不一；不同区域病变处于不同发展阶段，常见新旧病变交错存在。滤泡内甲状腺激素一时性大量释放入血，血清FT_4增高并且血清TSH降低，C反应蛋白和（或）血沉增快。

3.恢复期　炎性细胞减少，仅见少量淋巴细胞和浆细胞浸润，巨细胞和单核细胞消失，纤维组织增生；病变周边有新生的甲状腺小滤泡。

三、临床表现

亚急性甲状腺炎常于上呼吸道感染1～3周后发病，病程长短不一，可自数周至半年以上，一般为2～3个月。根据临床表现可分为早期、中期和恢复期三个时期。

1.早期　起病多急骤，发热，伴以怕冷、寒战、疲乏无力和食欲缺乏等。最为特征性的表现为甲状腺部位的疼痛和压痛，常向颌下、耳后或颈部等处放射。

2.中期 当甲状腺腺泡内甲状腺激素由于感染破坏而发生耗竭，甲状腺实质细胞尚未修复前，血清甲状腺激素浓度可降至正常水平；有时甚至呈甲状腺功能减退水平，此时可转变为甲减表现。

3.恢复期 症状逐渐好转，甲状腺功能恢复正常甲状腺肿大渐消失，变成永久性甲状腺功能减退症患者极少数。少数病例可遗留小结节，缓慢吸收。

四、典型病例超声图像特征与诊断要点

【病例一】

1.病史与体征 患者女性，42岁，主诉右侧颈部疼痛2天。2周前出现上呼吸道感染。体温正常，无心慌、怕热、多汗、乏力和消瘦等。体格检查：右侧颈部触痛明显。门诊给予抗病毒治疗2个月，症状有所缓解。

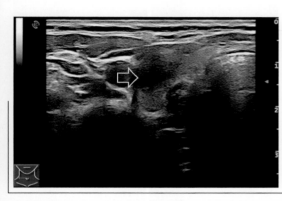

2.其他检查 血常规白细胞升高（12×10^9/L），血沉升高（24mm/h）。甲状腺功能FT_3、FT_4轻度升高，TSH减低。

3.超声图像特征（图3-10～图3-16）

图3-10 亚急性甲状腺炎一

右侧甲状腺中部腹侧见一低回声区（箭号示），边界不清，内部回声较均匀

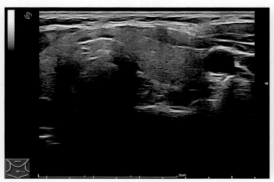

图3-11 亚急性甲状腺炎二

左侧甲状腺未见明显异常回声

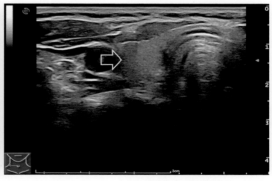

图3-12 亚急性甲状腺炎三

2个月后复查，右侧甲状腺回声正常，低回声区（箭号示）几乎消失

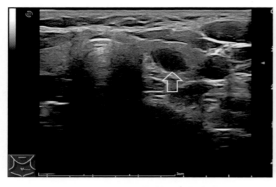

图3-13　左侧亚急性甲状腺炎一

　　2个月后复查，左侧甲状腺腹侧可见一低回声区（箭号示），边界尚清，内部回声均匀

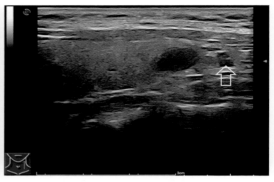

图3-14　左侧亚急性甲状腺炎二

　　2个月后复查，除左侧甲状腺病灶外，颈部Ⅵ区淋巴结肿大（箭号示）

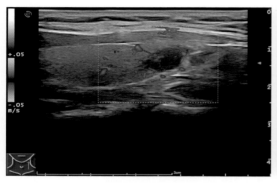

图3-15　亚急性甲状腺炎四

　　彩色多普勒显示左侧甲状腺病灶周边点状、分支状血流信号

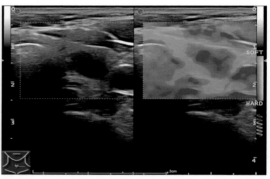

图3-16　亚急性甲状腺炎五

　　应变弹性显示左侧低回声病灶硬度增高

　　4. 超声观察要点　① 病灶本身的形态学特征；② 病灶的血流特征；③ 病灶的游走性；④ 有无Ⅵ区及颈侧区淋巴结肿大。

　　5. 超声诊断　① 治疗前：右侧甲状腺结节（考虑亚急性甲状腺炎可能）。② 治疗后：左侧甲状腺结节（考虑亚急性甲状腺炎）。

【病例二】

　　1. 病史与体征　患者女性，45岁，主诉颈部疼痛5天。3周前出现上呼吸道感染。右侧颈部触痛。

　　2. 其他检查　白细胞升高（$16×10^9/L$），血沉升高（24mm/h）。TSH减低，FT_3、FT_4升高。

　　3. 超声图像特征（图3-17～图3-20）

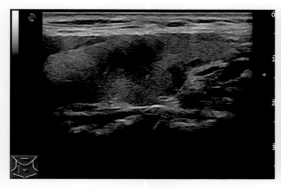

图3-17　亚急性甲状腺炎急性期一

右侧甲状腺中部片状低回声，形态不规则，边缘模糊，内部回声不均匀

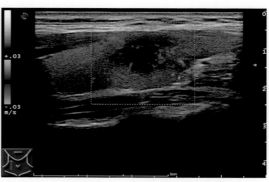

图3-18　亚急性甲状腺炎急性期二

彩色多普勒显示右侧甲状腺病灶血流信号较丰富，主要呈点状分布在病灶周边

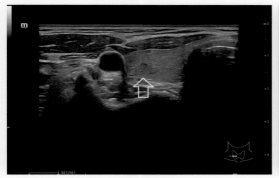

图3-19　亚急性甲状腺炎六

9个月后复查，横切面右侧甲状腺局部病灶（箭号示）不明显

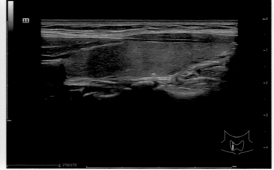

图3-20　亚急性甲状腺炎七

9个月后复查：纵切面右侧甲状腺局部病灶不明显

4.超声观察要点　① 病灶本身的形态学特征；② 病灶的血流特征；③ 恢复后的甲状腺局部表现。

5.超声诊断　① 初次检查：右侧甲状腺结节（考虑亚急性甲状腺炎可能）。② 复查：右侧甲状腺局部回声改变（考虑亚急性甲状腺炎恢复后残存灶）。

五、超声征象

1.发病早期　① 可出现单发或多发、散在的异常回声区，部分可相互融合。② 部分病例的甲状腺会出现疑似囊肿的低回声或无回声区。③ 病灶边界模糊，但病灶和颈前肌尚无明显粘连。④ 彩色多普勒显像：可探及病灶周边丰富血流信号，而病灶区域内常呈低血供或无血供。

2. 进展期 ① 部分低回声区可互相融合成片状，范围扩大。② 病情严重时常可累及颈前肌。③ 患者常见Ⅵ区及颈侧区淋巴结肿大，呈反应性增生表现。④ 彩色多普勒显像：同发病早期。

3. 疾病恢复期 ① 病变区减小甚至消失。部分患者仍可探测到局灶性片状低回声区。② 彩色多普勒显像：甲状腺内血流增加。

六、超声图像鉴别诊断

1. 与甲状腺癌鉴别 甲状腺癌表现规则或不规则，边缘模糊，内部回声不均匀，可有钙化，小病灶多无血流信号；病灶较大时可见杂乱无章的内部血流信号，并可发生囊性变（图3-21）。

2. 与急性化脓性甲状腺炎鉴别 参见"急性化脓性甲状腺炎"。

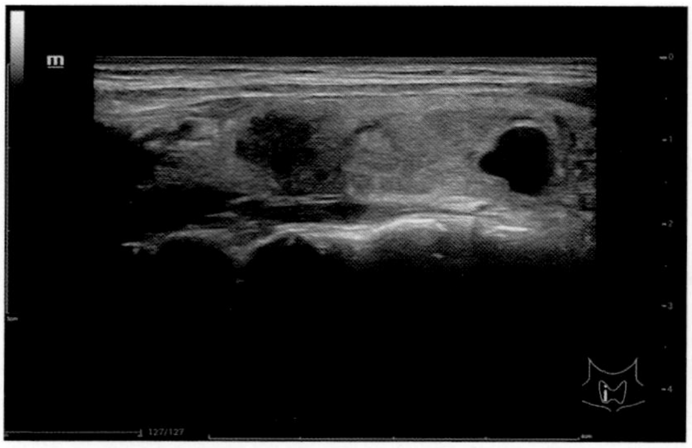

图3-21 右侧上极甲状腺乳头状癌
右侧甲状腺上极可见一边缘模糊低回声病灶，细针穿刺结果提示甲状腺乳头状癌

七、临床价值

超声可对亚急性甲状腺炎做出较为准确的诊断，结合病史和临床表现基本可以确诊，从而可以避免不必要的穿刺及外科手术；对于临床症状不典型的患者，超声引导下穿刺活检可做出准确诊断。由于亚急性甲状腺炎具有游走性的病理特征，超声随访复查更可以方便、快捷地做出准确诊断。

第三节　桥本甲状腺炎

一、病因学

桥本甲状腺炎是一种以自身免疫抗体升高为特征的慢性甲状腺炎症性疾病，又称慢性淋巴细胞性甲状腺炎，由日本的Hashimoto于1912年首次提出。其发病率为4.6%，且好发于青中年女性。目前发病机制不清，通常被认为是由遗传因素与环境因素共同作用的结果。

二、病理解剖和病理生理

1.桥本甲状腺炎主要特征为广泛淋巴细胞或浆细胞浸润/形成淋巴滤泡，伴结缔组织浸润与纤维化。

2.目前已认定抗甲状腺球蛋白抗体（TGAb）和抗甲状腺过氧化物酶抗体（TPOAb）为主要抗体。疾病早期因自身免疫反应破坏滤泡细胞，导致血中T_3、T_4一过性升高；随细胞不断被破坏，最终导致甲状腺功能低下。

三、临床表现

1.桥本甲状腺炎起病隐匿，初期多数无自觉症状，部分甲状腺肿大者或可产生颈部压迫症状。

2.病程中根据甲状腺功能不同分为甲亢期、甲功正常期、亚临床甲减期、临床甲减期四个时期，具体的临床表现与各个时期相对应的甲功基本相符。

四、典型病例超声图像特征与诊断要点

【病例一】

1.**病史与体征**　患者，女性，13岁，主诉多食、消瘦伴心慌、心悸2月余，查体颈部甲状腺Ⅲ度肿大。

2.**实验室检查**　甲状腺功能：FT_3升高（7.13pmol/L），TSH升高（0.0079μIU/mL），TGAb升高（685.87IU/mL），TPOAb升高（＞1000IU/mL）。

3.**超声图像特征**（图3-22～图3-24）

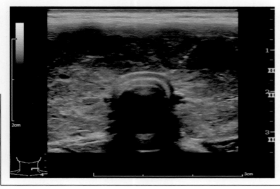

图3-22　弥漫型桥本甲状腺炎一

甲状腺肿大，峡部增厚，腺体回声弥漫性减低、不均匀

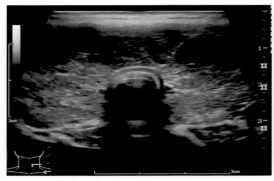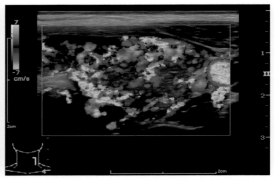

图3-23　弥漫型桥本甲状腺炎二

梯形成像示甲状腺肿大，峡部增厚，腺体回声
弥漫性减低、不均匀

图3-24　弥漫型桥本甲状腺炎三

腺体血供极丰富

4.超声观察要点　① 甲亢期及甲功正常期甲状腺往往肿大，回声增粗减低，分布不均匀；亚临床甲减期及临床甲减期甲状腺可缩小，回声低且不均匀；② 甲亢期及甲功正常期腺体血供极丰富，亚临床甲减期及临床甲减期血流正常或减少，甚至无血流，但少数情况下血流可增多。

5.超声诊断　甲状腺弥漫性病变伴肿大，结合临床考虑弥漫型桥本甲状腺炎。

【**病例二**】

1.病史与体征　患者，女性，26岁，体检，主诉无明显不适，查体（－）。

2.实验室检查　甲状腺功能：TGAb升高（186.88IU/mL），TG减低（0.818ng/mL），TPOAb升高（136.19IU/mL）。

3.超声图像特征（图3-25～图3-29）

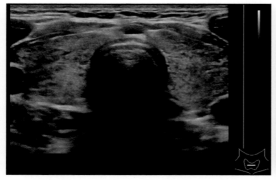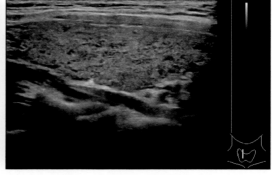

图3-25　弥漫型桥本甲状腺炎四

甲状腺轻度增大，腺体回声呈网格状

图3-26　弥漫型桥本甲状腺炎五

腺体回声呈网格状

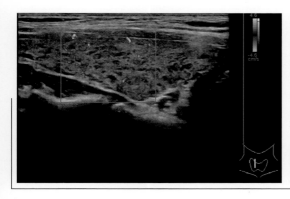

图3-27 弥漫型桥本甲状腺炎六

腺体内血流信号稍多

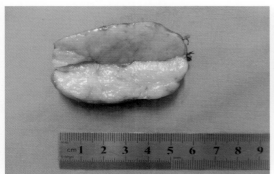

图3-28 弥漫型桥本甲状腺炎七

手术标本切面示甲状腺质地较均匀

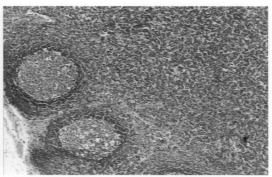

图3-29 弥漫型桥本甲状腺炎八

腺体内可见淋巴细胞浸润，并形成淋巴滤泡

4. 超声观察要点 ① 甲状腺实质呈弥漫性增粗减低回声，呈"网格状"；② 血流信号正常或稍丰富。

5. 超声诊断 甲状腺弥漫性病变，桥本甲状腺炎可能。

6. 手术和病理 该患者患有桥本甲状腺炎，但同时确诊为右侧甲状腺微小乳头状癌，最终结局选择手术治疗。手术方式为右侧甲状腺全切术。术中右侧甲状腺上极扪及质硬肿块，大小约0.3cm。病理示右侧甲状腺微小乳头状癌，腺体内淋巴细胞浸润，并形成淋巴滤泡。

【病例三】

1. 病史与体征 患者，女性，31岁，体检，主诉无明显不适，查体（一）。

2. 实验室检查 甲状腺功能：TGAb升高（34.3IU/mL），TG减低（1.87ng/mL），TPOAb升高（178.46IU/mL）。

3. 超声图像特征（图3-30～图3-33）

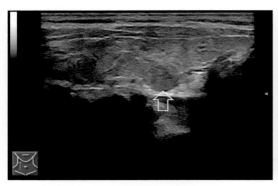

图 3-30　结节型桥本甲状腺炎一

右侧甲状腺内低回声结节（箭号）

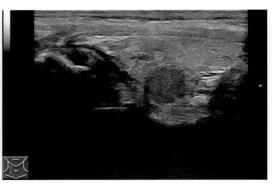

图 3-31　结节型桥本甲状腺炎二

右侧甲状腺内低回声结节

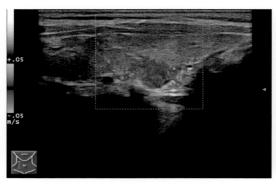

图 3-32　结节型桥本甲状腺炎三

右侧甲状腺结节内部及周边内血流信号较丰富

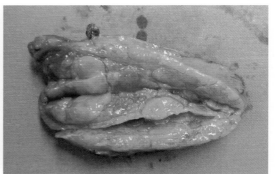

图 3-33　结节型桥本甲状腺炎四

手术标本切面可见结节

4. 超声观察要点　① 甲状腺内低回声结节；② 腺体呈增粗减低不均匀回声。

5. 超声诊断　① 右侧甲状腺结节，考虑恶性可能，建议行细胞学检查；② 甲状腺弥漫性病变。

6. 手术和病理　右侧甲状腺全切术。术中右侧甲状腺中下极扪及质硬肿块，大小约 0.7cm。病理示右侧甲状腺乳头状癌，腺体内淋巴细胞浸润。

【病例四】- -

1. 病史与体征　患者，女性，54 岁，体检，主诉无明显不适，查体（一）。

2. 实验室检查　甲状腺功能：TPOAb升高（79.32IU/mL），其余正常。

3. 超声图像特征（图 3-34 ～图 3-36）

4. 超声观察要点　① 甲状腺内中低回声结节；② 结节以外腺体呈增粗减低不均匀回声。

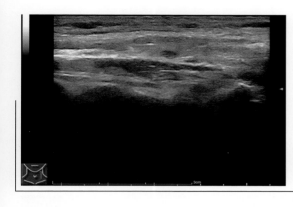

图 3-34　结节型桥本甲状腺炎五

甲状腺内中低回声结节

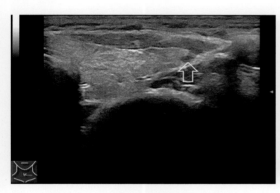

图 3-35　结节型桥本甲状腺炎六

甲状腺内中低回声结节（箭号示）

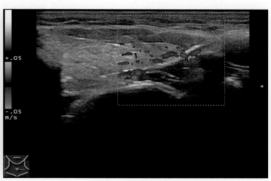

图 3-36　结节型桥本甲状腺炎七

结节周边少许血流信号

　　5.超声诊断　① 甲状腺结节，考虑恶性可能，建议细胞学检查；② 甲状腺弥漫性病变。

　　6.手术和病理　超声引导下细针穿刺细胞学提示桥本甲状腺炎。

五、超声征象

　　按照声像图表现不同，桥本甲状腺炎分为弥漫型、局限型和结节形成型。

　　1.弥漫型　① 腺体弥漫性肿大，呈低回声，峡部增厚，内呈不规则网格样改变。② 实质血流信号正常或增多。

　　2.局限型　① 一侧或双侧叶内见形态不规则、边界不清的片状低回声区，区域以外的腺体回声尚均，即"地图样"改变。② 病灶部位血流信号明显较周围正常甲状腺组织增多。

　　3.结节形成型　一般为多灶低回声结节；结节外腺体呈弥漫型或局限型改变。

六、超声图像鉴别诊断

1.与毒性弥漫性甲状腺肿的鉴别 毒性弥漫性甲状腺肿通常表现为整个甲状腺弥漫性肿大，但峡部增厚不明显，内部回声不均匀，一般无结节。腺体内血流信号丰富，呈"火海征"（图3-37、图3-38）。

2.与亚急性甲状腺炎的鉴别 亚急性甲状腺炎常表现为甲状腺形态正常或肿大，多为轻中度肿大。甲状腺内部可见单发或多发形态不规则的低回声区，内部回声欠均匀，边界模糊不清。低回声区血流信号不丰富（图3-39、图3-40）。

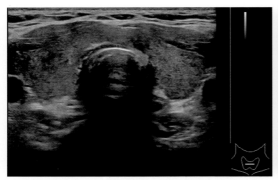

图3-37　桥本甲状腺炎弥漫型

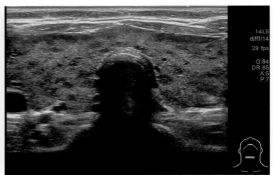

图3-38　毒性弥漫性甲状腺肿

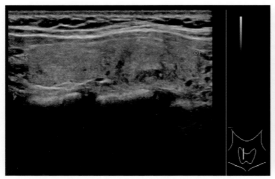

图3-39　桥本甲状腺炎局限性回声减低型

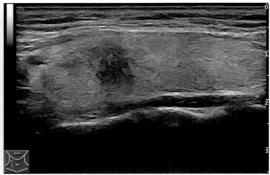

图3-40　亚急性甲状腺炎

七、临床价值

目前桥本甲状腺炎发病率不断增加，多数患者起病隐匿。超声诊断桥本甲状腺炎的特异性为90%，被作为主要筛查及随访检查手段。超声诊断与检验指标相结合对于疾病的确诊意义重大。

第四节　单纯性弥漫性甲状腺肿

一、病因学

单纯性甲状腺肿又称胶样甲状腺肿，是由非炎症和非肿瘤因素阻碍甲状腺激素合成而导致的甲状腺代偿性肿大。一般不伴有明显的甲状腺功能改变。病因多样复杂，有些患者找不出确切的原因，主要与碘缺乏、高碘、致甲状腺肿的物质、细菌感染、微量元素、遗传及免疫基因调控失常等因素相关。

二、病理解剖和病理生理

1.甲状腺外形平滑，镜下见过度肿大的滤泡，大小不等，滤泡腔充满腔质，囊壁由纤维组织构成，可见灶性出血和纤维组织增生。

2.滤泡弥漫性扩张时，切面呈胶冻样和大小不等的囊状结构，其间由纤维组织间隔分开，称为胶样甲状腺肿，是弥漫性甲状腺肿的特殊类型。

三、临床表现

1.单纯弥漫性甲状腺肿一般是甲状腺无痛性弥漫性增大，患者常因颈部变粗就诊。

2.触诊甲状腺质软，表面光滑，吞咽时可随喉上下活动。局部无血管杂音及震颤。

3.巨大的甲状腺肿可压迫症状。

4.实验室甲状腺功能检查通常在正常范围。

四、典型病例超声图像特征与诊断要点

【病例一】

1.**病史及体征**　患者，女性，26岁，体检触诊甲状腺Ⅱ度肿大。

2.**其他检查**　实验室检查甲状腺功能正常。

3.**超声图像特征**（图3-41～图3-43）

4.**观察要点**　甲状腺大小、形态、回声、血流信号。

5.**超声诊断**　甲状腺弥漫性肿大（考虑单纯性甲状腺肿）。

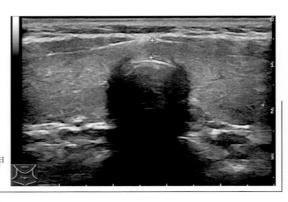

图3-41　单纯性弥漫性甲状腺肿一

甲状腺两叶对称性肿大，峡部厚约3.7mm，甲状腺内部回声均匀

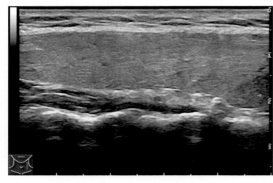

图3-42　单纯性弥漫性甲状腺肿二

甲状腺实质回声细密，呈中等回声，分布均匀

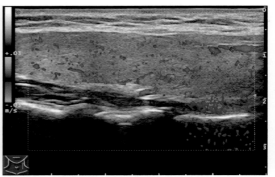

图3-43　单纯性弥漫性甲状腺肿三

甲状腺内部血流信号分布正常

【**病例二**】

1.**症状和体征**　患者，女性，53岁，颈部肿大。

2.**其他检查**　颈部CT示左侧颈部囊实性肿块，实验室检查白细胞升高，中性粒细胞比例增大，但甲状腺未见明显异常。

3.**超声图像特征**（图3-44～图3-46）

4.**超声要点**　甲状腺大小、形态、回声、血流信号。

5.**超声诊断**　甲状腺弥漫性病变，考虑单纯性弥漫性甲状腺肿；左侧甲状腺结节样病灶，考虑胶质囊肿。

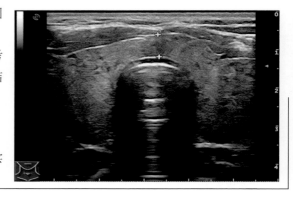

图3-44　单纯性弥漫性甲状腺肿一

甲状腺形态明显肿大，峡部厚约5.8mm，实质回声中等，但略粗糙

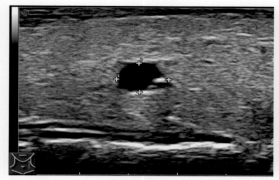

图 3-45　单纯性弥漫性甲状腺肿二

左侧甲状腺内可见几个无回声结节，之一大小约 5.4mm×3.6mm，形态近椭圆，内部见点状强回声（胶质凝集）

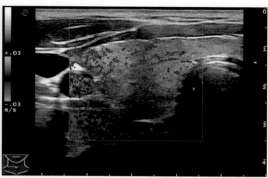

图 3-46　单纯性弥漫性甲状腺肿三

甲状腺实质血流信号中等

五、超声征象

1.甲状腺对称性、均匀弥漫性肿大。

2.疾病早期甲状腺内部回声可正常或略增粗，但分布较均匀。

3.可见囊性病灶，内部可见点状强回声伴"彗星尾征"。

4.彩色多普勒下甲状腺实质血流一般无明显异常。

六、超声图像鉴别诊断

1.与毒性弥漫性甲状腺肿的鉴别　毒性弥漫性甲状腺肿时甲状腺回声一般减低，分布不均匀，血流信号丰富（图 3-47、图 3-48）。

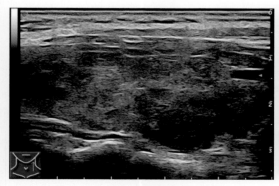

图 3-47　毒性弥漫性甲状腺肿一

甲状腺肿大，内部回声减低，分布不均匀

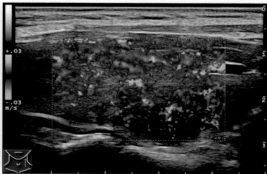

图 3-48　毒性弥漫性甲状腺肿二

彩色多普勒显示甲状腺血流丰富，呈"火海征"

2.**与桥本甲状腺炎的鉴别**　桥本甲状腺炎甲状腺实质回声增粗、减低、不均匀，呈网格样或地图样改变；血流信号可以增多、正常或减少（图3-49、图3-50）。

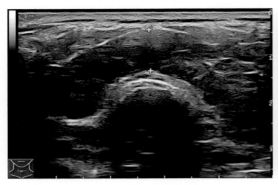

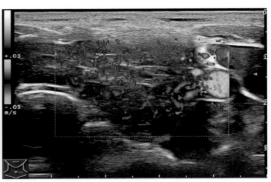

图3-49　桥本甲状腺炎一　　　　　　　　　图3-50　桥本甲状腺炎二

甲状腺形态饱满，内部回声不均匀，呈网格样　　　　甲状腺实质血流信号增多
改变

七、临床价值

单纯性弥漫性甲状腺肿患者一般无明显症状，多因体检或病情发展自觉颈部增粗时发现。甲状腺肿大明显时，可出现压迫症状，需要外科手术治疗。超声是诊断单纯弥漫性甲状腺肿与评估治疗方法的主要影像学方法，并可以作为长期随访的重要工具。

第五节　结节性甲状腺肿

一、病因学

结节性甲状腺肿是一种常见的甲状腺良性疾病，特征为甲状腺内弥漫性多发的结节形成，实际上是单纯性甲状腺肿的一种晚期表现。结节性甲状腺肿好发于女性，其发病率约是男性的4倍。该病与碘摄入量、精神因素等有关。目前认为发病机制是甲状腺某些区域对促甲状腺激素比较敏感，反复增生复旧产生的结果。

二、病理解剖和病理生理

1.甲状腺可肿大，也可正常大小，主要与所形成结节的大小与数目相关；甲状腺结节常为多发，弥漫性分布，少数可表现为单发。

2.多数是在单纯性弥漫性甲状腺肿基础上，由于病情反复进展，导致滤泡上皮由弥漫性增生转变为局灶性增生，部分区域则出现退行性变，最后由于长期的增生性病变和退行性病变反复交替，腺体内出现不同发展阶段的结节。

3.结节间可有不完整的纤维性间隔，结节可压迫结节间血管，导致局部的缺血、坏死、炎症和修复，从而发生囊性变或钙化。

三、临床表现

1.患者有长期单纯性甲状腺肿的病史，发病年龄一般大于30岁，女性多于男性。

2.甲状腺肿大程度不一，多不对称，结节质软或稍硬，光滑，无触痛。有时结节境界不清，触摸甲状腺表面仅有不规则或分叶状感觉。

3.病情进展缓慢，多数患者无症状。较大的结节性甲状腺肿可引起压迫症状，出现呼吸困难、吞咽困难和声音嘶哑等。

4.结节内急性出血可致肿块突然增大及疼痛，症状可于几天内消退，增大的肿块可在几周或更长时间内减小。

四、典型病例超声图像特征及诊断要点

【病例一】

1.**病史与体征** 患者，女性，59岁，体检发现甲状腺结节3年，查体颈部肿大，颈软，甲状腺触诊Ⅲ度肿大。

2.**超声图像特征**（图3-51～图3-56）

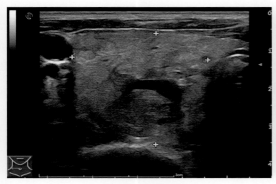

图3-51 结节性甲状腺肿一

甲状腺右叶体积增大，内部回声不均匀，可见多个大小不等的等回声结节，部分囊性变

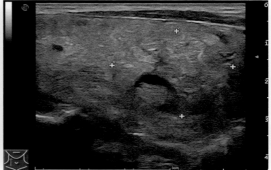

图3-52 结节性甲状腺肿二

甲状腺右叶体积增大，内部回声不均匀，可见多个大小不等的等回声结节，部分囊性变

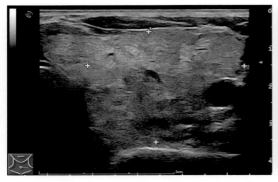

图3-53　结节性甲状腺肿三

甲状腺左叶体积增大，内部回声不均匀，可见多个大小不等的等回声结节

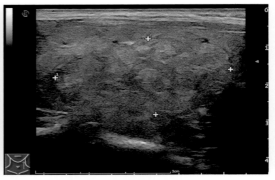

图3-54　结节性甲状腺肿四

甲状腺左叶体积增大，内部回声不均匀，可见多个大小不等的等回声结节

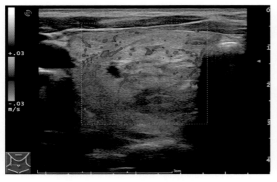

图3-55　结节性甲状腺肿五

结节血流信号较甲状腺实质增多，主要分布于结节周边，中央部分血流信号较少

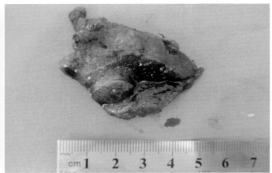

图3-56　结节性甲状腺肿六

手术标本切面示实性结节呈淡黄色

　　3.超声观察要点　① 甲状腺的大小，结节的数目、位置、大小、形态、边界及内部回声特点。② 结节血流信号的分布、血供的程度。

　　4.超声诊断　甲状腺两叶多发结节（考虑结节性甲状腺肿，部分囊性变）。

【病例二】

　　1.病史与体征　患者，男性，46岁，体检发现甲状腺结节2年。查体：颈软，甲状腺区未触及明显结节。

　　2.超声图像特征（图3-57 ～图3-60）

　　3.超声观察要点　① 甲状腺的大小，结节的数目、位置、大小、形态、边界及内部

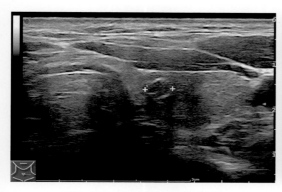

图3-57　结节性甲状腺肿七

甲状腺左叶见一低回声，大小6mm，形态规则，边界清晰，周边可见环状钙化，内部回声尚均匀

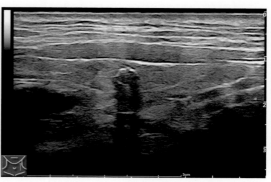

图3-58　结节性甲状腺肿八

甲状腺左叶见一低回声，大小6mm，形态规则，边界清晰，周边可见环状钙化，内部回声尚均匀

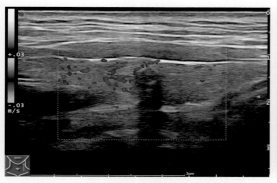

图3-59　结节性甲状腺肿九

甲状腺实质内血流信号正常，结节内未见明显血流信号

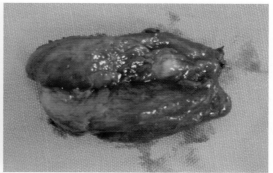

图3-60　结节性甲状腺肿十

手术标本切面可见结节发生钙化，表面呈白色

回声，钙化的类型。② 结节血流信号特点及甲状腺血供。

4.超声诊断　甲状腺左叶结节伴环状钙化（考虑结节性甲状腺肿）。

【病例三】

1.病史与体征　患者，男性，45岁，体检发现结节3年，查体颈软，甲状腺区未触及明显结节。

2.超声图像特征（图3-61～图3-64）

3.超声观察要点　① 结节的数目、位置、大小、形态、边界以及内部回声。② 结节血流信号的分布、程度及与正常甲状腺血供的差异。③ 结合之前的检查，对比分析。

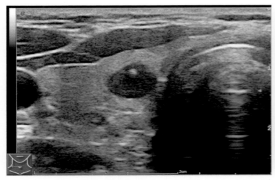

图3-61 结节性甲状腺肿（囊性部分吸收后改变）一

甲状腺右叶见一低回声结节，大小约7mm，边界清晰，内部可见点状强回声

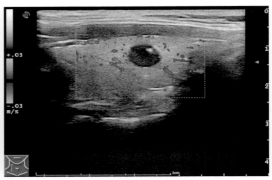

图3-62 结节性甲状腺肿（囊性部分吸收后改变）二

彩色多普勒显示，甲状腺实质血流信号正常，结节内未见明显血流信号

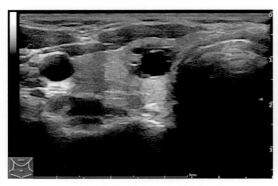

图3-63 结节性甲状腺肿（三年前图像）一

甲状腺右叶混合性回声结节，直径约13mm，以囊性为主，边界清晰，后方回声增强

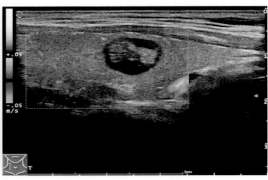

图3-64 结节性甲状腺肿（三年前图像）二

甲状腺血流信号正常，结节内未见明显血流信号

4.超声诊断 甲状腺右叶结节（考虑结节性甲状腺肿，结节囊性部分吸收后改变，并伴钙化）。

五、超声征象

1.甲状腺结节的超声表现 结节常多发，也可单发；大小不一，形态规则，多呈圆形或椭圆形，边界一般清晰；可呈低回声、等回声，也可以高回声；可发生囊性变，也可见粗大钙化、环状或弧形钙化。彩色多普勒可见血流信号，多以周边血流信号为主，中央血流信号较少。

2.结节外的甲状腺　甲状腺大小根据结节的大小和多少而发生改变，甲状腺两叶大小常不对称；甲状腺表面不平，但较光滑；甲状腺实质回声通常稍粗，如果病变较轻，甲状腺实质回声也可表现为正常。甲状腺血流信号无异常。

六、超声图像鉴别诊断

1.与甲状腺腺瘤的鉴别　甲状腺腺瘤多单发，形态规则，多呈椭圆形，呈等回声或稍高回声，边界清晰，可见光滑完整的声晕，血流信号丰富（图3-65、图3-66）。

2.与甲状腺癌的鉴别　甲状腺癌常呈低回声或极低回声，实性为主，形态不规则，结节内常见点状钙化，以中央血流信号为主（图3-67、图3-68）。

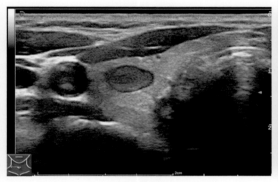

图 3-65　甲状腺滤泡状腺瘤一

甲状腺右叶低回声结节，边界清晰，边缘光整，声晕光滑

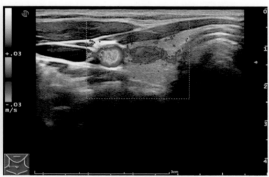

图 3-66　甲状腺滤泡状腺瘤二

结节周边环状血流信号，并有分支血流进入结节内部

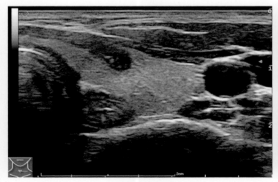

图 3-67　甲状腺乳头状癌一

左侧甲状腺低回声结节，边缘不规则，内可见点状强回声

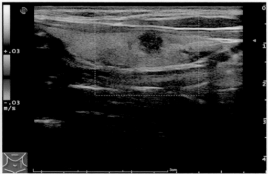

图 3-68　甲状腺乳头状癌二

彩色多普勒结节内少量点状血流信号

七、临床价值

结节性甲状腺肿是甲状腺疾病中的常见病之一，超声可以确定结节部位、大小、数目、边缘和内部回声特点，超声一般可以做出较为准确的判断；如果对结节的性质难以做出判断时，可以进行超声引导下穿刺活检。超声是诊断结节性甲状腺肿的主要影像学方法，并可以作为长期随访的重要工具。

第六节　毒性弥漫性甲状腺肿

一、病因学

毒性弥漫性甲状腺肿又称原发性甲状腺功能亢进症、突眼性甲状腺肿、Graves病或Basedow甲状腺肿等，是一种伴甲状腺激素分泌增多的特异性自身免疫性疾病。甲状腺功能亢进症患病率约1%，多数起病较缓慢，以女性多见。其发病机制尚未完全阐明，有研究证明本病是在遗传基础上，由感染、精神创伤等应激因素诱发的抑制性T淋巴细胞功能缺陷所导致。

二、病理解剖和病理生理

1.甲状腺常呈不同程度的弥漫性、对称性肿大；质地软或韧，包膜表面光滑，少数表面不光整或呈分叶状。

2.镜下常显示甲状腺滤泡上皮细胞呈弥漫性增生，部分上皮细胞增生形成乳头状而突向腔内；滤泡间质血管丰富，可见不同程度的弥漫性淋巴细胞浸润。

3.滤泡上皮功能活跃，甲状腺素合成和分泌功能亢进；血清T_3、T_4水平增高，促甲状腺素降低，甲状腺刺激性抗体阳性。

三、临床表现

1.心慌、怕热、多汗、食欲亢进、大便次数增加、消瘦、情绪激动等临床高代谢症状。此外还会表现出突眼以及较少见的胫前黏液性水肿、指端粗厚等征象。少数老年患者症状不典型。

2.双侧甲状腺弥漫性肿大，质地较软，表面光滑。触诊可及细微震颤，听诊有血管杂音。患者基础代谢率常高于正常。Graves眼病患者可见眼球轻度/明显突出，眼睑肿胀，眼球活动受限等。

四、典型病例超声图像特征及诊断要点

【病例一】

1. **病史与体征**　患者，女性，33岁，颈部增粗伴手抖7月余。触诊：甲状腺Ⅱ度肿大，质韧，无触痛，未闻及血管杂音。双眼无突出，眼睑无肿胀。心率101次/分。患者^{131}I治疗后，症状缓解。

2. **实验室检查**　T_3升高（＞12.32nmol/L），T_4升高（＞387nmol/L），TSH减低（0.007μIU/mL），FT_3升高（＞30.8pmol/L），FT_4升高（88.03pmol/L），TG减低（0.31ng/mL），TPOA升高（＞1300U/mL），A-TSH升高（＞40IU/L），TGAb升高（＞500U/mL）。

3. **超声图像特征**（图3-69～图3-77）

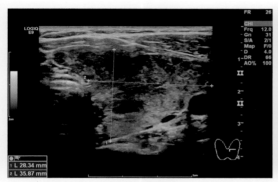

图3-69　毒性弥漫性甲状腺肿一

甲状腺两叶对称性肿大，左叶前后径28mm，左右径36mm，内部回声不均匀性减低

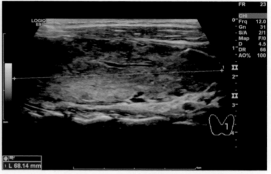

图3-70　毒性弥漫性甲状腺肿二

甲状腺两叶对称性肿大，左叶上下径68mm，内部回声不均匀性减低，包膜完整

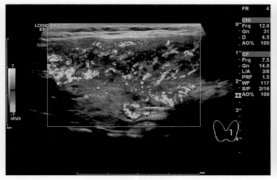

图3-71　毒性弥漫性甲状腺肿三

甲状腺内见极丰富的血流信号，呈"火海征"

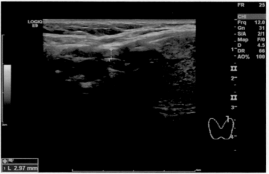

图3-72　毒性弥漫性甲状腺肿四

甲状腺上动脉增宽，宽2.97mm

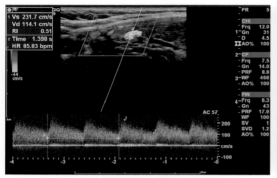

图3-73　毒性弥漫性甲状腺肿五

甲状腺上动脉血流速度增快，阻力指数减低

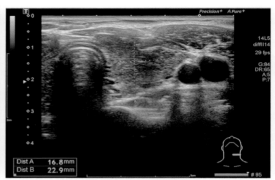

图3-74　^{131}I治疗后一

甲状腺体积较前缩小，左叶前后径17mm，左右径23mm，腺体低回声成分减少

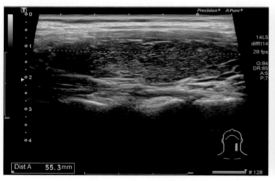

图3-75　^{131}I治疗后二

甲状腺体积较前缩小，左叶上下径55mm

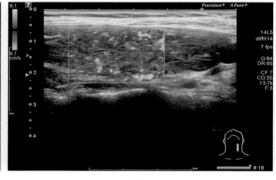

图3-76　^{131}I治疗后三

甲状腺内血流信号丰富，程度较前减轻

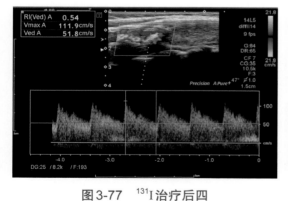

图3-77　^{131}I治疗后四

甲状腺上动脉较前流速降低，阻力指数增高

4.超声观察要点　①甲状腺的形态、大小和腺体回声；②甲状腺实质血供丰富程度；甲状腺上、下动脉内径、流速及阻力指数高低。

5.超声诊断　①治疗前：甲状腺弥漫性病变（考虑毒性弥漫性甲状腺肿）。②治疗后：甲状腺弥漫性病变（考虑毒性弥漫性甲状腺肿^{131}I治疗后有所缓解，请结合临床）。

【病例二】

1.**病史与体征** 患者，女性，30岁，甲状腺功能亢进病史6年余。双眼轻度突出。甲状腺可及轻微肿大，质韧。

2.**实验室检查** TSH减低（0.001μIU/mL），FT$_3$升高（10.34pmol/L），FT$_4$升高（29.26pmol/L），TPOAb升高（983.63IU/mL），TGAb升高（337.97IU/mL），TRAb升高（5.93IU/mL）。

3.**超声图像特征**（图3-78、图3-79）

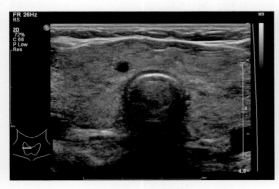 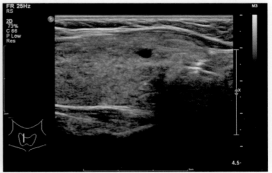

图3-78 毒性弥漫性甲状腺肿伴结节一

甲状腺肿大，内部回声减低、增粗，分布不均，右叶见一无回声结节，边缘光整

图3-79 毒性弥漫性甲状腺肿伴结节二

甲状腺肿大，内部回声减低、增粗，分布不均，右叶见一无回声结节，边缘光整

4.**超声观察要点** ① 甲状腺的形态、大小和腺体回声；② 甲状腺是否伴发结节性病变。

5.**超声诊断** ① 甲状腺弥漫性病变考虑毒性弥漫性甲状腺肿；② 甲状腺右叶囊性结节。

五、超声特征

1.**灰阶超声** ① 甲状腺不同程度的弥漫性、对称性肿大。② 甲状腺边缘相对规则，少数包膜欠光整或呈分叶状。③ 甲状腺内部呈弥漫性回声减低或局限性不规则斑片状减低。④ 甲状腺上、下动脉内径增宽。⑤ 少部分可伴发结节性病变。

2.**多普勒超声** ① 腺体内血流信号极为丰富，表现为"火海征"。② 甲状腺上、下动脉流速加快，血流量明显增加，大部分表现为高速低阻血流。

3.**治疗后超声特征** 甲状腺体积较前缩小，内部回声不均匀，甲状腺上、下动脉内径变窄，峰值流速下降，血供程度减低。

六、超声图像鉴别诊断

1.与结节性甲状腺肿鉴别 结节性甲状腺肿甲状腺两侧叶多不对称，血流信号一般无异常，实质回声可增粗，可见散在分布的结节（图3-80、图3-81）。

2.与桥本甲状腺炎鉴别 桥本甲状腺炎表现为甲状腺内部回声增粗，多呈"网络状"或"地图状"；血流信号可丰富，但丰富程度不及毒性弥漫性甲状腺肿（图3-82、图3-83）。

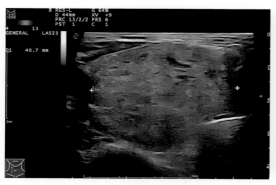

图3-80 结节性甲状腺肿一

甲状腺右叶肿大，内部回声增粗，见多个低回声结节

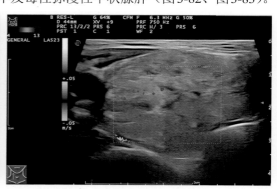

图3-81 结节性甲状腺肿二

甲状腺右叶肿大，内部回声增粗，内可见少量血流信号

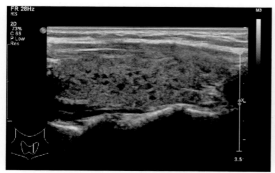

图3-82 桥本甲状腺炎一

甲状腺形态饱满，内部回声增粗减低，呈"网络状"

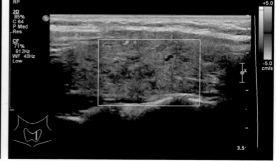

图3-83 桥本甲状腺炎二

甲状腺内部回声增粗减低，内可见少许血流信号

七、临床价值

超声可以评估甲状腺的大小、形态、内部回声、血供程度、甲状腺上下动脉内径及血流等特征，为诊断毒性弥漫性甲状腺肿提供依据；并可通过对治疗前后的甲状腺超声特征进行对比，评估治疗疗效，是毒性弥漫性甲状腺肿的诊断、治疗监测及疗效评估的非常重要的方法。

第七节　甲状腺腺瘤

一、病因学

甲状腺腺瘤是最常见的甲状腺良性肿瘤，在全国散发性存在，多见于地方性甲状腺肿的流行区域。好发于女性，尤以40岁以下多见。甲状腺腺瘤起源于甲状腺滤泡（上皮）组织，其确切病因尚不清楚，可能与放射性的接触有关。

二、病理解剖和病理生理

1.甲状腺腺瘤多为单发，少数为多发。

2.较大腺瘤可发生退行性变，常发生囊性变，也可出血、坏死、钙化或乳头状增生等，体积较大时可轻度压迫邻近组织器官。

3.根据甲状腺腺瘤的组织形态可分成滤泡性腺瘤和非滤泡性腺瘤两大类，其中滤泡性腺瘤最常见，又可分成以下亚型：胶样腺瘤又称大滤泡腺瘤、单纯性腺瘤又称正常滤泡腺瘤、胎儿型腺瘤等。

三、临床表现

1.患者因稍有不适而发现或无任何症状而被发现颈部肿物，病程缓慢，一般均为甲状腺内的单发结节，多数为数月到数年甚至时间更长。

2.无压痛，可随吞咽上下移动；肿瘤直径一般在数厘米，大小不等。

3.有少数患者因瘤内出血瘤体会突然增大，伴胀痛；有些肿块会逐渐吸收而缩小；有些可发生囊性变。

4.病史较长者，往往因钙化而使瘤体坚硬；有些可发展为功能自主性腺瘤，而引起甲状腺功能亢进；部分甲状腺腺瘤可发生癌变。

四、典型病例超声图像特征与诊断要点

【病例一】

1.病史与体征　患者，男性，37岁，体检发现左侧甲状腺结节1月余。触诊甲状腺未见明显异常。

2.实验室检查 血常规正常，肝功能、肾功能、电解质正常，甲状腺功能正常。

3.超声图像特征（图3-84～图3-87）

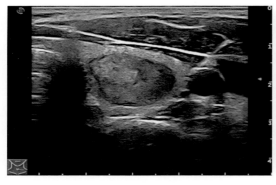

图3-84 甲状腺腺瘤一

甲状腺左叶中等回声结节，形态欠规则，边界清晰，边缘光整，内部回声不均匀

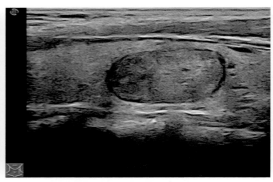

图3-85 甲状腺腺瘤二

甲状腺左叶中等回声结节，形态较规则，呈卵圆形，边界清晰，边缘光整，可见光滑的薄声晕，内部回声不均匀

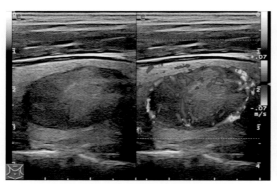

图3-86 甲状腺腺瘤三

结节血流信号较丰富，结节周边见环状血流信号，并呈分支状进入结节内部

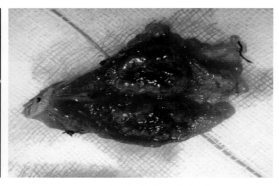

图3-87 甲状腺腺瘤手术标本切面

4.超声观察要点 ① 甲状腺结节位置、大小、形态、边缘、边界和内部回声；② 血供程度及模式。

5.超声诊断 甲状腺左叶下极实性低回声结节（考虑甲状腺腺瘤）。

6.手术和病理 左侧甲状腺切除，组织病理学诊断甲状腺腺瘤。

【病例二】

1.病史与体征 患者，女性，48岁，自觉左侧颈部肿胀、异物感1周。触诊左侧甲状腺触及质硬肿物。

2.**实验室检查**　血常规正常，肝功能、肾功能、电解质正常，甲状腺功能正常。

3.**超声图像特征**（图3-88～图3-90）

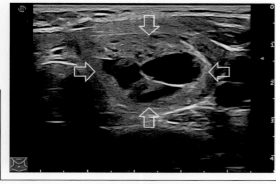

图3-88　甲状腺腺瘤四

甲状腺左叶囊实性结节（箭号示），形态较规则，边缘光整，内部部分呈无回声

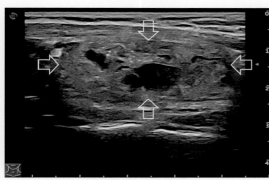

图3-89　甲状腺腺瘤五

甲状腺左叶囊实性结节（箭号示），形态较规则，边缘光整，内部部分呈无回声，并可见点状强回声

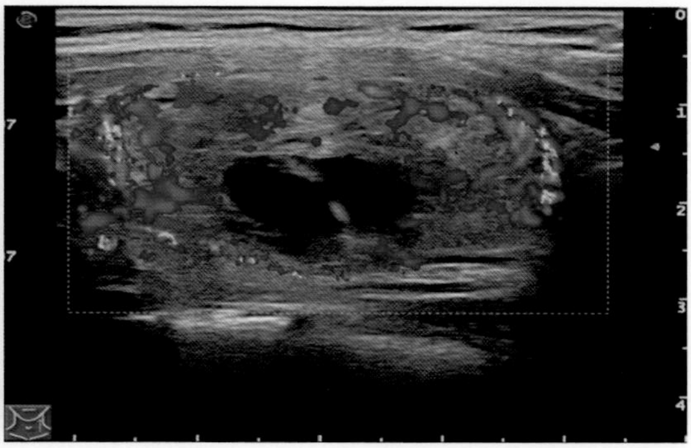

图3-90　甲状腺腺瘤六

结节可见较丰富的血流信号，主要分布于结节的周边，内部血流信号较少

4.**超声观察要点**　① 甲状腺结节位置、大小、形态、边缘、边界和内部回声；② 血供程度及模式。

5.**超声诊断**　甲状腺左叶下极结节部分囊性变（不除外恶性可能）。

6.**手术和病理**　左侧甲状腺切除，组织病理学诊断甲状腺腺瘤。

五、超声征象

1.甲状腺腺瘤多为单发，形态规则，边界清晰，内部多呈中等回声，后方回声不衰减。

2.甲状腺腺瘤多呈圆形或椭圆形，绝大部分有包膜，周边可见光滑的薄声晕。

3.部分腺瘤可发生退行性变，包括囊性变、出血、坏死或钙化等，钙化一般为粗大钙化，或周边环状钙化，当出现微钙化或粗钙化边缘粗糙时要留心是否发生恶变的可能。

4.彩色多普勒超声显示甲状腺腺瘤血流信号丰富，多见环状血流环绕，有时呈"抱球征"或"火球征"。

六、超声图像鉴别诊断

1.**与甲状腺滤泡癌的鉴别** 甲状腺腺瘤与甲状腺滤泡癌两者统称为甲状腺滤泡性肿瘤，两者的超声图像特征类似，多数情况下超声都难以对二者做出准确的鉴别诊断，有时甲状腺滤泡癌的声晕表现为厚薄不一，如果瘤体增长迅速，或发生微小钙化，要警惕滤泡癌的可能（图3-91、图3-92）。

2.**与乳头状癌的鉴别** 甲状腺乳头状癌多表现为低回声或极低回声，纵横比≥1，边缘欠清，内部可见微钙化，一般血流信号不丰富或见少许血流信号。少数可见丰富血流信号（图3-93、图3-94）。

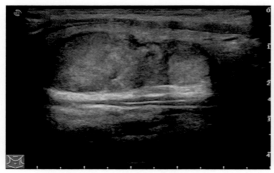

图3-91 甲状腺滤泡癌一

甲状腺左叶等回声结节，形态欠规则，声晕厚薄不一，内部回声欠均匀

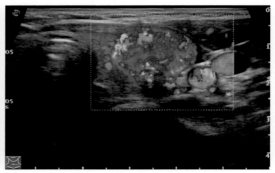

图3-92 甲状腺滤泡癌二

结节内部血流信号丰富，并且杂乱无章，呈"火球征"

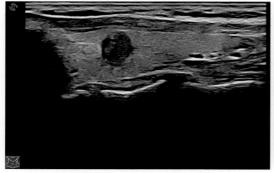

图3-93 甲状腺乳头状癌一

甲状腺左叶中部低回声结节，形态欠规则，边缘稍模糊，呈垂直生长

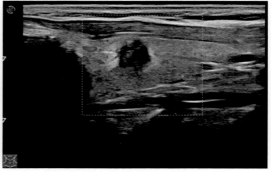

图3-94 甲状腺乳头状癌二

甲状腺左叶中部结节周边仅见少许点状血流信号

3.**与单发结节性甲状腺肿的鉴别**　结节性甲状腺肿有时也可以表现为单发结节，但结节性甲状腺肿的结节多为低回声，形态规则或不规则，边界较清，但少有声晕，血流信号丰富或不丰富（图3-95、图3-96）。

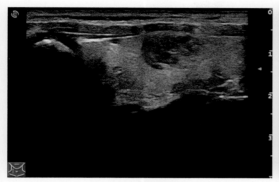 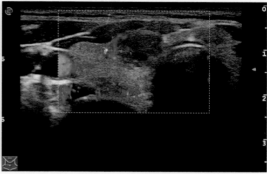

图3-95　结节性甲状腺肿一　　　　　　　图3-96　结节性甲状腺肿二
甲状腺右叶中部低回声结节，形态尚规则，边　　甲状腺右叶中部结节周边见少许血流信号
缘欠清晰

七、临床价值

甲状腺滤泡性肿瘤具有较为典型的超声图像特征，超声只能对部分典型的滤泡癌与腺瘤做出鉴别诊断，但对于部分肿瘤超声难以做出准确判断，超声引导下穿刺活检有时亦不能做出准确诊断。当超声检出可疑滤泡性肿瘤时，可以进行超声积极随访观察，如果短期内肿瘤的结构发生明显或增长迅速，可考虑外科手术。

第八节　甲状腺乳头状癌

一、病因学

甲状腺乳头状癌为甲状腺癌中最为常见的一种类型，约占甲状腺癌的87.3%，男女患者比例约为1：2.5。近年来，甲状腺癌的发病率不断上升，但2003～2012年的死亡率并无显著变化（男性和女性均为每年每10万人0.5例）。甲状腺乳头状癌的发生受到激素、遗传和环境等因素的影响，目前最为明确的病因是放射线辐射，此外桥本病也可能导致甲状腺乳头状癌的出现。

二、病理解剖和病理生理

1.甲状腺乳头状癌可以单发，也可以多发，以单发多见；可以单独发病，也可以与结节性甲状腺肿、桥本病合并发生。

2.甲状腺乳头状癌生长缓慢，可在甲状腺内局限数年；病灶可经腺内淋巴管自原发部位扩散至腺体的其他部位和颈部淋巴结，也可局限数年。

3.甲状腺乳头状癌切面呈灰白色，实性，中心部分可见纤维化，部分肿瘤可见钙化，大肿瘤可见囊性结构。

4.光镜下可见复杂分支状乳头，含纤维血管轴心，40%～50%的乳头状癌可见砂粒体。

2004年WHO将直径≤1.0cm的甲状腺乳头状癌定义为甲状腺微小乳头状癌。由于大多数甲状腺乳头状癌无包膜、生长缓慢、病灶小、发病隐匿、多发生于甲状腺中或背侧被膜处，临床上难以被触诊发现，该类型预后好，但仍然有进展为侵袭性癌的可能性。

三、临床表现

1.甲状腺乳头状癌症状多为颈部无痛性肿块，甲状腺乳头状癌多为不可触及的结节，常于健康体检时意外发现，病灶较大时可触及或随吞咽上下移动，少部分有声嘶、吞咽困难及压迫感等。

2.甲状腺乳头状癌颈部淋巴结转移较为常见，最常见的转移部位为颈部中央区和同侧颈部，少数先发现颈部转移淋巴结后才找到甲状腺内原发灶。

四、典型病例超声图像特征及诊断要点

【病例一】

1.**病史与体征**　患者男，20岁，体检发现甲状腺结节1月余。查体，甲状腺峡部扪及结节。

2.**超声图像特征**（图3-97～图3-101）

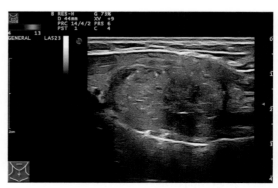

图3-97　甲状腺乳头状癌一

甲状腺峡部低回声实性结节，回声不均匀，内可见散在点状强回声

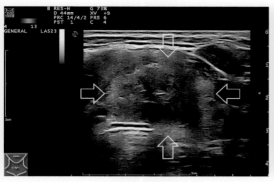

图 3-98　甲状腺乳头状癌二

甲状腺峡部结节（箭号示），边界模糊，边缘不光整，向包膜外突出，与颈前肌群分界不清

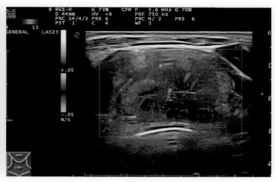

图 3-99　甲状腺乳头状癌三

甲状腺峡部结节内血流信号较丰富，呈紊乱型血流

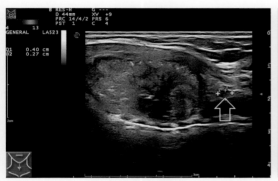

图 3-100　甲状腺乳头癌四

甲状腺峡部结节下方（Ⅵ区）低回声淋巴结（箭号示），淋巴门不明显

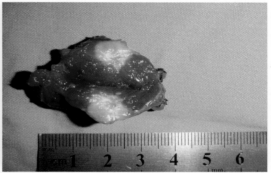

图 3-101　甲状腺乳头状癌五

手术标本切面见肿瘤呈黄白色

3.超声观察要点　① 甲状腺结节部位、边缘和内部结构；② 结节的生长方向；③ 结节内部有无钙化及钙化的特征；④ 结节有无血供及血供的特点；⑤ 有无颈部淋巴结的异常肿大，尤其注意观察中央组淋巴结异常情况。

4.超声诊断　① 甲状腺峡部实质性结节伴微钙化（甲状腺乳头状癌可能），建议细胞学检查；② 颈部Ⅵ区淋巴结肿大（转移可能）。

5.手术和病理　双侧全切＋双侧中央组淋巴结清扫。术中甲状腺峡部可扪及质硬结节，与周围组织似有粘连。病理示峡部乳头状癌；中央组淋巴结3/6枚见癌转移。

【病例二】

1.病史与体征　患者女性，23岁，体检发现甲状腺结节4个月。

2.超声图像特征（图3-102～图3-106）

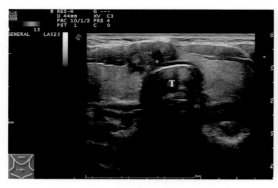

图 3-102　甲状腺乳头状癌六

甲状腺峡部偏右侧实性低回声结节，回声不均匀，边缘不光整，结节内部可见点状强回声，甲状腺包膜似中断，结节与颈前肌群分界不清；T 为气管

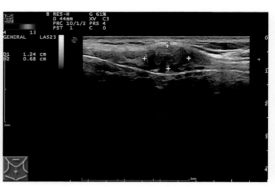

图 3-103　甲状腺乳头状癌七

甲状腺峡部结节，边界不清，向包膜外突出

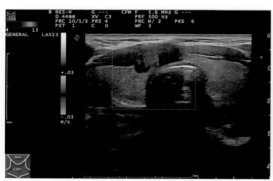

图 3-104　甲状腺乳头状癌八

甲状腺峡部偏右结节内血供较丰富

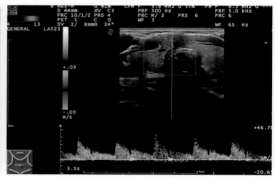

图 3-105　甲状腺乳头状癌九

甲状腺峡部偏右结节内血流阻力指数 RI=0.73

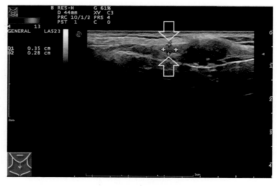

图 3-106　气管前淋巴结

颈部气管正中峡部上方见一个低回声结节（箭号示），内部回声不均匀，边界欠清

3.**超声观察要点** 甲状腺结节回声、结构、内部局灶性强回声、与甲状腺包膜及颈前肌群的关系、血流信号、血流阻力指数、淋巴结。

4.**超声诊断** ① 甲状腺峡部偏右叶结节伴钙化（乳头状癌可能）；② 颈部Ⅵ区淋巴结肿大（转移可能）。

5.**手术和病理** 双侧甲状腺切除＋双侧中央组淋巴结清扫。术中甲状腺峡部偏右侧触及质硬结节，与周围组织粘连，约1.0cm。病理示峡部甲状腺乳头状癌，内可见砂粒体，侵犯部分颈前肌群，气管前淋巴结1/2枚见癌转移。

【**病例三**】

1.**病史与体征** 患者女性，28岁，体检发现甲状腺结节5个月。

2.**超声图像特征**（图3-107～图3-109）

3.**超声观察要点** 甲状腺结节结构、实性部分回声、实性部分与结节囊壁夹角及血流信号。

4.**超声诊断** 甲状腺右叶混合性结节（乳头状癌可能），建议细胞学检查。

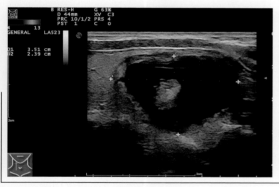

图3-107 右侧甲状腺乳头状癌一
甲状腺右叶中下极混合性结节，液性为主，边界清晰

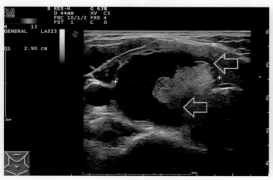

图3-108 右侧甲状腺乳头状癌二
甲状腺右叶混合性结节，实性部分呈稍低回声，实性部分与结节囊壁夹角呈锐角（箭号示）

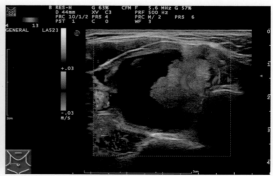

图3-109 右侧甲状腺乳头状癌三
甲状腺右叶混合性结节，结节内实性部分可见粗大血管

5.手术和病理 双甲全切＋双侧中央组淋巴结清扫。术中右甲中部可及囊性结节大小约3.5cm，左甲可及多发结节，气管前未及肿大淋巴结。病理示右甲状腺乳头状微癌（直径0.1cm），伴结节性甲状腺肿及囊性变；双侧中央组淋巴结未见转移。

【病例四】

1.病史与体征 患者男性，27岁，体检发现右甲状腺占位6年。查体右甲状腺中极可触及约1.7cm质地中等肿块，随吞咽活动。

2.超声图像特征（图3-110～图3-113）

3.超声观察要点 甲状腺结节回声、声晕及血供。

4.超声诊断 甲状腺右叶实质性结节（恶性不能除外）。

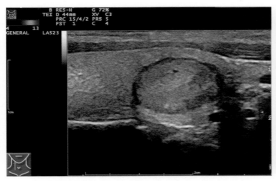

图3-110　甲状腺乳头状癌滤泡型一

甲状腺右叶稍低回声实性结节，回声均匀，边界清晰，边缘可见低回声晕，侧方可见声衰减，结节后方回声增强

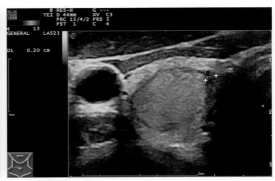

图3-111　甲状腺乳头状癌滤泡型二

甲状腺右叶等回声结节，低回声声晕厚薄不一，最厚处约2mm

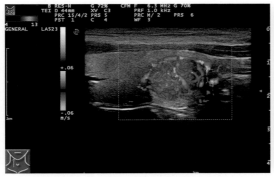

图3-112　甲状腺乳头状癌滤泡型三

甲状腺右叶结节血供丰富，低回声晕被血流信号充填

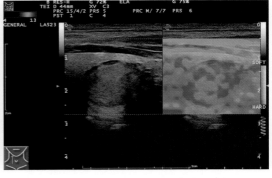

图3-113　甲状腺乳头状癌滤泡型四

甲状腺右叶结节质地较硬

5.手术和病理 右甲全切+右侧中央组淋巴结清扫。术中右甲状腺中极触及一个直径2.5cm质韧肿块。病理示右甲状腺乳头状癌（滤泡型），右侧中央组及喉前淋巴结未见转移。

【病例五】

1.**病史与体征** 患者女性，32岁，主诉体检发现甲状腺结节2个月。

2.**超声图像特征**（图3-114～图3-117）

3.**超声观察要点** 甲状腺结节回声、结构、A/T、边缘、大小、血流信号及硬度。

4.**超声诊断** 甲状腺左叶内侧中段背侧小结节（微小乳头状癌可能）。

5.**手术和病理** 左甲全切+左侧中央组淋巴结清扫。术中左甲中下部触及一约0.5cm质硬结节。病理示左甲状腺微小乳头状癌，直径0.4cm。

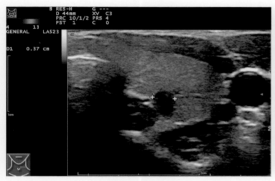

图3-114 甲状腺微小乳头状癌一

甲状腺左叶内侧背部极低回声实性结节，大小约4mm，回声均匀，横切面A/T≥1

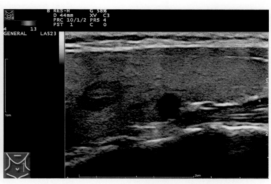

图3-115 甲状腺微小乳头状癌二

甲状腺左叶中段背侧结节，边界清晰，边缘尚光整，纵切面A/T≥1

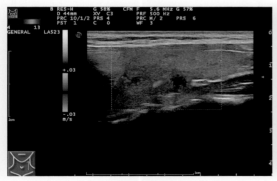

图3-116 甲状腺微小乳头状癌三

甲状腺左叶中段背侧结节内见较丰富血流信号

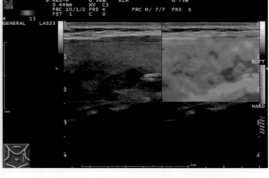

图3-117 甲状腺微小乳头状癌四

甲状腺左叶中段背侧结节质地硬

【病例六】

1. **病史与体征** 患者男，57岁，体检发现甲状腺结节2月余。

2. **超声图像特征**（图3-118～图3-123）

3. **超声观察要点** 甲状腺结节结构、回声、局灶强回声、同侧颈侧组淋巴结、淋巴结血供。

4. **超声诊断** ① 甲状腺左叶结节伴钙化（考虑乳头状癌），建议细胞学检查；② 左侧颈部Ⅲ区异常淋巴结显示，建议细胞学检查。

5. **手术和病理** 双甲全切＋双侧中央组淋巴结清扫＋左颈淋巴结清扫术。术中左侧甲状腺中下极触及一质硬结节，直径约1cm；双侧颈血管旁可见明显肿大淋巴结。病理示左甲状腺乳头状微癌，直径0.7cm，中央组淋巴结3/4枚见肿瘤转移；左颈Ⅲ区淋巴结1/1枚见肿瘤转移。

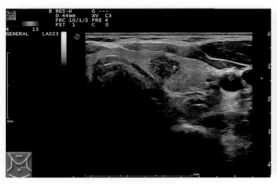

图3-118 甲状腺微小乳头状癌五

甲状腺左叶内侧实性低回声结节，回声不均匀，形态不规则，边界清晰，内见点状强回声

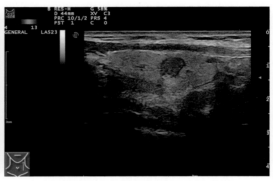

图3-119 甲状腺微小乳头状癌六

甲状腺左叶结节，结节后方回声略增强

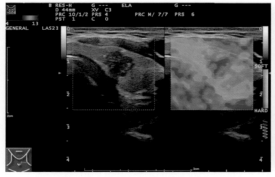

图3-120 甲状腺微小乳头状癌七

甲状腺左叶结节质稍硬

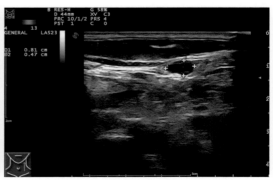

图3-121 左颈侧组淋巴结一

左颈Ⅲ区低回声，淋巴门结构不明显

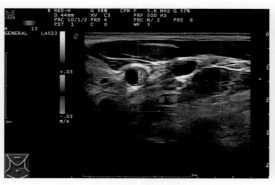

图 3-122　左颈侧组淋巴结二

左颈内静脉后方淋巴结内可见少量血流信号

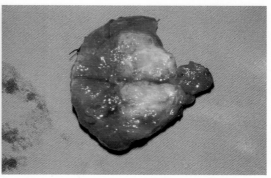

图 3-123　甲状腺微小乳头状癌八

手术标本切面可见结节呈黄白色，不均匀

【病例七】

1. **病史与体征**　患者女生，59 岁，体检发现左侧甲状腺结节 1 年余。

2. **超声图像特征**（图 3-124～图 3-127）

3. **超声观察要点**　甲状腺结节结构、回声、边缘、A/T、局灶强回声、血流信号、硬度。

4. **超声诊断**　甲状腺左叶上极结节伴钙化（乳头状癌可能），建议细胞学检查。

5. **手术和病理**　左甲全切＋左侧中央组淋巴结清扫。术中左侧甲状腺上极扪及一质硬肿块。病理示左侧甲状腺乳头状癌（直径 1.0cm），间质纤维增生伴钙化；双侧中央组淋巴结未见癌转移。

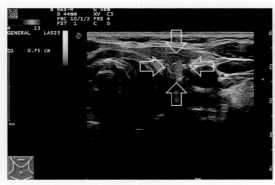

图 3-124　左侧甲状腺乳头状癌一

甲状腺左叶上极腹侧实性低回声结节（箭号示），回声欠均匀，边界模糊，A/T≥1

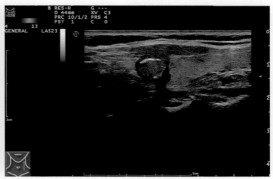

图 3-125　左侧甲状腺乳头状癌二

甲状腺左叶上极实性结节，内部见点状及弧状钙化，伴声影，结节周围可见厚的低回声晕

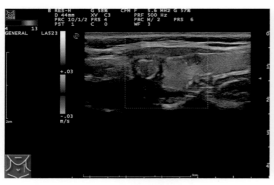

图 3-126　左侧甲状腺乳头状癌三

甲状腺左叶上极结节内见少量血流

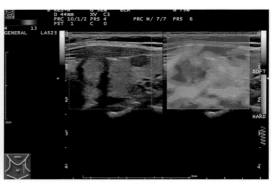

图 3-127　左侧甲状腺乳头状癌四

甲状腺左叶结节质硬

【病例八】

1.病史与体征　患者女性，32岁，体检发现甲状腺占位十余天。查体：双侧甲状腺Ⅰ度肿大，质地韧，结节感，随吞咽活动好。

2.超声图像特征（图 3-128 ～图 3-132）

3.超声观察要点　甲状腺结节回声、边缘、局灶强回声及血流信号的变化，颈部是否出现可疑淋巴结。

4.超声诊断　① 甲状腺两叶多发微钙化伴多发结节样病灶（首先考虑弥漫硬化型甲状腺乳头状癌）；② 双侧颈部Ⅱ、Ⅲ、Ⅳ、Ⅵ区淋巴结肿大（考虑转移）。

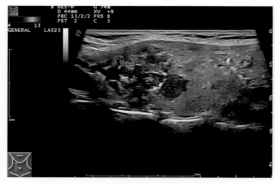

图 3-128　弥漫硬化型乳头状癌一

甲状腺右叶上极可见低回声结节，实性，回声不均匀，形状不规则，边界不清，边缘毛刺状，内部见散在点状强回声，周围甲状腺组织内亦可见散在点状强回声

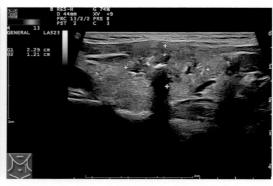

图 3-129　弥漫硬化型乳头状癌二

甲状腺左叶中下极腹侧低回声结节，实性，形状不规则，边界不清，内见散在点状强回声及粗大钙化，粗大钙化后方伴声衰减

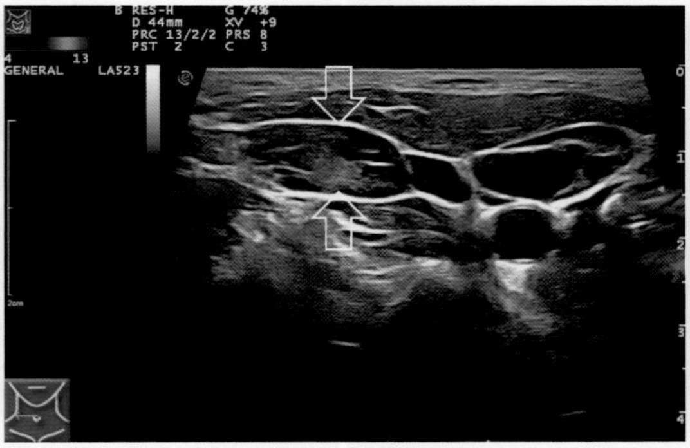

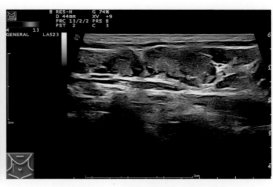

图 3-130　右侧颈部淋巴结

右侧颈总动脉前方及外侧可见肿大淋巴结，淋巴门结构不明显，内可见不规则无回声区，颈总动脉外侧之淋巴结（箭号示）内可见团状高回声

图 3-131　右侧颈部转移淋巴结

右侧颈部淋巴结，淋巴门结构不明显，内可见团块状高回声区及点状钙化

5.手术和病理　双甲全切+双侧中央组淋巴结清扫+右颈侧区淋巴结清扫。术中右甲状腺中极触及一个直径2.4cm的质硬肿块，左甲状腺触及一直径1.9cm的质硬肿块。病理示双甲状腺乳头状癌，左侧中央组淋巴结13/14枚见癌转移，右侧中央组淋巴结1/3枚见癌转移，右喉返神经旁淋巴结7/7枚，右侧颈大块淋巴结11/27枚，右侧Ⅱ区淋巴结2/9枚，右侧锁骨上淋巴结6/6枚。

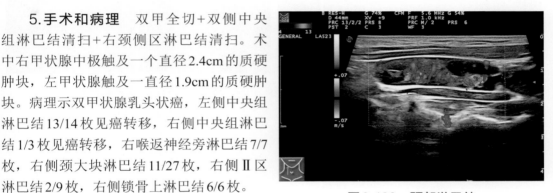

图 3-132　颈部淋巴结

右侧颈部肿大淋巴结实性部分可见较丰富血流信号

五、超声征象

1.甲状腺乳头状癌可以是单灶，亦可为多灶，一般以单侧单灶为主。

2.甲状腺乳头状癌多为实性或以实性为主，若混合性结节实性部分可呈乳头状伴钙化或与结节壁呈锐角时，需提高警惕。

3.和邻近甲状腺组织回声相比，甲状腺乳头状癌多为低回声，与颈前肌群相比，也可表现为极低回声。

4.A/T ≥ 1对诊断甲状腺微小乳头状癌具有较高的特异性。

5.甲状腺乳头状癌边缘多不规则，表现为成角、毛刺或分叶状。

6.甲状腺结节内若出现砂粒体样微钙化则需警惕为乳头状癌可能。

7.甲状腺乳头状癌大多数为少血供，分布以中央型为主，且为高阻型。

8.超声弹性成像时，甲状腺乳头状癌多为质硬结节。

六、超声图像鉴别诊断

1. 与髓样癌鉴别 甲状腺乳头状癌与髓样癌的超声图像特征有很多相似之处，超声通常较难鉴别，髓样癌一般血供程度较高，若有钙化则多分布于结节中央，可为粗大钙化，结合患者降钙素、血钙等血生化指标可考虑此病（图3-133、图3-134）。

2. 与滤泡癌鉴别 滤泡癌与一些滤泡型乳头状癌的超声表现相似，滤泡癌可在短期内增大，且无砂粒体，与乳头状癌有明显差异（图3-135、图3-136）。

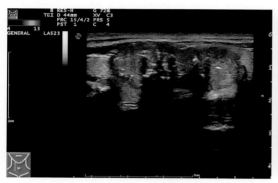

图3-133　甲状腺髓样癌一

甲状腺右叶中部实性结节，回声不均匀，形状不规则，边界清晰，边缘微小分叶，内部见点状强回声及粗钙化伴声影，聚集于结节中央

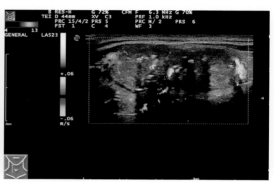

图3-134　甲状腺髓样癌二

结节内部血流信号较丰富

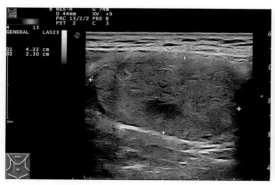

图3-135　甲状腺滤泡癌一

甲状腺右叶中等回声实性结节，回声不均匀，呈椭圆形，边界尚清，边缘尚光整

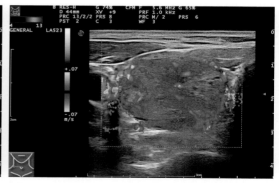

图3-136　甲状腺滤泡癌二

结节整体血流信号丰富

七、临床价值

甲状腺乳头状癌的超声具有较为特征的表现。相较于其他影像检查，超声对甲状腺乳头状癌检出的灵敏度及特异度皆较高，同时可扫查评估双侧颈部淋巴结，病灶与食管、气管及喉返神经的位置关系等，对甲状腺乳头状癌的术前定位、定性诊断及临床分期具有重要意义，超声在甲状腺乳头状癌的术后随访中亦可发挥重要作用。

第九节　甲状腺滤泡癌

一、病因学

甲状腺滤泡癌是一种甲状腺滤泡上皮细胞来源的恶性肿瘤，发病率在甲状腺癌中居第二位，占全部甲状腺癌的12%。甲状腺滤泡癌的发病年龄多见于40～60岁，近年来男、女发病率均有升高，但女性发病率是男性的3倍。甲状腺滤泡癌的风险因素有儿童时期头颈部放射史、甲状腺恶性肿瘤家族史。长期食用碘以后，乳头状癌发病率升高而滤泡癌发病率有所降低，说明碘缺乏与甲状腺滤泡的发生有一定的关系。

二、病理解剖和病理生理

1.甲状腺滤泡癌属于分化型甲状腺癌。肉眼观：结节状，包膜不完整，境界较清楚，切面灰白、质软。

2.镜下可见不同分化程度的滤泡，有时分化好的滤泡癌很难与滤泡腺瘤区别，必须多处取材、切片，注意是否有包膜和血管侵犯加以鉴别；分化差的呈实性巢片状，瘤细胞异型性明显，滤泡少而不完整。

3.滤泡癌基于侵犯的范围而进一步分为：① 微小侵袭性滤泡癌（仅有包膜侵犯）；② 有包膜的血管侵犯性滤泡癌；③ 广泛侵袭性滤泡癌。

三、临床表现

1.滤泡癌多为单发无痛性甲状腺结节，一般无明显临床症状，多因行颈部超声、CT等检查而意外发现。

2.少数情况下肿瘤体积可以较大，当侵犯邻近组织和器官时，可出现声嘶、吞咽困难或颈部压迫感等。

3.约27%的患者发生远处转移，主要转移至骨和肺，少数累及脑、肝等器官，淋巴结转移少见（约8%）。

4.极少数发生远处转移的滤泡癌伴有甲状腺毒症（T_3升高）、高血钙、血肌酐升高等症状。

四、典型病例超声图像特征及诊断要点

【病例一】

1.**病史与体征** 男性，20岁，主诉：体检超声发现甲状腺结节。左侧甲状腺部位可触及一约2cm大小的质中肿块，可随吞咽而上下移动。

2.**实验室检查** 甲功正常。

3.**超声图像特征**（图3-137～图3-139）

4.**超声观察要点** 甲状腺结节大小、形状、回声、周边不规则晕环及血流信号的变化。

5.**超声诊断** 甲状腺左叶实质性结节（考虑滤泡癌可能）。

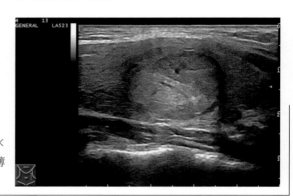

图3-137 甲状腺滤泡癌一
甲状腺左叶不均质回声结节，大小约24mm×17mm，椭圆形，内部回声欠均匀，周边可见厚薄不一的低回声晕

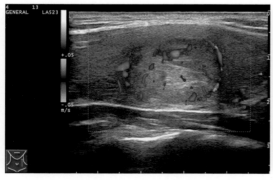

图3-138 甲状腺滤泡癌二
彩色多普勒超声显示甲状腺左叶结节周边和内部较丰富血流信号，以周边环状血流为主

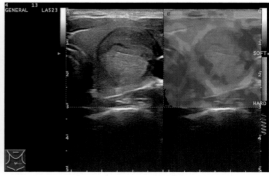

图3-139 甲状腺滤泡癌三
弹性成像提示甲状腺左叶结节质地偏硬

6.**手术和病理**　左侧甲状腺切除＋左侧中央组淋巴结清扫。术中见左侧甲状腺可扪及一大小为2cm的质硬结节，右侧甲状腺未见明显异常。病理示左甲状腺滤泡癌，包膜微小浸润型；中央组淋巴结4枚未见转移。

【病例二】

1.**病史与体征**　患者，女性，31岁，主诉：体检超声发现甲状腺结节。

2.**实验室检查**　甲功正常。

3.**超声图像特征**（图3-140、图3-141）

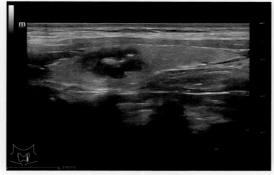

图3-140　甲状腺滤泡癌四

灰阶超声提示左侧甲状腺低回声结节，大小约16mm×8mm，形状不规则，边界不清，边缘不规则，内部回声不均匀，结节中央可见点状及团状强回声

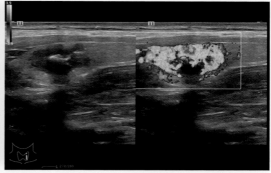

图3-141　甲状腺滤泡癌五

甲状腺左叶结节内见丰富血流信号

4.**超声观察要点**　甲状腺结节回声、钙化、边界边缘及血流信号的变化。

5.**超声诊断**　甲状腺左叶结节伴钙化（考虑恶性可能）。

6.**手术和病理**　左侧甲状腺切除＋左侧中央组淋巴结清扫。术中所见左侧甲状腺触及一直径约1cm的结节，右侧甲状腺未见明显异常；气管周围未触及肿大淋巴结。病理示左甲状腺滤泡性癌，包膜微小浸润型；中央组淋巴结6枚未见转移。

【病例三】

1.**病史与体征**　患者，女性，22岁，主诉自觉颈部肿物进行性增大1年余。

2.**实验室检查**　甲状腺功能正常。

3.**超声图像特征**（图3-142～图3-144）

4.**超声观察要点**　甲状腺结节大小、形状、回声、周边声晕及血流信号的变化。

5.**超声诊断**　甲状腺右叶结节部分囊性变（考虑滤泡癌可能）。

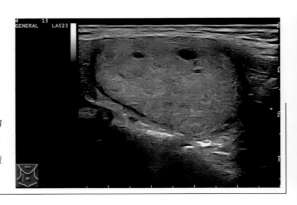

图3-142 甲状腺滤泡癌六

　　甲状腺右叶实性为主混合回声结节，大小约为39mm×21mm，椭圆形，边界欠清，边缘欠光整，内部回声欠均匀，内见局部无回声，周边可见厚薄不一低回声晕

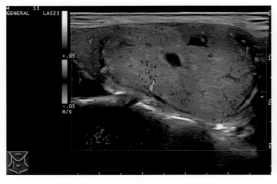

图3-143 甲状腺滤泡癌七

甲状腺右叶结节内见较丰富血流信号

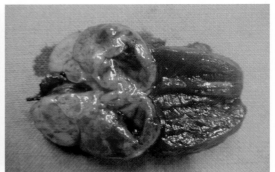

图3-144 甲状腺滤泡癌八

手术标本切面见肿瘤呈灰白色

　　6.手术和病理 右侧甲状腺切除＋右侧中央组淋巴结清扫；术中所见右侧甲状腺触及一大小约3cm的结节，左侧甲状腺未触及明显结节，气管前未及肿大淋巴结。病理示右甲状腺滤泡癌，弥漫浸润型；右中央组淋巴结1/3枚见癌转移。

五、超声征象

　　1.实性为主。

　　2.内部低回声、等回声，回声欠均匀。

　　3.形态趋于扁平状，纵横比＜1。

　　4.周边出现厚薄不一、不规则的低回声晕。

　　5.内部可出现粗钙化或囊性变。

　　6.彩色多普勒显示滤泡癌通常血供较丰富。

六、超声图像鉴别诊断

应与甲状腺腺瘤的鉴别。甲状腺滤泡癌与甲状腺腺瘤统称为滤泡性肿瘤，两者的超声图像特征十分相似，但甲状腺腺瘤的边缘较光整，声晕厚薄较一致。术前FNA有助于鉴别滤泡肿瘤与其他亚型的甲状腺肿瘤，但无法区分滤泡癌与滤泡腺瘤，最终需手术切除后石蜡病理证实其良恶性（图3-145、图3-146）。

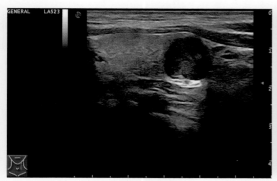

图 3-145 甲状腺腺瘤一
甲状腺左叶下极低回声结节，大小约14mm×12mm，形状呈椭圆形，边界尚清，边缘尚光整，回声欠均匀

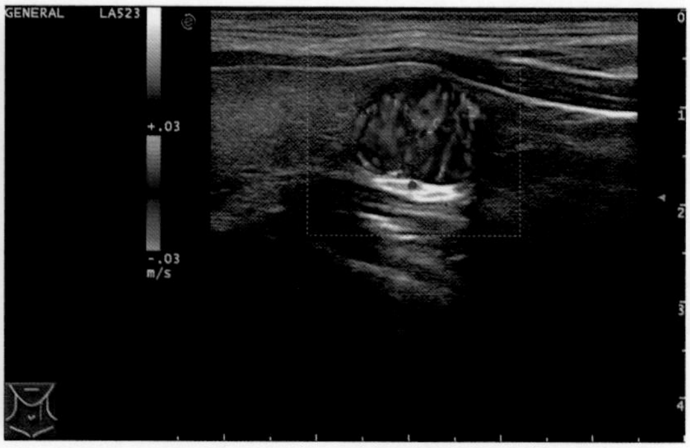

图 3-146 甲状腺腺瘤二
内部可见丰富的血流信号

七、临床价值

甲状腺滤泡癌发病仅次于乳头状癌，发病年龄相对较晚。血行转移是主要播散方式，发生远处转移者预后差，因此尽早发现并手术切除对提高患者生活质量，降低死亡率至关重要。滤泡性肿瘤的超声特征大部分表现为实性等回声或低回声，体积偏大，钙化较少，周边出现较厚的不规则低回声晕对滤泡癌具有较高的提示价值。超声引导下FNA对定性滤泡性肿瘤具有价值，但滤泡癌的证实仍需术后石蜡病理。

第十节 甲状腺髓样癌

一、病因学

甲状腺髓样癌来源于甲状腺滤泡旁细胞（又称C细胞），是神经内分泌细胞，和甲状腺滤泡细胞无关。甲状腺髓样癌较为少见，占甲状腺癌的4% ~ 8%。甲状腺髓样癌可分为遗传性和散发性，其发病主要原因是RET原癌基因突变，约95%遗传性甲状腺髓样癌和70%散发性甲状腺髓样癌是由位于10q11.2原癌基因RET突变所致。

二、病理解剖和病理生理

1.甲状腺髓样癌来源于滤泡旁细胞（又称C细胞），由于C细胞主要分布于甲状腺中部上极，故髓样癌多数位于甲状腺中部上极，少数发生于下极。

2.主要发病机制为RET原癌基因突变后，导致甲状腺C细胞内外区蛋白构象的改变，进而诱导细胞增生过度而发生癌变。

3.甲状腺髓样癌病理切面灰白、质实，可有或无包膜，有钙化时伴砂粒感。

4.C细胞属神经内分泌细胞，故能合成降钙素、促肾上腺皮质激素和癌胚抗原等。

三、临床表现

1.甲状腺髓样癌发病年龄较轻，女性多见，散发性甲状腺髓样癌多表现为单发肿瘤；遗传性甲状腺髓样癌多表现双侧甲状腺多灶性肿瘤。

2.甲状腺髓样癌主要表现为甲状腺无痛性硬实性结节，若肿块较大，可出现压迫和侵犯症状，比如声音嘶哑、呼吸不畅和吞咽困难等。

3.甲状腺髓样癌因分泌神经内分泌肽类或激素，而表现为面部潮红、心悸、腹泻、消瘦等类癌综合征；还可因为分泌降钙素引起血钙降低，而导致手足抽搐等。

4.淋巴结常见的转移部位有颈中央组及外侧淋巴结，临床医师可触及肿块的甲状腺髓样癌患者，淋巴结转移率在75%以上。

5.甲状腺髓样癌可侵犯血管，发生远处转移，高达15%患者有远隔部位转移，为甲状腺髓样癌的主要死因。

四、典型病例超声图像特征及诊断要点

【病例一】

1.**病史与体征**　患者，男性，67岁，主诉体检发现颈部肿物半月余。

2.**实验室检查**　降钙素升高（＞1178pg/mL），癌胚抗原升高（26.07ng/mL）。

3.**超声图像特征**（图3-147～图3-151）

4.**超声观察要点**　甲状腺结节位置、大小、回声及血流信号的变化，同侧颈部是否出现可疑淋巴结。

5.**超声诊断**　① 左侧甲状腺低回声结节（考虑髓样癌可能）；② 左侧颈部淋巴结异常显示（首先考虑转移性）。

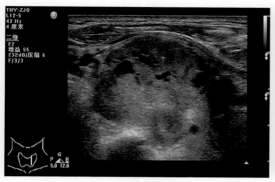

图 3-147　甲状腺髓样癌一

甲状腺左叶低回声结节，形态类圆形，边界欠清，边缘欠规则，内部回声不均匀，可见多处斑片状无回声，并可见少许点状强回声

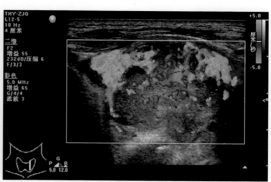

图 3-148　甲状腺髓样癌二

甲状腺左叶结节周边及内部丰富血流信号

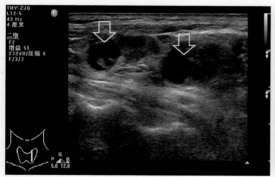

图 3-149　左侧颈部肿大淋巴结一

左侧颈部多个低回声（箭号示），形态趋于圆形，边界清晰，边缘光整，淋巴门结构不明显，部分可呈相互融合状，内可见片状无回声及点状强回声

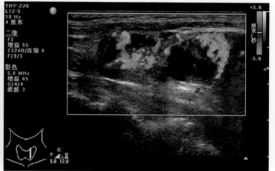

图 3-150　左侧颈部肿大淋巴结二

左侧颈部淋巴结周边和内部血流信号丰富

6.手术和病理　左甲状腺根治+左颈淋巴结清扫+双侧喉返神经探查。术中见左侧甲状腺腺体增大，上极扪及一质硬结节，左颈部触及数枚肿大质硬的淋巴结，部分融合。病理示左甲状腺髓样癌，左颈部淋巴结癌转移。

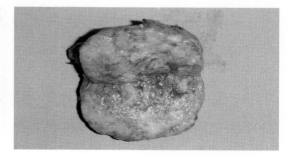

图 3-151　甲状腺髓样癌三

手术标本切面见肿瘤呈黄白色

【病例二】

1.**病史与体征** 患者，男性，66岁，主诉体检发现甲状腺结节1个月。

2.**实验室检查** 甲状腺功能正常。降钙素升高（1544pg/mL）；癌胚抗原升高（158ng/mL）。

3.**超声图像特征**（图3-152～图3-155）

4.**超声观察要点** 甲状腺结节位置、大小、回声、是否有钙化及钙化的类型（粗、微、混合），血流信号的变化，同侧颈部是否出现可疑淋巴结。

5.**超声诊断** ① 右侧甲状腺中上极低回声结节（考虑髓样癌可能）；② 右侧颈部淋巴结异常显示（首先考虑转移）

6.**手术和病理** 甲状腺癌扩大根治术。术中见右侧甲状腺中部触及一质韧肿块，右颈

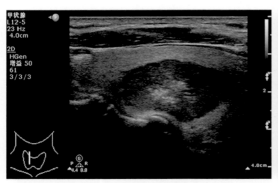

图3-152 甲状腺髓样癌四

甲状腺右叶中上极低回声，呈类圆形，边界清晰，边缘较规则，内部回声欠均匀，内可见点状及团状强回声

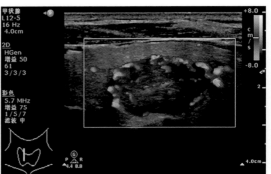

图3-153 甲状腺髓样癌五

甲状腺右叶结节血流信号丰富

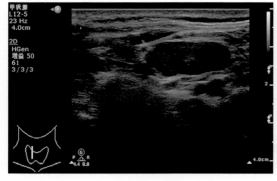

图3-154 右侧颈部淋巴结肿大一

右侧颈部低回声，呈椭圆形，边界清晰，淋巴门结构不明显

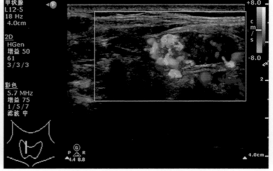

图3-155 右侧颈部淋巴结肿大二

右侧颈部淋巴结血流信号丰富

Ⅳ区及右锁骨上触及数枚质韧、肿大淋巴结。病理示右甲状腺髓样癌，右颈部Ⅱ、Ⅲ区淋巴结癌转移。

【病例三】

1.病史与体征　患者，女性，26岁，主诉双髋关节疼痛近1年，血钙、降钙素升高1个月。1年前，久坐及劳累后出现双侧髋关节持续性酸痛，疼痛不剧，持续时间长短不等。查体：甲状腺左侧中上部触及一质中结节，表面光滑，无压痛。

2.实验室检查　降钙素升高（516pg/mL）；CEA稍升高（5.44μg/mL）；血钙升高（2.98mmol/mL），血磷正常（0.78mmol/mL），PTH升高（900.10pg/mL）。甲状腺CT显示甲状腺左叶中上极结节，甲状腺癌可能性大。肾上腺超声检查考虑左侧肾上腺嗜铬细胞瘤可能。肾上腺CT平扫＋增强示左侧肾上腺腺瘤，垂体MRI平扫未见明显异常。

3.超声图像特征（图3-156～图3-159）

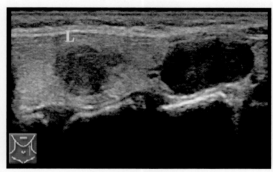

图3-156　甲状腺髓样癌（多灶性）一

甲状腺左叶（L）中部、下极各见一个低回声结节，回声欠均匀，中部结节边界欠清晰，下部结节边界欠清晰

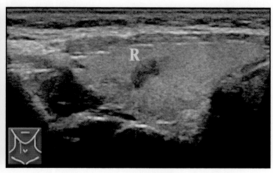

图3-157　甲状腺髓样癌（多灶性）二

甲状腺右叶（R）中部见一个低回声结节，边界欠清晰，边缘不光整，内部回声欠均匀

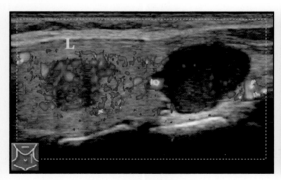

图3-158　甲状腺髓样癌（多灶性）三

甲状腺左叶（L）中部结节血流信号丰富，下部结节少量血流信号

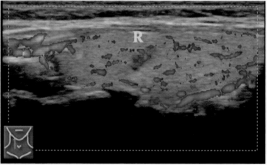

图3-159　甲状腺髓样癌（多灶性）四

右侧甲状腺（R）中部结节少量血流信号

4.**超声观察要点** 甲状腺结节位置、数目、大小、形态、回声及血流信号的变化。

5.**超声诊断** 双侧甲状腺低回声结节（首先考虑甲状腺多灶性髓样癌）。

6.**临床诊断** 多发性内分泌腺瘤（Ⅱ型）。

【病例四】

1.**病史与体征** 患者，男性，53岁，主诉体检发现甲状腺结节5年。5年间未做治疗，定期复查，发现甲状腺结节增大。

2.**实验室检查** 降钙素升高（18.16pg/mL）。

3.**超声图像特征**（图3-160、图3-161）

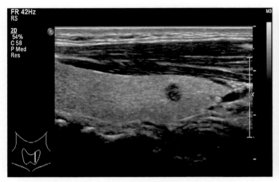 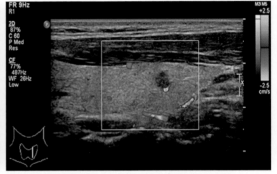

图3-160 左侧甲状腺髓样癌一	图3-161 左侧甲状腺髓样癌二
甲状腺左叶下极低回声结节，呈类圆形，边界欠清晰，边缘光整	甲状腺左叶结节少许血流信号

4.**超声观察要点** 甲状腺结节位置、大小、回声及血流信号的变化，同侧颈部是否出现可疑淋巴结。

5.**超声诊断** 左侧甲状腺下极低回声结节

6.**手术和病理** 甲状腺癌改良根治术+喉返神经探查术。术中于甲状腺左叶扪及一质软结节。病理示左侧甲状腺髓样癌。

五、超声征象

1.**灰阶超声** ① 甲状腺低回声结节，边界较清，边缘不规则。② 粗钙化较微钙化常见；部分结节可出现囊性变，绝大部分的肿瘤无声晕。

2.**彩色多普勒超声** 多数结节血供丰富。

3.**易发生淋巴结和远处转移，75%转移性淋巴结可见点状强回声。**

六、超声图像鉴别诊断

1.与甲状腺乳头状癌的鉴别 两者超声特征有较多相似之处，但乳头状癌多无部位特异性，微小乳头状癌多无（少）血流信号；若超声鉴别较困难，可结合临床表现与实验室检查等综合考虑（图3-162、图3-163）。

2.与结节性甲状腺肿鉴别 结节性甲状腺肿可为多发病灶，少数为单发病灶；结节性甲状腺肿的结节多呈低回声、边界清晰，平行生长，无微钙化，可见囊性变（图3-164、图3-165）。

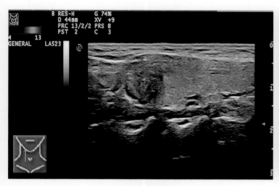

图3-162　甲状腺乳头状癌一

甲状腺右叶中上极低回声，呈圆形，边界清，边缘模糊，内部见点状强回声

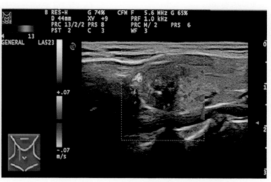

图3-163　甲状腺乳头状癌二

甲状腺右叶中上极结节见少许点状血流信号

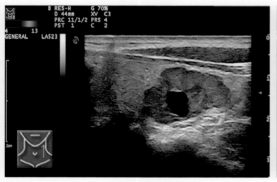

图3-164　结节性甲状腺肿一

左侧甲状腺下极低回声，呈椭圆形，边界清，边缘不规则，内部见无回声

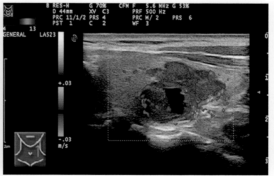

图3-165　结节性甲状腺肿二

甲状腺左叶下极结节血流信号较丰富

七、临床价值

甲状腺髓样癌侵袭性强、预后差，因此及早发现并治疗对降低死亡率至关重要。甲状腺髓样癌既具有恶性甲状腺结节的一般超声图像特点，超声对术前定位、定性诊断具有重要意义，同时对术后随访有重要作用。

（詹维伟）

参考文献

[1] Chang Y W, Hong H S, Choi D L. Sonography of the pediatric thyroid: a pictorial essay. J Clin Ultrasound, 2009, 37: 149.

[2] 陈林，陈悦，詹维伟，等. 超声对急性化脓性甲状腺炎与亚急性甲状腺炎的鉴别诊断价值. 临床超声医学杂志，2010，12（11）：739-742.

[3] Greene J N. Subacute thyroiditis. Am J Med, 1971, 51: 97-108.

[4] Tokuda Y, Kasagi K, Iida Y, et al. Sonography of subacute thyroiditis: changes in the findings during the course of the disease. J Clin Ultrasound, 1990, 18: 21-26.

[5] 中华医学会内分泌学分会《中国甲状腺疾病诊治指南》编写组. 中国甲状腺疾病诊治指南—甲状腺炎：亚急性甲状腺炎. 中华内科杂志，2008 (9)：784-785.

[6] Caturegli P, Remigis A De, Rose N R, Hashimoto thyroiditis: Clinical and diagnostic criteria. Autoimmunity Reviews, 2014, 13 (4-5)：391-397.

[7] 苏艳军，程若川，张建明. 生长因子及其受体与单纯性甲状腺肿. 国际内分泌代谢杂志，2007, 27: 200-202.

[8] Zimmermann M B, Molinari L, Spehl M, et al. Toward a consensus on reference values for thyroid volume in iodine-replete schoolchildren: results of a workshop on inter-observer and inter-equipment variation in sonographic measurement of thyroid volume. Eur J Endocrinol, 2001, 144: 213-220.

[9] 白耀. 甲状腺病学：基础与临床. 北京：科学技术文献出版社，2004.

[10] 葛均波，徐永健. 内科学. 第8版. 北京：人民卫生出版社，2014.

[11] Hirotoshi N, et al. "Is an Increase in Thyroid Nodule Volume a Risk Factor for Malignancy?" Thyroid, 25 (7)：804-811.

[12] Pokhrel B, Bhusal K. Graves Disease. StatPearls [Internet]. Treasure Island (FL)：StatPearls Publishing, 2019 Jan30.

[13] Haugen B R, Alexander E K, Bible K C, et al. 2015 American Thyroid Association management guidelines for adult patients with thyroid nodules and differentiated thyroid cancer: the American Thyroid Association guidelines task force on thyroid nodules and differentiated thyroid cancer. Thyroid, 2016, 26: 1-133.

[14] Kwak J Y, Han K H, Yoon J H, et al. Thyroid Imaging Reporting and Data System for US features of nodules: a step in establishing better stratification of cancer risk. Radiology, 2011, 260: 892-899.

[15] DeLellis R A, Lloyd R V, Heitz P U, et al. Pathology and genetics of tumours of endocrine organs. In: Kleihues P, Sobrin L H, series editors. World health organization. Classification of Tumours. Lyon: IARC Press, 2004.

[16] Konturek A, Barczynski M, Stopa M, Nowak W. Trends in Prevalence of Thyroid Cancer Over Three Decades: A Retrospective Cohort Study of 17526 Surgical Patients. World J Surg, 2016. 40 (3)：538-544.

[17] Baloch Z W. LiVolsi V A, Follicular-patterned afflictions of the thyroid gland: reappraisal of the most discussed entity in endocrine pathology. Endocr Pathol, 2014. 25 (1)：12-20.

[18] Clayman G L, el-Baradie T S. Medllllary thyroid cancer. Otolaryngol Clin North Am, 2003, 36: 91-105.

第四章　甲状旁腺

04 Chapter

第一节　甲状旁腺增生

一、病因学

　　甲状旁腺增生根据其病因可分为原发性增生和继发性增生。前者是指在没有外界因素作用下的增生，常伴有甲状旁腺功能亢进。后者是指在外界因素干扰下导致腺体增生，常见因素有维生素D缺乏症、严重肾功能不全等。

二、病理解剖和病理生理

　　1.原发性甲状旁腺增生　分为主细胞增生型和透明细胞增生型。① 主细胞型：镜下主要为主细胞，嗜酸粒细胞较少。② 透明细胞型：腺体常不规则，可有伪足，由弥漫的透明细胞构成，无其他种类细胞。约10%的原发性甲状旁腺功能亢进（甲旁亢）是由原发性甲状旁腺增生所致，常导致血钙水平升高，但血钙升高的水平常低于甲状旁腺腺瘤患者。

　　2.继发性甲状旁腺增生　是由于体内存在刺激甲状旁腺的因素，如血钙、血镁过低或血磷过高，刺激甲状旁腺增生肥大，分泌过多甲状旁腺素，来代偿维持血钙、血磷的正常。慢性肾病患者在进行维持性血液透析治疗时，常导致甲状旁腺增生，且随着透析时间的增加，甲状旁腺增生的发生率逐渐升高。镜下与原发性主细胞增生类似，可分为弥漫型和结节型，随着甲状旁腺不断增生，弥漫型可逐渐转换成结节型。

三、临床表现

　　临床症状通常表现为甲旁亢导致的高钙血症。① 神经系统：患者神情淡漠、嗜睡、肌张力减弱、易劳累等。② 消化系统：食欲减退、恶心、呕吐、腹胀便秘等。③ 骨骼系统：骨骼疼痛、四肢活动受限、骨骼畸形、病理性骨折。④ 泌尿系：反复发作的尿路结石、肾实质钙盐沉积等。

四、典型病例超声图像特征与诊断要点

【病例一】

　　1.病史与体征　　男性，41岁，患者14年前因"肾功能不全"开始行维持性腹膜透析，9年前改为血液透析，无小便，偶伴皮肤瘙痒、乏力、心悸症状，无其他不适。

　　2.其他检查　　甲状旁腺素升高（1488.00pg/mL）。

　　3.超声图像特征（图4-1～图4-4）

　　4.超声观察要点　　① 增生甲状旁腺的位置、形态、大小、数目及内部回声。② 增生甲状旁腺的血供是否丰富。③ 增生的甲状旁腺与周围组织的关系，是否邻近大血管，是否对食管有压迫。

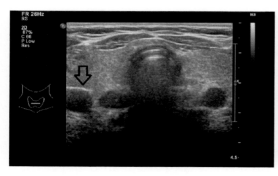

图4-1　甲状旁腺增生一

甲状腺横切面，甲状腺背侧可见多个结节，形状呈圆形或椭圆形，边界清楚，与甲状腺分界明显，并可见高回声包膜（箭号示）

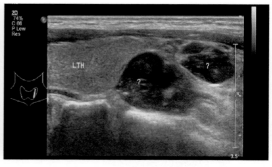

图4-2　甲状旁腺增生二

甲状腺纵切面，可见增生的甲状旁腺内部回声不均匀，呈高低混合回声

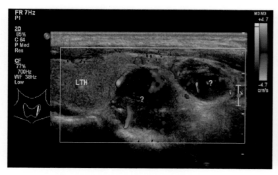

图4-3　甲状旁腺增生三

甲状腺纵切面，增生的甲状旁腺内可见少量血流信号，周边可见半环形血流信号

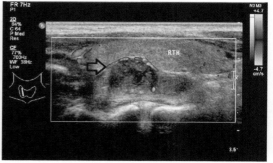

图4-4　甲状旁腺增生四

甲状腺纵切面，增生的甲状旁腺周边可见半环形血流信号（箭号示）

5.超声诊断 甲状腺背侧多发结节，考虑甲状旁腺增生。

6.手术和病理 甲状旁腺切除+自体移植术。

【病例二】

1.病史与体征 男性，54岁，患者痛风病史15年，血尿酸升高15年，血肌酐升高13年。未规律诊治及监测尿酸。尿毒症病史10年，每周透析2次持续4年，后改为每2周5次持续5年。

2.其他检查 甲状旁腺素升高（2638.00pg/mL）。

3.超声图像特征（图4-5～图4-7）

4.超声观察要点 ① 增生甲状旁腺的位置、形态、大小、数目及内部回声。② 增生甲状旁腺的血供是否丰富。③ 增生的甲状旁腺与周围组织的关系，是否邻近大血管，是否对食管有压迫。

5.超声诊断 甲状腺背侧多发结节，考虑甲状旁腺增生。

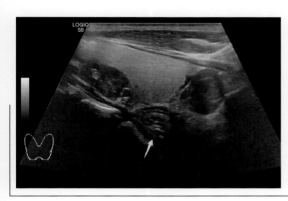

图4-5 甲状旁腺增生五

左侧甲状腺纵切面可见两个增生的甲状旁腺，内部回声不均，可见环形钙化灶（红色箭号示）。此处应注意不要误把食管的横切面也当成增生的甲状旁腺（黄色箭号示）

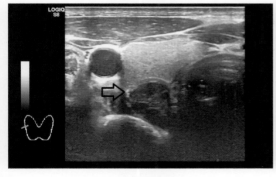

图4-6 甲状旁腺增生六

右侧甲状腺横切面可见增生的甲状旁腺与甲状腺间高回声包膜

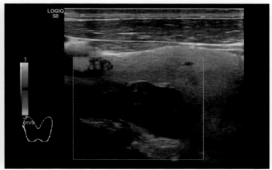

图4-7 甲状旁腺增生七

CDFI：增生的甲状旁腺内及周边未见明显血流信号

6.手术和病理 甲状旁腺切除+自体移植术，切除甲状旁腺后10min查甲状旁腺素234.9pg/mL（图4-8）。

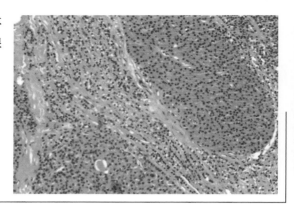

图4-8 甲状旁腺增生病理

（HE染色，×100）

五、超声征象

1.增生的甲状旁腺通常位于甲状腺下极背侧，4个腺体等大或不同程度的增大，通常透明细胞型增生位于上旁腺体，而主细胞型增生位于下旁腺体。

2.增生的甲状旁腺多呈圆形、椭圆形或者梭形，肿块较大时形态多呈管形。

3.增生的甲状旁腺一般不超过20mm，体积小于甲状旁腺腺瘤。

4.增生的腺体边界光滑，与周围组织分界清晰，与甲状腺之间可见高回声包膜，这是与甲状腺下极结节鉴别的关键点。

5.增生的甲状旁腺内部通常呈均匀低回声，随着体积增大，内部可出现等回声结节。当增生的腺体直径超过10mm，腺体内可出现环型强回声（图4-5），可能与甲旁亢引发高血钙，血钙随之游离出血管，沉积在细胞间质有关。

6.CDFI显示，增生甲状旁腺可见环形血流信号，内部可见少量血流信号。部分增生甲状旁腺血流并不明显。

六、超声图像鉴别诊断

1.甲状旁腺腺瘤鉴别诊断 鉴别难度大，甲状旁腺腺瘤常单发，体积较增生的甲状旁腺大。患者除有反复发作的泌尿结石病史外，一般无其他临床症状。甲状旁腺增生常继发于肾功能衰减，多有透析病史（图4-9、图4-10）。

2.甲状腺下极结节鉴别诊断 增生的甲状旁腺与甲状腺之间通常一条双层高回声带（箭号示），这是由于增生的甲状旁腺推挤甲状腺背侧包膜所形成的，而甲状腺结节没有。CDFI，此处常有血管绕行，为甲状腺被膜血管（图4-11、图4-12）。

3.甲状旁腺癌鉴别诊断 甲状旁腺癌体积更大，边界不清，内部回声不均，可有囊性变或微钙化，癌灶内部及周围血供丰富。当肿瘤进一步生长时，可伴有周围淋巴结肿大，甚至侵犯邻近组织或器官，如肌肉或周围的血管，当侵犯甲状腺时，则与甲状腺肿瘤难以区分。

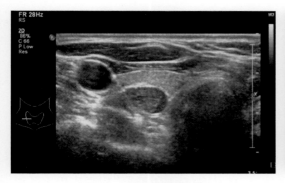

图4-9　甲状旁腺腺瘤

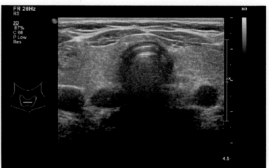

图4-10　甲状旁腺增生八

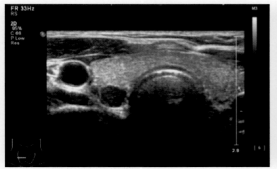

图4-11　甲状腺下极结节

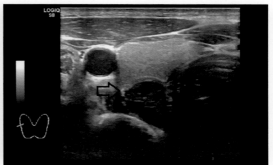

图4-12　甲状旁腺增生九

七、临床价值

　　彩色多普勒超声是目前诊断甲状旁腺增生最有效的方法之一，可以明确甲状旁腺增生的位置、程度及数量。为临床治疗提供可靠的依据。因其简单、便捷、性价比高等优势，可以作为初筛甲状旁腺增生的首选方法。

第二节　甲状旁腺腺瘤

一、病因学

　　甲状旁腺腺瘤是一种良性的神经内分泌肿瘤，原发性甲状旁腺功能亢进症，80%以上是由于甲状旁腺腺瘤过多分泌甲状旁腺激素引起的。以女性多见，男女比为1∶3，好发年龄30～50岁，儿童和老人少见。甲状旁腺腺瘤是引起原发性甲状旁腺功能亢进最常见的原因，具体病因尚不明确，可能与人体DNA在复制过程中11号染色体丢失或逆转，及Cylin D1基因的过度表达有关。

二、病理解剖和病理生理

甲状旁腺腺瘤的主要病理生理改变是甲状旁腺分泌过多的甲状旁腺激素（PTH），PTH与骨和肾脏的PTH受体相结合，使骨吸收增加，致使钙质释放入血，肾小管重吸收钙的能力增加，并增加肾脏1, 25-双羟维生素D_2[1, 25-$(OH)_2D_3$]的合成，后者作用于肠道，增加钙的吸收，导致血钙升高。

当血钙升高超过一定水平，从肾小管滤过的钙增多，致使尿液钙的排出增多。同时，PTH可以抑制磷在近端及远端肾小管的重吸收（对近端小管的抑制作用更明显），尿磷的排出增多，血磷水平随之降低。所以，甲状旁腺腺瘤患者临床表现为高钙血症、高钙尿症、低磷血症及高磷尿症。

三、临床表现

由于甲状旁腺腺瘤分泌的自主性，高血钙不能抑制PTH的分泌，血钙持续升高，引起各个系统功能紊乱，因此功能性腺瘤的临床表现也是多种多样。

1.**肾脏病变** 患者反复出现多发性泌尿系统结石引起的肾绞痛、输尿管结石、肉眼血尿，还易罹患泌尿系感染，病程长者或病情较重者还可引发肾功能损伤，最终发展为尿毒症。

2.**骨骼病变** 症状较轻时可仅表现为骨质疏松或同时伴有佝偻病/骨软化。病情进展逐渐表现为全身弥漫性、逐渐加重的骨骼关节疼痛。后期渐渐出现骨骼畸形，病变部位易发生病理学骨折。

3.**消化系统病变** 致胃壁细胞分泌胃酸增加，形成高胃酸性多发性十二指肠溃疡；高浓度血钙还可激活胰腺管内的胰蛋白酶原，引起自身消化，导致急性胰腺炎。

4.**神经肌肉系统病变** 高钙血症患者可出现淡漠、消沉、烦躁、反应迟缓、记忆力减退，严重者甚至出现幻觉、躁狂、昏迷等中枢神经系统症状。患者易出现四肢疲劳、肌无力，主要表现为四肢近端为主的肌力下降。部分患者还表现为肌肉疼痛、肌肉萎缩、腱反射减弱。

5.**精神心理异常** 患者可出现倦怠、嗜睡、情绪抑郁、神经质、社交能力下降甚至认知障碍等心理异常的表现。腺瘤手术切除后，心理异常的表现可以明显改善。

6.**其他症状** 部分患者可出现糖代谢异常，表现为糖耐量异常、糖尿病或高胰岛素血症，出现相应临床症状。

四、典型病例超声图像特征及诊断要点

【病例一】

1.**病史与体征** 男性，30岁，主诉双下肢无力，起立困难1年，骨痛2个月，加重1个月。查体：未见明显阳性体征。

2.**其他检查** 甲状旁腺素升高（1320ng/L），血钙升高（3.89mmol/L），血磷升高（0.27mmol/L）。

3.**超声图像特征**（图4-13～图4-15）

4.**超声观察要点** 甲状旁腺腺瘤位置、数目、大小、形态、边界、内部回声，有无包膜、瘤体与甲状腺组织的关系及血流信号情况。

5.**超声诊断** 右侧甲状腺中上部背侧实质性肿块，性质待查，考虑甲状旁腺腺瘤可能。

6.**手术和病理** 右甲状旁腺腺瘤切除术。术后病理结果：右侧甲状腺背侧肿物结合免疫组化结果，符合甲状旁腺腺瘤（图4-16）。

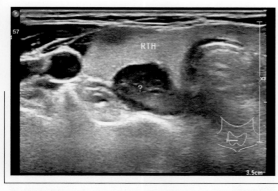

图4-13 甲状旁腺瘤一

甲状腺横切面，右侧甲状腺（RTH）背侧可见一低回声结节（"？"示），与前方甲状腺之间存在一完整的高回声界面

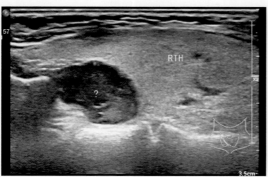

图4-14 甲状旁腺瘤二

甲状腺纵切面，结节（"？"示）位于右侧甲状腺（RTH）中上部背侧，内部为低回声，边界清晰

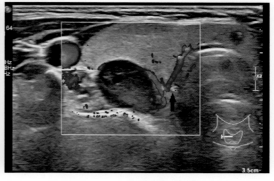

图4-15 甲状旁腺瘤三

甲状腺横切面，腺瘤左前缘可见环绕血流

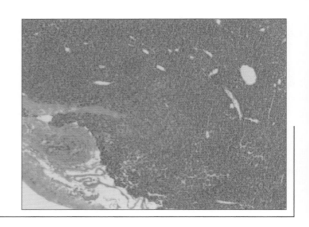

图4-16 甲状旁腺腺瘤病理

（HE染色，×100）

【**病例二**】

1.**病史与体征** 女性，46岁，因发现血肌酐升高半年，伴膝关节痛2个月，加重1周入院。查体：左侧颈部可触及一大小约3cm的结节，质中等，无触痛，随吞咽上下移动。双侧腰部有叩击痛。

2.**其他检查** 血肌酐升高（356μmol/L），尿素升高（13.5mmol/L），甲状旁腺素升高（1653ng/L），血钙升高（4.62mmol/L），血磷正常（0.92mmol/L）。双肾超声示双肾呈弥漫性损伤改变，双肾多发性结石。

3.**超声图像特征**（图4-17～图4-19）

4.**超声观察要点** 甲状旁腺腺瘤位置、数目、大小、形态、边界、内部回声，有无包膜、瘤体与甲状腺组织的关系及血流信号情况。

5.**超声诊断** 左侧甲状腺下极下方实质性肿块，性质待查，考虑甲状旁腺腺瘤可能。

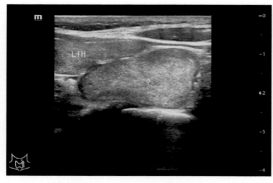

图4-17 甲状旁腺瘤四

肿瘤（"？"示）位于左侧甲状腺（LTH）下极下方，内部呈中等回声，边界清晰，形态呈椭圆形，周边可见完整包膜

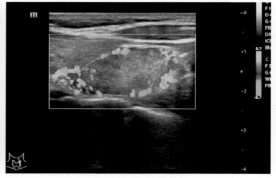

图4-18 甲状旁腺瘤五

腺瘤周边可见环状血流信号

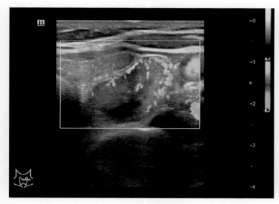

图4-19　甲状旁腺瘤六

腺瘤内部可见丰富的血流信号

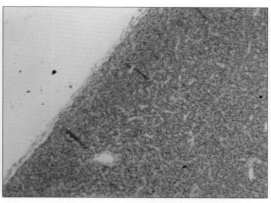

图4-20　甲状旁腺腺瘤病理

（HE 染色，×100）

　　6.手术和病理　左侧甲状旁腺肿物切除术。术后病理结果：左侧甲状腺下极肿物结合免疫组化结果，符合甲状旁腺腺瘤（图4-20）。

五、超声征象

　　1.甲状旁腺腺瘤通常位于甲状腺上下极的背侧，下甲状旁腺多于上甲状旁腺，呈现为甲状腺后方的肿块，并将甲状腺向前推挤移位。大多为单个腺体受累，病变累及1个腺体者占90%，双腺瘤的发生率为1.9% ～ 5%。

　　2.小腺瘤呈圆形或椭圆形，大腺瘤可呈分叶状或不规则状。也有文献报道腺瘤形态与其所在位置有关，下甲状旁腺腺瘤通常是紧贴于甲状腺侧叶后外侧，呈泪滴状或长条形，而上甲状旁腺腺瘤常呈圆形或卵圆形。腺瘤的长轴与身体矢状面平行。

　　3.腺瘤瘤体大小不等，小腺瘤指最大径在1cm内的瘤体，大腺瘤为最大径在1cm以上的瘤体。腺瘤瘤体大小通常与血钙水平有关，血钙水平在2.63 ～ 2.88mmol/L时，瘤体一般最大径在1.5cm内；血钙水平高于2.88mmol/L时，则瘤体最大径可大于1.5cm。

　　4.甲状旁腺腺瘤通常有明显的包膜，该包膜回声强于甲状腺实质，因此瘤体在灰阶声像图上表现为边界清楚、边缘规则，探头加压时图像显示腺瘤与甲状腺的不同步运动。瘤体与前方甲状腺之间存在一完整菲薄的高回声界面，这可能是由紧密相邻的甲状腺被膜与甲状旁腺腺瘤包膜共同形成。

　　5.典型的甲状旁腺腺瘤超声表现为均匀的低回声，这与瘤体内为较单一的细胞增生这一病理特点有关。较大的瘤体（2%）内可伴出血，坏死、囊性变而内部出现无回声，此外肿块有时有钙化，也有极少数是中等回声或高回声。

　　6.甲状旁腺为无导管腺体，其内有丰富的毛细血管网，当腺瘤发生时，组织代谢活跃，血供增加，为甲状旁腺腺瘤的彩色多普勒成像提供了诊断基础。瘤体前缘常有明显的血管绕行（实为甲状腺被膜血管），并可见多条动脉分支进入瘤体，瘤体内部一般呈高血供，可见丰富的血流信号。有时可显示腺瘤的蒂部。

六、超声图像鉴别诊断

虽然甲状旁腺腺瘤有其声像图特征，但仍需与以下疾病相鉴别。

1. 甲状腺腺瘤　甲状腺腺瘤通常位于甲状腺内部，与甲状腺实质关系密切，两者之间无一完整菲薄的高回声界面。有时甲状旁腺腺瘤也有可能全部位于甲状腺内，此时单纯靠超声表现是难以鉴别甲状旁腺腺瘤和甲状腺腺瘤的。只有在正常的甲状旁腺区域未能找到甲状旁腺，同时排除异位于其他区域的时候，方可确定甲状旁腺腺瘤在甲状腺内（图4-21、图4-22）。

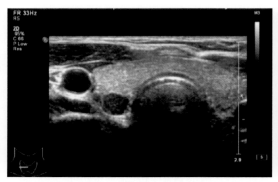

图4-21　甲状腺下极结节

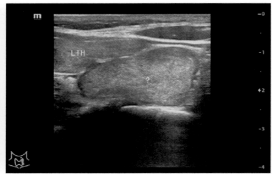

图4-22　甲状旁腺瘤

2. 甲状旁腺增生　甲状旁腺腺瘤与增生的回声类似，以实性低回声为主，单纯从声像图难以鉴别，但甲状旁腺增生多累及多个腺体，临床上常继发于肾功能衰竭，而腺瘤多为单发（参见"甲状旁腺增生"）。

3. 甲状旁腺癌　极少发生，仅占甲状旁腺肿瘤的1%～2%，肿瘤体积通常较大，生长快，向周围组织侵犯。血流信号较丰富，有时可类似于甲状腺功能亢进时的"火海征"（参见"甲状旁腺癌"）。

七、临床价值

超声可以动态地观察甲状旁腺腺瘤的位置、形态、大小、数目及内部回声情况，以及瘤体周边及内部的血流状况，而超声又具有简单易行、无创伤、无辐射的特点，故高频超声可作为筛查甲状旁腺腺瘤的一项首选检查方法。

第三节　甲状旁腺囊肿

甲状旁腺囊肿较少见，约占颈部囊肿性疾病的1%，占甲状旁腺疾病的0.5%。根据其是否引起甲状旁腺功能亢进的症状，临床上分为功能性和无功能性两种。

一、病因学

甲状旁腺囊肿的发生机制目前尚无定论，功能性与非功能性囊肿发生机制的学说各有不同。

功能性囊肿的形成机制：① 甲状旁腺腺瘤退行性改变或是腺瘤内出血所致；② 甲状旁腺微小囊肿的融合或囊液潴留所致。无功能性囊肿也有两种可能的形成机制：① 第一种可能性是来源于胚胎时期第3或第4鳃裂产生的真性囊肿，这可解释在病理切片中囊肿周围可能出现间质细胞成分；② 第二种可能性是甲状旁腺的局部退化或液体的聚集形成微囊，然后相互融合而成。

二、病理解剖和病理生理

所有的甲状旁腺囊肿囊壁都会有岛状的甲状旁腺组织，可含有透明细胞、主细胞、嗜酸粒细胞。囊液内均含有较高水平的PTH，往往是血浆PTH水平的2～2000倍，但囊液PTH水平在功能性和无功能性甲状旁腺囊肿之间并没有明显的差别。

来源于囊液潴留、囊泡融合以及鳃裂的囊肿为真性囊肿，囊壁为扁平立方上皮和低柱状上皮，囊内液清亮透明。来源于甲状旁腺组织或腺瘤梗死以及囊性变后形成的为假性囊肿，囊内为血性或咖啡色液体，囊壁内有炎性反应以及内有含铁血黄素的巨噬细胞，这类囊肿多为功能性甲状旁腺囊肿。

三、临床表现

非功能性甲状旁腺囊肿以女性多见，一般表现为无症状的颈部肿物，下甲状旁腺居多，偶尔会因囊肿较大压迫邻近结构而引起一系列症状，表现为呼吸困难、吞咽困难、咳嗽、声嘶和反复发作的神经麻痹症状等。

而功能性甲状旁腺囊肿以男性多见，可引起甲状旁腺功能亢进的一系列症状，早期症状可不明显，晚期患者表现为肌无力、全身骨痛、病理性骨折、双肾多发结石、肾功能不全及神经精神症状等。

四、典型病例超声图像特征及诊断要点

1.病史与体征 女性，37岁，体检时发现颈部肿物就诊，无其他不适。既往无甲状腺功能亢进等病史。查体：左侧颈部可触及一大小约3cm的肿块，质地软，可所吞咽上下移动，压痛（一）。

2.其他检查 甲状旁腺素正常（42ng/L），血钙降低（2.15mmol/L），血磷正常（1.14 mmol/L）。

3.超声图像特征（图4-23、图4-24）

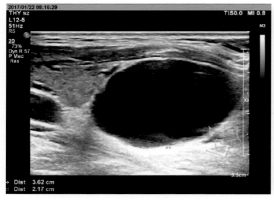

图4-23　甲状旁腺囊肿一

甲状腺右叶纵切面，囊肿形态呈椭圆形，壁薄，与甲状腺间有高回声界面分隔

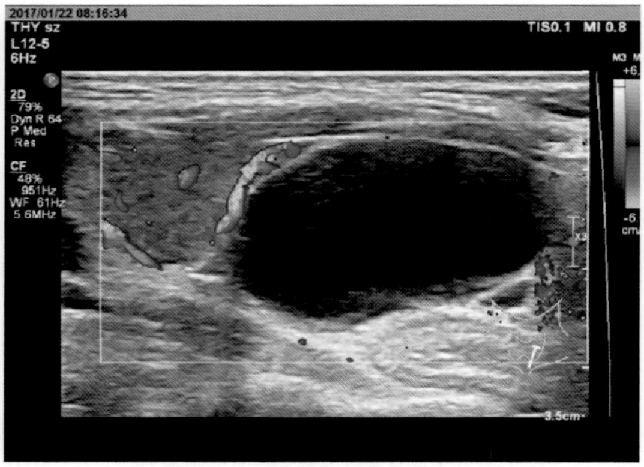

图4-24　甲状旁腺囊肿二

甲状腺右叶纵切面，彩色多普勒显示囊肿内无血流信号，周边可见血流信号

4.超声观察要点 甲状旁腺囊肿的位置、大小、形态、边界、内部回声，囊肿与甲状腺组织的关系及血流信号情况。

5.超声诊断 左侧甲状腺下极下方囊性包块，考虑甲状旁腺囊肿可能。

6.手术及病理 ① 手术：左侧甲状腺下极旁囊肿切除术，术中见囊肿紧贴左侧甲状腺下极。② 术后病理结果：甲状旁腺囊肿。

五、超声征象

1.甲状腺后方或下方的无回声包块，边界清晰，常呈椭圆形，有包膜，与甲状腺间有高回声界面分隔，囊肿后方回声增强。

2.血流情况 包块内无血流信号，周边常可见血流信号。

3.囊肿与甲状腺的关系 由于甲状旁腺被构成甲状腺悬韧带的甲状腺假被膜所包绕，多数随吞咽活动上下移动，且大部分甲状旁腺囊肿紧邻甲状腺腺体，与甲状腺组织间仅由菲薄的囊壁相隔，探头推挤或吞咽动作时与甲状腺组织运动程度相当。

六、超声图像鉴别诊断

1.甲状腺囊肿鉴别　甲状旁腺囊肿常位于甲状腺背侧或下极旁，由于张力较低，常呈椭圆形，质地较软，甲状旁腺囊肿囊壁薄，一般＜1mm。而甲状腺囊肿多位于甲状腺内，张力较高，甲状腺囊肿常呈圆形，质地较硬，囊壁稍厚，一般为1～2mm，且与甲状腺有明显分界（箭号示）（图4-25、图4-26）。

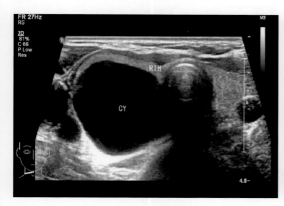

图4-25　甲状腺囊肿

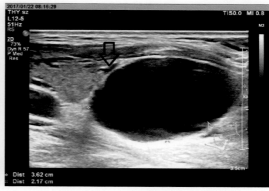

图4-26　甲状旁腺囊肿一

2.甲状舌骨囊肿　甲状舌骨囊肿位于颈部正中，多位于上颈部，颈内动脉内侧，与舌骨关系密切，与甲状腺无明显比邻关系（图4-27、图4-28）。

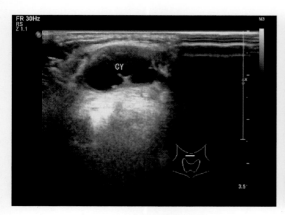

图4-27　甲状舌骨囊肿

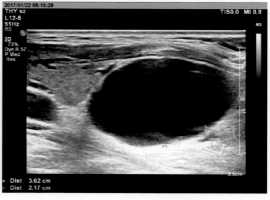

图4-28　甲状旁腺囊肿二

3.鳃裂囊肿　鳃裂囊肿常位于上颈部，大多在舌骨水平，胸锁乳突肌上1/3前缘附近，有时附着于颈动脉鞘的后部，或自颈内、外动脉分叉之间突向咽侧壁。鳃裂囊肿囊壁较厚，内部较少为清亮的无回声，多可见漂浮的点状强回声，或呈囊实性的混合回声（箭号示）（图4-29、图4-30）。

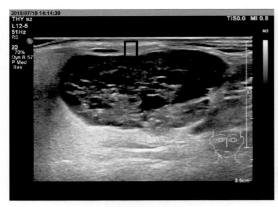

图4-29 鳃裂囊肿

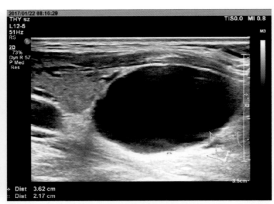

图4-30 甲状旁腺囊肿三

七、临床价值

　　超声是筛查甲状腺及甲状旁腺肿块的首选方法，较易区分肿块的囊实性。因此，超声是甲状旁腺囊肿的最佳影像学检测方法。同时，超声引导下的穿刺活检具有操作便捷、精准度高、结果可靠的特点，超声引导下的囊肿穿刺抽液对甲状旁腺囊肿具有诊断与治疗作用。

第四节　甲状旁腺癌

一、病因学

　　甲状旁腺癌（parathyroid carcinoma，PC）通常分为两种类型，即无功能性及功能性，前者发病率不到10%。甲状旁腺癌病因比较复杂，尚不明确。有资料显示，家族性甲状旁腺功能亢进及头颈部放射线史是其发病的高危因素。也可能与CDC73突变导致的Parafibromin功能缺失、多发性内分泌肿瘤（multiple endocrine neoplasia，MEN）Ⅰ型、RB基因丢失以及包含RB基因和BRCA2基因的13号染色体杂合性丢失有关。

二、病理解剖和病理生理

　　甲状旁腺癌一般多发于下旁腺，瘤体较大，通常大于3cm，平均重量12g，形状常呈不规则形，或有分叶，肉眼呈灰白色，质地坚硬，具有较厚的包膜。镜下，呈多结节状分布，粗大的纤维束将细胞分隔成团，形成小梁状排列。90%的甲状旁腺癌患者有临床症状，其表现与甲状旁腺功能亢进症状类似，但是更加严重。另有10%的患者发病隐匿，临床症状不典型，仅表现为颈部肿物。

三、临床表现

功能性甲状旁腺癌患者主要表现为与高钙血症相关症状，与良性病变引起的临床症状类似，但往往更加严重。常表现为恶心、呕吐、脱水等，也可有疲劳、抑郁等一些精神症状。当累及骨和肾脏时，可有骨质疏松、骨纤维囊性变、骨折、骨痛、泌尿系结石及肾功能不全等。无功能性甲状旁腺癌患者通常晚期出现临床症状，表现为颈部肿物，但肿物较功能性甲状旁腺癌患者大。可有颈部淋巴结转移，累及喉返神经时可导致声音嘶哑、呼吸吞咽困难等。通常无功能性预后较功能性差。

四、典型病例超声图像特征与诊断要点

1.病史与体征　男，32岁，既往有肾结石病史，患者因"食欲缺乏、乏力半年，加重伴膝关节疼痛2个月"入院。

2.其他检查　急查血钙升高（4.62mmol/L），甲状旁腺素升高（995.30 ～ 1063.00pg/L）。泌尿系超声示双侧肾脏弥漫性损害超声改变，双肾多发结石。

3.超声图像特征（图4-31 ～图4-33）

4.超声观察要点　① 甲状旁腺癌的位置、形态、大小、数目及内部回声；② 甲状旁腺癌的血供是否丰富；③ 甲状旁腺癌与周围组织的关系，是否对周围组织有浸润；④ 周围淋巴结是否肿大。

5.超声诊断　左侧甲状腺下方实性占位性病变，考虑来源于甲状旁腺，不除外甲状旁腺癌。

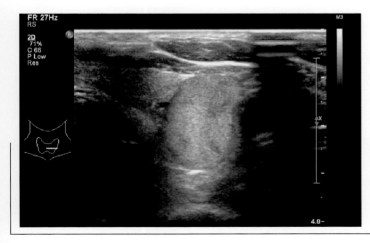

图4-31　甲状旁腺癌一

颈部横断面，灰阶超声显示肿物内部回声不均质，甲状旁腺癌的纵横比（A/T）明显大于1

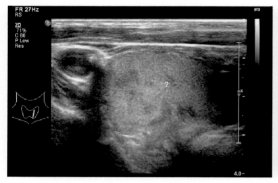 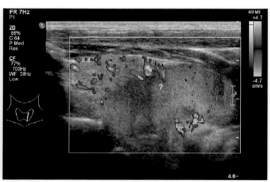

图4-32　甲状旁腺癌二　　　　　　　　　　图4-33　甲状旁腺癌三

颈部纵断面，灰阶超声显示肿物背侧边界不清，向后方浸润生长

6.手术和病理　甲状旁腺癌根治术，即左侧甲状旁腺癌切除、甲状腺左侧叶全切、中央区淋巴结清扫术、左侧喉返神经探查术。病理甲状旁腺癌，左侧甲状腺未见癌，中央区淋巴结未见癌（0/2）（图4-34）。

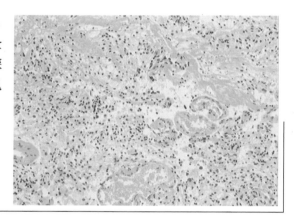

图4-34　甲状旁腺癌病理

（HE染色，×100）

五、超声征象

1.甲状旁腺癌常单发，累及一个腺体，多见于下旁腺，异位者较罕见。

2.形状多不规则，绝大多数呈分叶状，部分呈圆形或椭圆形，有研究表明94%的甲状旁腺癌纵横比（A/T）大于1。

3.甲状旁腺癌通常体积较大，平均直径达24mm。

4.通常甲状旁腺癌与甲状腺分界清晰，可见包膜，背侧边缘常模糊，与周围组织粘连可累及周围血管、肌肉及喉返神经，也可累及甲状腺。

5.内部回声多表现为实质低回声，部分呈等回声。回声不均质，可因内部坏死囊变而呈无回声，可有微钙化。

6.CDFI　通常甲状旁腺癌血流较丰富，呈低速低阻。

7.如伴有淋巴结肿大，侵及甲状腺、食管、气管、胸锁乳突肌、喉返神经时，则高度怀疑甲状旁腺癌。

六、超声图像鉴别诊断

1.甲状腺癌鉴别　通常甲状腺癌的主体位于甲状腺内部，与甲状腺组织分界欠清晰（图4-33）。而甲状旁腺癌主体位于甲状腺外侧，推挤甲状腺生长，且与甲状腺之间可见高回声包膜。此外还应结合临床症状及实验室相关检查进行综合鉴别（图4-35、图4-36）。

2.甲状腺腺瘤及甲状旁腺增生鉴别　在超声表现上甲状旁腺癌与腺瘤及增生鉴别起来难度较大，一旦伴有淋巴结转移或对周围组织器官有浸润，可高度怀疑甲状旁腺癌。此外还有一些非特异性征象，如与甲状旁腺腺瘤相比，甲状旁腺癌通常体积更大，血供更丰富。与甲状旁腺增生相比，甲状旁腺增生常多发，体积较小，边界清晰，内部回声均匀。此外甲状旁腺增生患者常伴有肾功能不全及透析治疗病史等（图4-37～图4-40）。

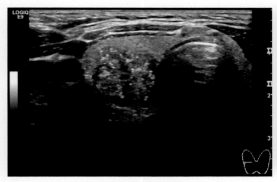

图4-35　甲状腺癌

肿块与正常甲状腺组织无明显分界

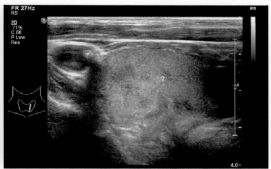

图4-36　甲状旁腺癌一

由于甲状旁腺癌（"？"示）体积巨大，已无法显示甲状腺组织

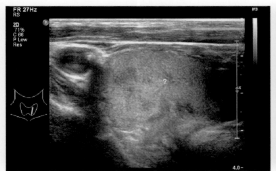

图4-37　甲状旁腺癌二

肿块（"？"示）与后方组织分界不清

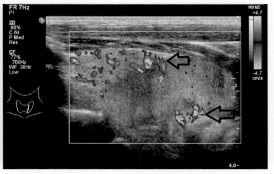

图4-38　甲状旁腺癌三

肿块（"？"示）可见少量血管（箭号示）

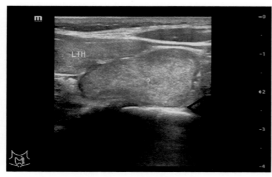

图 4-39　甲状旁腺癌四　　　　　　图 4-40　甲状旁腺增生

肿块（"？"示）与后方组织有明显分界（箭号示）

七、临床价值

随着超声探头频率的逐渐提高，诊断甲状旁腺疾病的敏感性达90%，可以显示5mm左右的病灶，已经成为甲状旁腺功能亢进肿物手术前的首要检查方法。超声可以确定甲状旁腺肿物位置及其比邻关系。明确包膜被侵犯情况及与周围组织粘连情况，为临床手术治疗提供一定指导作用。

（徐金锋）

参考文献

[1]　周永昌，郭万学. 超声医学. 第6版. 北京：科学技术文献出版社. 2012.

[2]　李泉水. 浅表器官超声医学. 北京：人民军医出版社，2013.

[3]　王雪薇，王培松，陈光. 甲状旁腺癌诊治. 外科理论与实践，2018，23（02）：112-115.

[4]　陈孜瑾，蒋钻红，汪知玉，等. 超声评估维持性血液透析患者甲状旁腺增生的临床价值和相关因素分析. 中国血液净化，2017，16（2）：108-112.

[5]　王培松，薛帅，王硕，等. 中国甲状旁腺癌234例分析. 中华内分泌外科杂志，2017，11（4）：334-337.

[6]　中华医学会内分泌分会代谢性骨病学组. 原发性甲状旁腺功能亢进症诊疗指南. 中华骨质疏松和骨矿盐疾病杂志，2014（3）：187-198.

[7]　颜艳. 甲状旁腺腺瘤的高频彩超诊断价值. 中国医疗器械信息，2016，22（10）：13-14.

[8]　Thakker R V. Genetics of parathyroid tumours. J Intern Med, 2016, 280 (6)：574-583.

[9]　Shattuck T M, Kim T S, Costa J, et al. Mutational analyses of RB and BRCA2 as candidate tumour suppressor genes in parathyroid carcinoma. Clin Endocrinol, 2003, 59 (2)：180-189.

[10]　Christmas T J, Chapple C R, Noble J G, et al. Hyperparathyroidism after neck irradiation. British Journal of Surgery, 1988, 75 (9)：873-874.

[11] Schaapveld M, Jorna F H, Aben K K, et al. Incidence and prognosis of parathyroid gland carcinoma: a population-based study in The Netherlands estimating the preoperative diagnosis. American Journal of Surgery, 2011, 202 (5) : 590-597.

[12] Gao W C, Ruan C P, Zhang J C, et al. Nonfunctional parathyroid carcinoma. Journal of Cancer Research & Clinical Oncology, 2010, 136 (7) : 969-974.

[13] Silverman J F, Khazanie P G, Norris H T, et al. Parathyroid hormone (PTH) assay of parathyroid cysts examined by fine-needle aspiration biopsy. American Journal of Clinical Pathology, 1986, 86 (6) : 776.

[14] Delaunay T, Peillon C, Manouvrier J L, et al. Cysts of the parathyroid gland. Apropos of 6 cases. Ann Chir, 1990, 44: 231-235.

[15] Wirowski D, Wicke C, Bohner H, et al. Presentation of 6 cases with parathyroid cysts and discussion of the literature. Exp Clin Endocrinol Diabetes, 2008, 116 (8) : 501-506.

[16] Vazquez F J, Aparicio L S, Gallo C G, et al. Parathyroid carcinoma presenting as a giant mediastingal retrotracheal functioning cyts. Singapore Med J, 2007, 48 (11) : 304-307.

[17] Baskin H J, Duick D S, levine R A. Thyroid ultrasound andultrasound-guided FNA. 2nd. New York: Springer, 2008.

第五章　乳腺

第一节　乳腺纤维上皮性肿瘤

一、病因学

纤维上皮性肿瘤主要有两大类，纤维腺瘤和叶状肿瘤。乳腺纤维腺瘤的发生与性激素水平失衡、乳腺组织对雌激素过度敏感有关，也与饮食和遗传因素有关。

二、病理解剖和病理生理

纤维腺瘤是指乳腺的纤维组织和上皮组织高度增生导致的良性肿瘤，叶状肿瘤起源于小叶内或导管周围间质，分良性、交界性和恶性三类。纤维腺瘤大多呈圆形、椭圆形，界限清楚，质地较硬，大多有完整的薄层纤维包膜，部分呈分叶状，病程较久者间质致密胶原化、玻璃样变、钙化甚至骨化。纤维腺瘤癌变概率极低，肿瘤生长速度较慢。叶状肿瘤的间质细胞更为丰富，在较大的肿瘤中可见特征性旋涡状结构伴弯曲的裂隙。良性叶状肿瘤的间质细胞缺乏异型性、核分裂象、异质性和侵袭性以及出血、坏死等继发改变。

三、临床表现

纤维腺瘤好发于年轻女性，单发或多发，通常无自觉症状，临床体征多为扪及肿块，肿块光滑、活动，恶变风险很低。良性叶状肿瘤好发于中老年女性。触诊阳性的乳房肿块在各年龄组的分布不同：在35岁以内年轻女性中，乳腺纤维腺瘤是最常见的乳房肿块；在35～45岁的妇女中，乳腺囊肿最常见；在55岁以上的妇女中，乳腺癌最常见。

四、典型病例超声图像及诊断要点

【病例一】

1. **病史和体征**　女性，22岁。无自觉症状，右侧乳腺扪及肿块。
2. **超声图像特征**（图5-1）
3. **超声观察要点**　肿块形态学特征形态、方位和边缘是观察的重点。
4. **超声诊断**　右侧乳腺10点钟实性肿块，纤维腺瘤？ BI-RADS 3类。
5. **病理诊断**　右侧乳腺纤维腺瘤（图5-2）。

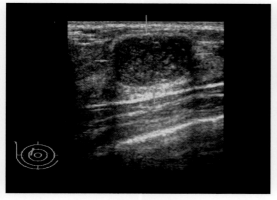

图5-1　乳腺纤维腺瘤一

右侧乳腺10点钟距乳头2cm肿块（箭号示），19mm×21mm×14mm，形状椭圆形，方位平行，边缘光整，低回声，后方特征增强，有侧壁声影

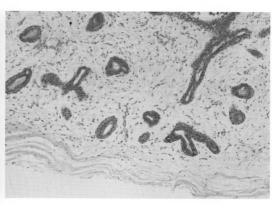

图5-2　乳腺纤维腺瘤病理

（HE染色，×40）

肿瘤内纤维性间质增生，其内腺体呈管周型分布，腺体双层结构清晰，肿瘤纤维性包膜完整

【病例二】

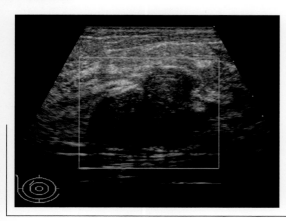

1. **病史和体征**　女性，33岁，右侧乳腺扪及肿块，无自觉症状。
2. **超声图像特征**（图5-3）

图5-3　乳腺纤维腺瘤二

右侧乳腺10点钟距乳头4cm腺体内肿块，33mm×20mm×34mm，浅分叶状，方位平行，边缘光整，低回声，后方特征无变化，未见血流信号

3.**超声观察要点** 肿块形态学特征、方位和边缘是观察的重点，浅分叶是良性肿瘤常见的征象。

4.**超声诊断** 右侧乳腺10点钟实性肿块，BI-RADS 3类。

5.**病理诊断** 右侧乳腺纤维腺瘤。

【病例三】

1.**病史和体征** 女性，41岁。体检，超声发现多个肿块伴钙化。

2.**超声图像特征** 双侧乳腺查见多个肿块，共计8个，肿块最大者20mm×12mm×23mm，位于右侧乳腺10点钟，该病例的特点是所有的肿块具有良性肿瘤的形态学特征，形状椭圆形，方位平行，边缘光整，所有肿块内可见单个或多个粗点状或团状钙化灶，钙化灶最大5mm（图5-4）。

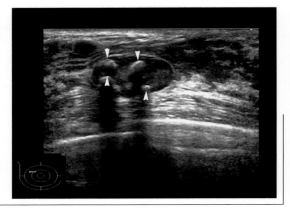

图5-4　乳腺纤维腺瘤伴钙化

肿块有包膜回声，内有多个团状的钙化灶（箭号示），具有典型良性肿块和良性钙化的特征

3.**超声观察要点** 良恶性肿瘤的钙化特征是本例的观察要点，良性钙化的特点为杆状、爆米花样、蛋壳样和散在分布，恶性钙化的特点是点状强回声，可呈簇状、密集点状、细线状、分支状、节段状。

4.**超声诊断** 双侧乳腺多发实性肿块伴钙化，考虑纤维腺瘤？ BI-RADS 3类。

5.**病理诊断** 双侧乳腺多个肿块均为纤维腺瘤（管内型）。

【病例四】

1.**病史和体征** 14岁少女，两侧乳腺不对称，右侧乳腺巨大，球形隆起，皮肤色泽正常，左侧乳腺未发育（图5-5）。

2.**超声图像特征**（图5-6～图5-8）

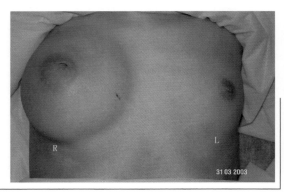

图5-5　乳腺巨大纤维腺瘤一

右侧乳腺球形隆起，左侧乳腺未发育

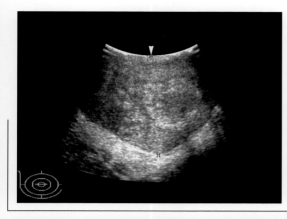

图5-6　乳腺巨大纤维腺瘤二

　　腹部探头（探头频率3.5MHz）显示右侧乳腺巨大肿块（箭号示），70mm×70mm×33mm，椭圆形，方位平行，边缘光整，低回声，不均匀，后方特征增强

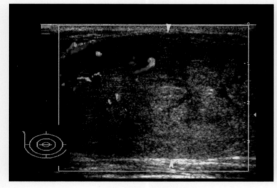

图5-7　乳腺巨大纤维腺瘤三

　　高频探头显示肿块有包膜回声（箭号示），低回声，均匀，内有血流信号

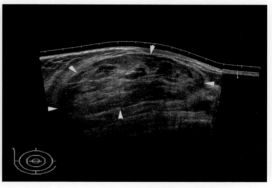

图5-8　乳腺巨大纤维腺瘤四

　　宽景成像显示肿块全貌（箭号示）

　　3.**超声观察要点**　肿块较大时，高频探头很难显示全貌，可使用腹部探头、宽景成像等辅助显示肿块全貌。

　　4.**超声诊断**　右侧乳腺巨大实性肿块，考虑巨大纤维腺瘤，BI-RADS 3类。

　　5.**病理诊断**　右侧乳腺纤维腺瘤。

【病例五】

　　1.**病史和体征**　女性，42岁，无自觉症状，右侧乳腺扪及肿块，光滑，活动，无压痛。

　　2.**超声图像特征**（图5-9）

　　3.**超声观察要点**　该病例中年女性，肿块超声特征为良性，但体积较大，浅分叶，又是中年女性影像首次发现，建议将肿块类别从3类提高到4A类。

　　4.**超声诊断**　右侧乳腺实性肿块，BI-RADS 3类。

　　5.**病理诊断**　右侧乳腺良性叶状肿瘤（图5-10）。

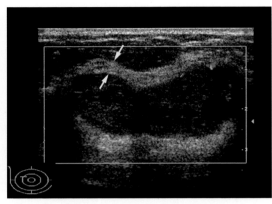

图 5-9　乳腺良性叶状肿瘤　　　　　　**图 5-10　良性叶状肿瘤病理**

右侧乳腺 10 点钟距乳头 3cm 肿块，44mm×
20mm×29mm，椭圆形（浅分叶），方位平行，边
缘光整，等回声，回声均匀，肿块边缘有少量血流
信号。肿块周围腺体受压呈高回声（箭号示）

（HE 染色，×40）
肿瘤梭形间质细胞较纤维腺瘤丰富，上皮成分
受挤压呈裂隙状

五、超声征象

椭圆形、方位平行、边缘光整是良性肿瘤的形态学特征，大多数纤维腺瘤可得到正确
的诊断。但因为肿块内上皮和纤维间质的比例不同，肿块的超声表现可有很大差异，分叶
状、形状不规则、回声不均匀、边缘模糊、后方特征衰减等可疑征象常见，纤维腺瘤少有
钙化，多为粗点状或团状，通常不伴有腋窝淋巴结肿大。良性叶状肿瘤通常体积较大，分
叶状更常见。由于彩色多普勒超声设备对低速血流的敏感性不断提升，良性肿瘤检测到血
流信号的情况常见。

六、超声图像鉴别诊断

1.纤维腺瘤与腺病、囊性增生的鉴别

纤维腺瘤椭圆形多见，可呈分叶状。叶状肿瘤体积相对较大且浅分叶状多见，腺病
圆形多见，通常体积较小。囊性增生表现多种多样。上述几种良性肿瘤仅凭超声征象有
时难以鉴别，借助超声新技术（弹性成像、超声造影）和联合其他影像学检查（乳腺
X 线、乳腺 MRI）也常难以鉴别，BI-RADS 评估 4 类及 5 类的肿块可穿刺活检明确诊断
（图 5-11 ～图 5-13）。

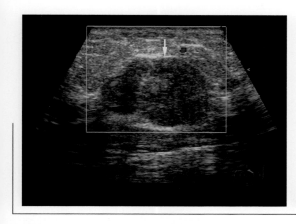

图 5-11 乳腺纤维腺瘤

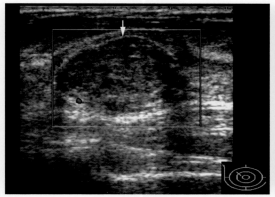

图 5-12 乳腺囊性增生性病变

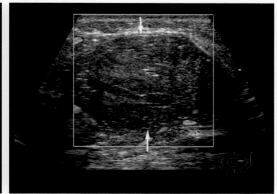

图 5-13 乳腺良性叶状肿瘤

纤维腺瘤（图5-11，箭号示）、囊性增生性病变（图5-12，箭号示）、良性叶状肿瘤（图5-13，箭号示），上述三种病理类型的良性肿瘤的超声图像极为相似，凭超声难以甄别，这说明超声诊断有一定的局限性。

2.纤维腺瘤与乳腺癌鉴别

乳腺癌边缘模糊，形态不规则，微小钙化，血流增多不规则等可以鉴别。但少数纤维腺瘤具有不同程度的恶性征象，可能误诊，需要穿刺活检明确诊断（图5-14、图5-15）。

七、临床价值

大多数良恶性肿瘤有典型的超声良恶性征象容易鉴别，少数良恶性肿瘤的征象有交叉重叠难以鉴别，需要借助超声新技术（弹性成像、超声造影、容积三维超声等）以及联合乳腺X线、乳腺MR提高诊断水平。

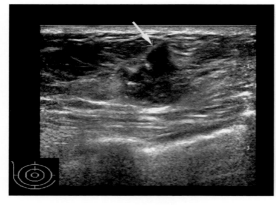

图5-14 乳腺浸润性导管癌

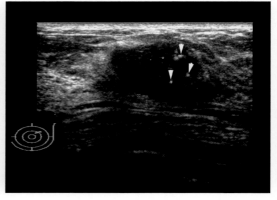

图5-15 乳腺纤维腺瘤伴钙化，似恶性肿瘤

患者女性，43岁，右侧乳腺肿块。该病例不规则呈分叶状（箭号示），方位不平行，边缘不光整，成角，低回声，不均匀，后方特征增强，BI-RADS 4C类。病理诊断为浸润性导管癌

女性，39岁，扪及左侧乳腺肿块，无自觉症状。左侧乳腺2点钟距乳头2cm肿块，15mm×8mm×12mm，形态轻度不规则，方位平行，边界模糊，低回声，不均匀，内散在多个微小点状强回声（箭号示），后方特征衰减。BI-RADS 4C类。有3个以上可疑征象，高度恶性风险。病理诊断示纤维腺瘤，有钙化

第二节　乳腺纤维囊性增生

一、病因学

乳腺纤维囊性增生的发生发展与卵巢内分泌状态密切相关。当卵巢内分泌失调、雌激素分泌过多而黄体酮相对减少时，刺激乳腺终末导管小叶单元增生，末梢导管上皮增生，分泌物增加潴留，导致导管扩张和囊肿形成，失去黄体酮对雌激素的抑制，进而导致间质结缔组织过度增生与胶原化以及淋巴细胞浸润。

二、病理解剖和病理生理

纤维囊性增生是女性乳腺最常见的一类非肿瘤、非炎症性疾病，包括了病因和临床经过均不相同的多种病变，主要累及乳腺终末导管小叶单元，主要表现为乳腺导管上皮不同程度增生伴中小导管扩张和囊肿形成。

三、临床表现

本病非常常见，多发生于中青年女性。临床上主要表现为双侧乳腺胀痛和乳腺肿块，乳腺疼痛是患者就诊的最常见原因。乳腺胀痛的特点是周期性，疼痛始于月经前，月经期和月经来潮后明显缓解，病程较长。部分患者刺痛，触动或运动时加重，并向双上肢放射。双侧乳腺同时或先后发现多个大小不等的结节，压痛，触诊呈片状或结节状，大小不一，结节随月经变化，经期增大、变硬、触痛，经后变软缩小。部分患者伴有乳头溢液，不治自愈。

四、典型病例超声图像及诊断要点

【病例一】

1. **病史和体征**　女性，50岁。右侧乳腺疼痛就诊，触诊除压痛外，未扪及肿块。
2. **超声图像特征**（图5-16）
3. **超声观察要点**　肿块内局限性弥漫性微小囊性，且囊内容为典型的液性区，是囊性增生常见的特征性表现。
4. **超声诊断**　右侧乳腺9点钟囊实复合性肿块，考虑良性，BI-RADS 3类。
5. **病理诊断**　右侧乳腺囊性增生性病变（图5-17）。

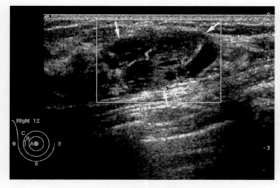

图5-16　乳腺囊性增生性病变

右侧乳腺9点钟距乳头4cm囊实复合性肿块（箭号示），26mm×23mm×17mm，形状椭圆形，方位平行，边缘光整，内呈网状和微小囊泡状，血流信号丰富。BI-RADS 3类

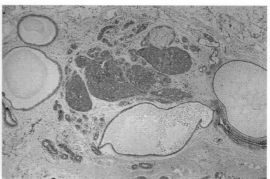

图5-17　乳腺纤维囊性增生性病变

（HE染色，×40）

部分导管囊性扩张，囊内可见分泌物潴留，导管上皮有大汗腺化生。部分导管上皮呈实性普通型增生

【病例二】

1.**病史和体征**　女性，34岁，双侧乳腺扪及多个肿块，无自觉症状。触诊肿块质软，边界清楚。

2.**超声图像特征**　双侧乳腺腺体内多个大小不等的无回声肿块（箭号示），最大的位于右乳中央区，23mm×22mm×16mm，椭圆形，方位平行，边缘光整，无回声，囊壁薄且光滑，后方特征增强，有侧壁声影，内部无血流信号（图5-18）。

3.**超声观察要点**　乳腺囊肿临床常见，具有典型的良性征象，容易诊断，无恶性风险。

4.**超声诊断**　双侧乳腺多发囊肿，BI-RADS 2类。

5.**病理诊断**　双侧乳腺囊性增生，囊液查见泡沫细胞和导管普通型增生。

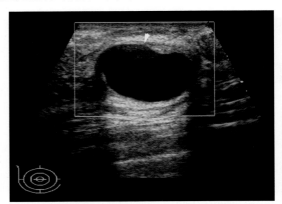

图5-18　乳腺囊肿

右侧乳腺无回声肿块，椭圆形，方位平行，边缘光整，无回声，囊壁薄且光滑，后方特征增强，有侧壁声影，内部无血流信号

【病例三】

1.**病史和体征**　女性，42岁。乳腺疼痛就诊。触诊：双侧乳腺有压痛，质地不均匀，没有扪及肿块。

2.**超声图像特征**（图5-19）

3.**超声观察要点**　簇状小囊肿是囊性增生的特征性表现。

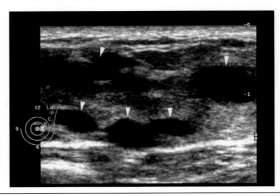

图5-19　乳腺囊性增生性病变

左侧乳腺12点钟距乳头1cm，腺体内多个大小不等的囊泡状小囊肿聚集（箭号示），大小5mm左右，形态规则，方位平行，边缘规整，囊壁光滑，无回声，囊内无血流信号。

4.**超声诊断**　左侧乳腺多发囊肿，BI-RADS 2类。

5.**病理诊断**　左侧乳腺囊性增生。

【病例四】

1.**病史和体征**　女性，39岁，右侧乳腺扪及小结节，无自觉症状。

2.**超声图像特征**（图5-20）

3.**超声观察要点**　实性良性肿瘤的超声征象不难诊断，但确定病理类型困难，因此，超声做出正确的BI-RADS评估分类即可。

4.**超声诊断**　右侧乳腺10点钟实性肿块，BI-RADS 3类。

5.**病理诊断**　右侧乳腺囊性增生。

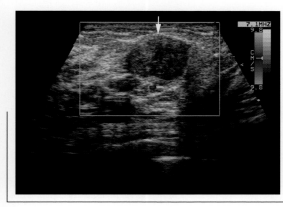

图5-20　乳腺囊性增生一

右侧乳腺10点钟距乳头3cm腺体内肿块（箭号示），12mm×13mm×10mm，形态椭圆形，方位平行，边缘光整，低回声，回声均匀，后方特征增强，内见少量血流信号

【病例五】

1.**病史和体征**　女性，37岁，体检超声发现右侧乳腺肿块，怀疑乳腺癌就诊。触诊无明确肿块。

2.**超声图像特征**（图5-21）

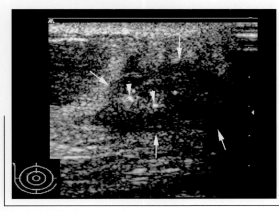

图5-21　乳腺囊性增生二

右侧乳腺12点钟乳头旁肿块，30mm×28mm×18mm，形态不规则，方位平行，边缘模糊，低回声，不均匀，内散在多个微小的点状强回声，乳腺后间隙消失。后方特征无变化。声像图表现似乳腺癌，但触诊未扪及确切肿块

3.超声观察要点 中年女性，肿瘤边缘模糊（长箭号示），低回声，不均匀，散在少量的微小点状强回声（短箭号示），难以定性，不能排除恶性风险，可穿刺活检确诊。

4.超声诊断 右侧乳腺12点钟乳头旁实性肿块，中度恶性风险，BI-RADS 4B类。

5.病理诊断 右侧乳腺囊性增生伴钙化。

五、超声征象

病理发现的纤维囊性增生超声可无异常表现。回顾性分析有病理结果的超声图像，归纳如下：囊肿、簇状囊性、良性肿瘤特征多见，少数酷似乳腺癌容易误诊。囊性增生在临床上常常出现患者或临床医生扪及"肿块"而超声检查未发现肿块，可能与乳腺小叶发育不均衡和纤维间质增生有关。

六、超声图像鉴别诊断

乳腺纤维囊性增生需与乳腺癌鉴别。纤维囊性增生具有多个可疑征象，可能误诊为乳腺癌，需要弹性成像、超声造影提高甄别水平，或需要穿刺活检确诊。

病例，中年女性，45岁，乳腺疼痛，体检发现左乳外上象限肿块，怀疑乳腺癌就诊。超声图像特征：该肿块大小12mm×10mm×9mm，具有多个可疑征象，形态不规则，边缘模糊，毛刺，细分叶，低回声，不均匀，后方特征混合型，乳腺后间隙不清楚，酷似乳腺癌，肿块内血流信号2级，查见动脉频谱（图5-22，白色箭号），最大收缩期流速12cm/s，RI 0.67（图5-23）。高度可疑恶性，BI-RADS 4C类。病理诊断为纤维囊性增生伴灶性慢性发炎。

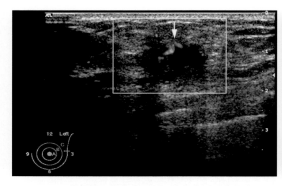 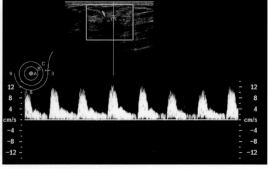

图5-22 乳腺纤维囊性增生伴灶性慢性发炎一　图5-23 乳腺纤维囊性增生伴灶性慢性发炎二

七、临床价值

超声检查的临床价值在于判断肿块的恶性风险，发现早期可疑乳腺癌。

第三节 乳腺腺病

一、病因学

病因与纤维囊性增生一致，腺病由单纯性乳腺增生和乳腺囊性增生发展而来，小叶内腺泡和纤维结缔组织中重度增生，小叶增大，多个小叶融合。纤维囊性病变与腺病是两种病理形态和预后均不相同的乳腺增生性病变。

二、病理解剖和病理生理

腺病是一种常见的良性增生性病变，主要累及乳腺小叶，起源于乳腺终末导管小叶单元，体积很小，镜下才能观察到，其结构特征是腺上皮和肌上皮细胞及其外围的基底膜构成的腺泡或小管状结构的弥漫增生，一般认为腺病与癌的关系不大。硬化性腺病是腺病的亚型，最容易形成肿块。放射状瘢痕/复杂性硬化病变指因硬化性病变使小叶的结构扭曲变形，导致影像学表现、肉眼检查及低倍镜下观察都与浸润性癌类似的一种良性病变，放射状瘢痕指一些小的病变，复杂性硬化病变指一些较大的伴有各种导管上皮增生的硬化病变。

三、临床表现

患者大多没有临床症状和体征，因为乳痛或体检等进行影像学发现，通常只有超声发现结节或肿块。局限性腺病或复杂性硬化病变也常常是因为影像学特征酷似乳腺癌而就诊。

四、典型病例超声图像及诊断要点

【病例一】

1.**病史和体征** 女性，29岁。体检发现右乳肿块就诊，无自觉症状和体征。
2.**超声图像特征**（图5-24）
3.**超声观察要点** 该肿块具有典型的良性肿瘤的形态学征象，容易判断为良性，但很难与纤维腺瘤鉴别，因为临床处理决策一致，因此，没有必要深究。
4.**超声诊断** 右侧乳腺10点钟实性肿块，BI-RADS 3类。
5.**病理诊断** 右侧乳腺腺病（图5-25）。

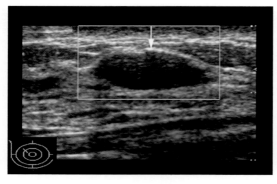

图 5-24　乳腺腺病一

右侧乳腺 10 点钟距乳头 3cm 肿块（箭号示），17mm×15mm×6mm，形态椭圆形，方位平行，边缘光整，低回声，回声均匀，后方特征无变化，肿块内无血流信号

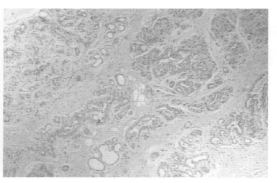

图 5-25　乳腺腺病二

（HE 染色，×40）

乳腺小叶数量增多，结构基本正常，部分乳腺小叶内腺泡数量增多

【病例二】

1.**病史和体征**　女性，38 岁，乳腺疼痛，左侧乳腺扪及肿块就诊。

2.**超声图像特征**（图 5-26）

3.**超声观察要点**　肿块有典型的良性肿瘤的图像特征，肿块内多个小的杆状无回声区表明肿块内小导管扩张，这是囊性增生的特征。两种或多种良性病变并存的情况十分常见。

4.**超声诊断**　左侧乳腺 1 点钟实性肿块，BI-RADS 3 类。

5.**病理诊断**　腺病伴囊性增生。

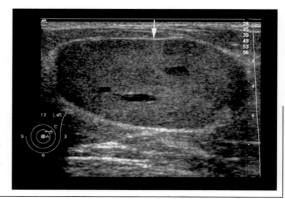

图 5-26　乳腺腺病三

左侧乳腺 1 点钟距乳头 3cm 腺体层肿块（箭号示），45mm×41mm×20mm，形态椭圆形，方位平行，边缘光整，后方特征无变化，肿块内可见数个微小的 1～4mm 的无回声

【病例三】

1.**病史和体征**　女性，57 岁，无自觉症状和体征，超声检查为首先发现。

2.**超声图像特征**　该病例左侧乳腺发现两个肿块，两个肿块超声征象相似，低回声，回声均匀，后方特征无变化，肿块内有血流（图 5-27、图 5-28）。

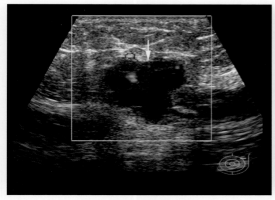

图 5-27　乳腺纤维腺病一

肿块1（箭号示）位于左侧乳腺2点钟乳腺边缘，21mm×17mm×15mm，形状不规则（分叶状），方位不平行，边缘不光整

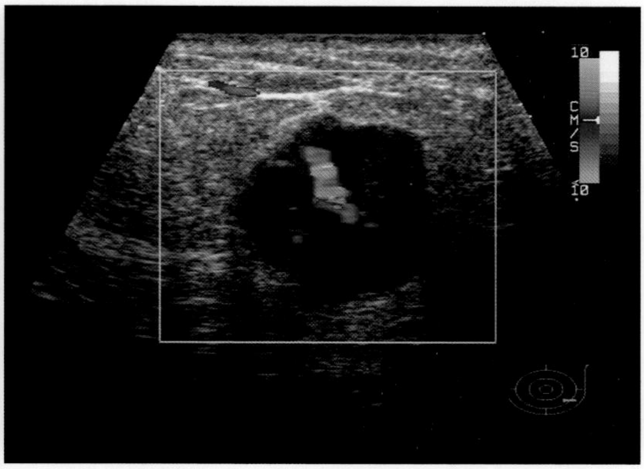

图 5-28　乳腺纤维腺病二

肿块2位于左侧乳腺4点钟乳腺边缘，23mm×23mm×22mm，圆形，方位不平行（纵横比为1），边缘光整

3.超声观察要点　该病例老年女性，两个实性结节，一个分叶状，一个圆形，后者结节虽小，但血流明显，似一支粗大的穿支血管，故考虑低度恶性风险。

4.超声诊断　左侧乳腺2点钟和4点钟两个实性肿块，均评估为BI-RADS 4A类。

5.病理诊断　左侧乳腺两个肿块病理结果均系纤维腺病。

【病例四】
- -

1.病史和体征　女性，39岁，无自觉症状和体征，超声首先发现。

2.超声图像特征（图5-29）

3.超声观察要点　该肿瘤具有多个可疑恶性的形态学特征，肿块低回声、不规则、不均匀、后方特征混合型，周围组织特征例如肿块前后的筋膜无中断，库柏韧带无增厚变直。中年女性，综合考虑，有高度乳腺癌风险。

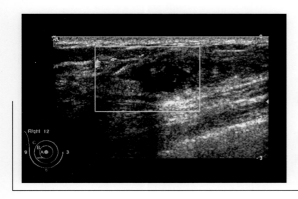

图 5-29　乳腺腺病四

右侧乳腺7点钟距乳头3cm处腺体内肿块，8mm×7mm×5mm，不规则，方位平行，边缘模糊，低回声，不均匀，后方特征混合型，乳腺后间隙未见异常，肿块血流信号丰富

4. **超声诊断** 右侧乳腺7点钟实性肿块，可疑乳腺癌，BI-RADS 4C类。

5. **病理诊断** 右侧乳腺硬化性腺病（图5-30）。

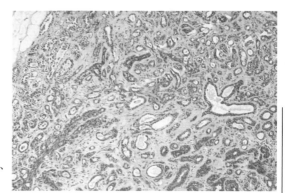

图5-30 乳腺硬化性腺病一

（HE染色，×40）

乳腺小叶内腺体增多，排列紊乱，腺腔小圆、扩张或狭长

五、超声征象

我院8412例有病理结果的超声图像中，乳腺癌占1/3，增生性疾病（腺病为主）占1/3，纤维腺瘤加其他良性病例占1/3。腺病超声检查时常见，患者无自觉症状，主要依靠影像学特别是超声检查发现和随访。大多数肿块较小，触诊阴性。少数体积较大的肿块临床可触及，通常质地中等，通常不伴有淋巴结肿大。少数肿块酷似乳腺癌，容易误诊。

六、超声图像鉴别诊断

腺病特别是硬化性腺病、放射状瘢痕和复杂性硬化病变超声表现可能酷似乳腺癌，需要与乳腺癌鉴别（图5-31、图5-32）。

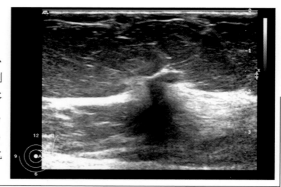

图5-31 乳腺硬化性腺病二

女性，66岁。X线摄影：左乳外上结节，有钙化、毛刺，不排除恶性肿瘤可能。超声图像特征：左侧乳腺1点钟微小肿块，10mm×6mm×5mm，具有多个可疑恶性征象，包括形状不规则，方位不平行，边缘模糊，低回声，后方特征衰减，累及库柏韧带，高度怀疑乳腺癌。BI-RADS 4C类。病理诊断示硬化性腺病伴钙化

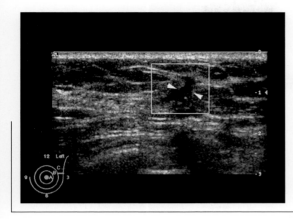

图 5-32　乳腺浸润性癌

女性，65岁，乳头溢血。左侧乳腺1点钟乳头旁查见一个 8mm×5mm×5mm 的小肿块（箭号示），形状不规则，方位不平行（纵横比大于1），极低回声，累及库柏韧带，边缘少量血流信号。按压该区域见乳头溢出陈旧性血性液体，病理诊断示浸润性导管癌。该病例超声表现酷似图 5-31

七、临床价值

腺病通常无症状、无体征，定期复查即可。对不能排除乳腺癌风险的肿块需要联合多种影像技术或穿刺活检。

第四节　乳腺导管内乳头状肿瘤

一、病因学

与机体内分泌功能有关。导管内乳头状肿瘤可发生于自乳头到终末导管小叶单元的导管系统内任何部位。

二、病理解剖和病理生理

导管内乳头状肿瘤是以覆盖在纤维脉管束表面的上皮细胞增生为特征的肿瘤，可分为位于乳晕区的中央型（大导管）乳头状瘤和起源于 TDLU 的外周型乳头状瘤。中央型多单发，起源于较大的导管，没有明显的癌变风险。外周型乳头状瘤通常在显微镜下才能看见，多发者常伴有囊性增生的改变，有癌变风险。

三、临床表现

导管内乳头状瘤中央型最常见的临床症状是单侧乳头血性或浆液性溢液，少数可触及肿块，偶尔见按压肿块有乳头溢液或溢血。外周型乳头状瘤常常无明显的临床症状，肿块和乳头溢液很少见，X线也无明显征象。无论临床表现还是体格检查，都没有明显的特征区分乳头状瘤和乳头状癌。

四、典型病例超声图像及诊断要点

【病例一】

1.**病史和体征**　女性，41岁。左侧乳头溢液，浆液性。未扪及肿块。

2.**超声图像特征**（图5-33）

3.**超声观察要点**　导管壁回声是否光滑，实性回声是否均匀，以及是否有不规则血流信号是观察重点。

4.**超声诊断**　左侧乳腺7点钟乳头旁导管扩张伴导管内实性回声，BI-RADS 3类。

5.**病理诊断**　左侧乳腺导管内乳头状瘤（图5-34）。

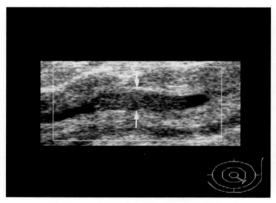

图5-33　乳腺导管内乳头状瘤一

左侧乳腺7点钟乳头旁见一支导管扩张（箭号示），最大内径3mm，管腔内可见13mm长度的实性回声充填，形态规则，边缘清楚，低回声，回声均匀，后方特征无变化

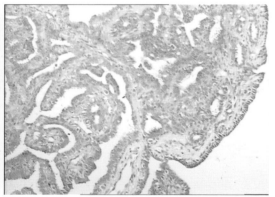

图5-34　乳腺导管内乳头状瘤二

（HE染色，×40）

起源于大导管的导管内乳头状瘤，疏松、纤细的纤维轴心被覆双层上皮（腺上皮和肌上皮）形成乳头状结构

【病例二】

1.**病史和体征**　女性，44岁。体检，超声发现右乳肿块就诊。触诊无确诊肿块。

2.**超声图像特征**（图5-35）

3.**超声观察要点**　观察要点是判断肿块周围有无扩张的导管以及肿块与导管的关系，这个病例无扩张导管，不具备典型征象，容易误诊。

4.**超声诊断**　右侧乳腺9点钟两个实性肿块，BI-RADS 4A类。

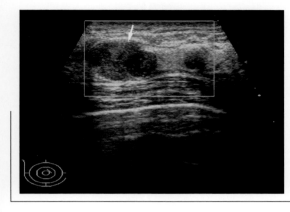

图5-35　乳腺导管内乳头状瘤三

右侧乳腺9点钟距乳头3cm腺体内查见两个肿块相邻，大小分别为18mm×13mm×12mm（箭号示）和7mm×5mm×5mm，椭圆形（浅分叶），方位平行，边缘光整，低回声，两个肿块均无血流信号，乳腺后间隙未见异常

5.病理诊断　右侧乳腺导管内乳头状瘤病。

五、超声征象

导管内乳头状瘤多位于大导管，表现为导管扩张或囊性扩张，内有实质性的等回声或低回声充填或乳头状肿块突向腔内。检查前不要挤压乳头及周围，有利于导管的显示。肿瘤一般体积较小，导管内乳头状瘤的超声表现大致分为几种常见类型。Ⅰ型：导管扩张伴导管内乳头状中等实性回声，多位于中央区大导管。Ⅱ型：不规则的囊性区内可见中等实性回声。Ⅲ型：局限性导管扩张，其远端导管壁不规则或中断。Ⅳ型：乳腺实质内出现实性结节而未见导管扩张。

六、超声图像鉴别诊断

导管内乳头状瘤需与乳头状癌鉴别。若导管扩张，扩张导管内实性肿块不规则、微小钙化则要考虑导管内乳头状癌的可能。溢液为淡黄白色半干性分泌物呈牙膏状，不能排除导管内乳头状癌（图5-36、图5-37）。

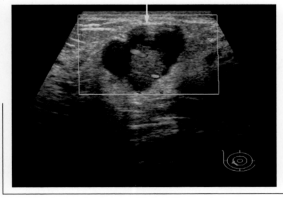

图5-36　乳腺导管内乳头状瘤四

女性，39岁，无症状，体检发现乳腺肿块。超声图像特征：肿块（箭号示）位于乳头旁，17mm×11mm×15mm，浅分叶状，导管呈囊性扩张，内后壁有7mm×5mm×5mm乳头状实性回声突向囊腔内，实性回声内有血流信号。无论是二维图像还是彩色多普勒都无法与导管内乳头状癌鉴别。中度恶性风险，BI-RADS 4B类。病理诊断示导管内乳头状瘤

图5-37 乳腺导管内乳头状癌五

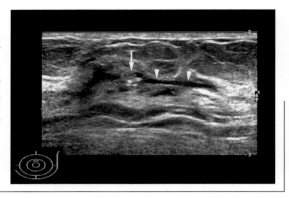

女性，49岁，左侧乳头溢液，少量血性，挤压乳头可见少量血性液体，未扪及肿块无自觉症状。超声见左侧乳腺12点钟乳头旁一支导管扩张（短箭号示），管壁光滑，管径2mm，导管内侧端可见密集的细小点状强回声堆积（长箭号示），形成一个5mm×4mm×3mm的密集钙化区域。超声诊断：导管扩张伴沙砾样钙化性结节，导管内乳头状癌？BI-RADS 4C类。病理诊断为导管内乳头状癌

七、临床价值

当乳头溢液或溢血时，超声检查重点是判断有无导管扩张和扩张导管内有无实性回声。影像检查和临床检查有时很难鉴别导管内乳头状瘤和乳头状癌，需要病理确诊。

第五节 乳腺炎和乳腺脓肿

一、病因学

乳腺炎分急性乳腺炎和慢性乳腺炎，急性乳腺炎是乳腺的急性化脓性感染，在哺乳期较常见，尤其是初产妇伴有乳头内陷者，婴儿吸吮致乳头不同程度的皲裂和糜烂，细菌通过乳头皮肤的破损处入侵，后沿淋巴管扩散到乳腺实质，形成感染病灶，主要致病菌是金黄色葡萄球菌。慢性乳腺炎非哺乳期常见，病因不明。

二、病理解剖和病理生理

急性乳腺炎病变区乳腺组织水肿，灰黄或灰红色，呈实变样，与周围组织无明显分界，并可见乳汁或混浊液体流出。乳腺脓肿可见脓腔、脓液。镜下，以中性粒细胞渗出、血管充血出血和水肿为主，形成脓肿者大量脓细胞聚集，周围肉芽组织增生形成纤维性包裹。

三、临床表现

典型者表现为乳房红、肿、热、痛及肿块，若感染加重，形成脓肿，可出现腋窝淋巴结肿大、疼痛和压痛，可伴寒战、高热、白细胞增高。非哺乳期乳腺炎发病高峰年龄在

20 ～ 40 岁，可分为三种临床类型：① 急性乳腺脓肿型。② 乳腺肿块型，此型可无明显炎症的症状和体征，慢性炎症导致肿块可酷似乳腺癌而误诊。③ 慢性瘘管型，反复发作，经久不愈，严重者可形成多发性瘘管并致乳房变形。

四、典型病例超声图像及诊断要点

【病例一】

1.病史和体征　女性，31 岁，非哺乳期，左侧乳腺肿胀疼痛。

2.超声图像特征（图 5-38）

3.超声观察要点　该病例的图像是临床最为常见的典型乳腺脓肿的超声图像，不规则形状的低回声，貌似实性，但加压振动检查时可见低回声内细弱回声漂浮感或流动感。这是脓肿的典型佐证。

4.超声诊断　左侧乳腺黏稠囊性肿块，高度怀疑脓肿，BI-RADS 3 类。

5.病理诊断　左侧乳腺脓肿。

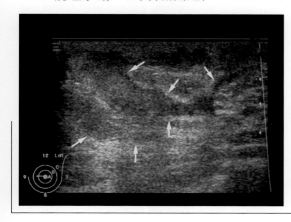

图 5-38　乳腺脓肿

乳腺脓肿的典型特征：乳腺结构紊乱，解剖层次不清楚。腺体内肿块（箭号示），形状不规则，肿块边缘模糊，低回声，均匀，探头加压时该区域内细弱的低回声有漂浮感和流动感

【病例二】

1.病史和体征　女性，25 岁。哺乳期，右侧乳腺红肿热痛，临床怀疑急性乳腺脓肿。扪诊右侧乳腺质硬，肿块有流动感，扪诊时乳头溢乳，图 5-39 示右侧乳腺红肿及乳头有白色乳汁。

2.超声图像特征（图 5-40）

3.超声观察要点　该病例哺乳期乳腺红肿明显，临床高度怀疑乳腺脓肿，超声观察的重点是判断脓肿有无液化，可否穿刺抽吸或引流，有助于临床治疗决策。

4.超声诊断　右侧乳腺脓肿？ BI-RADS 2 类。

5.病理诊断　右侧乳腺脓肿。

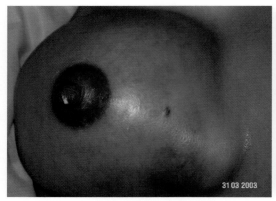

图5-39 急性乳腺脓肿一

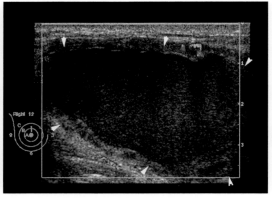

图5-40 急性乳腺脓肿二

右侧乳腺内巨大厚壁囊性肿块（箭号示），70mm×50mm×35mm，椭圆形，方位平行，边缘光整，内呈均匀细弱回声，检查时加压振动探头可见肿块内细弱回声漂浮和流动（这是甄别囊实性的很好方法），肿块内无血流信号，囊壁有明显血流信号。该病例右侧腋窝多个淋巴结轻度增大，最大的12mm×8mm，形态规则，边界清楚，低回声，淋巴结内血流信号丰富

五、超声征象

急性乳腺炎在早期超声表现无特异性。乳腺脓肿形成的典型表现是液化，但脓液并非无回声，细胞碎屑和坏死组织形成反射导致脓腔内细弱云雾状回声，加压和振动探头检查可见囊腔内细弱回声漂浮和流动，可与实性回声鉴别。脓肿规则或不规则，脓肿大小和形态不一。慢性乳腺脓肿常表现为实质不均匀肿块，易误诊为乳腺癌。

六、超声图像鉴别诊断

慢性乳腺炎形成的炎性肿块或炎性肉芽肿，容易误诊为乳腺癌。与乳腺癌难以鉴别时，需要穿刺活检明确诊断（图5-41、图5-42）。

七、临床价值

超声检查可辅助判断乳腺炎是否脓肿形成及液化程度是否需要引流治疗。对慢性化脓性炎性肿块病史不典型但图像很难与乳腺癌鉴别时，可穿刺活检确诊。

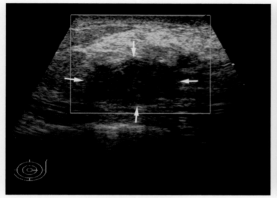

图5-41 乳腺慢性化脓性炎症伴肉芽肿形成

女性，26岁，左侧乳腺脓肿术后4月。超声图像特征：该肿块23mm×16mm×13mm（箭号示），具有形态不规则、边缘模糊两项特征是不强的可疑征象，轻度可疑恶性风险，BI-RADS评估可为4A类，但有确切的局部脓肿手术史，结合病史考虑炎性肉芽肿可能。病理诊断为慢性化脓性炎症伴肉芽肿形成

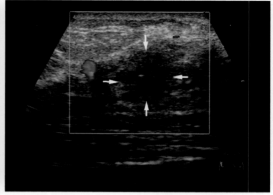

图5-42 乳腺浸润性导管癌

女性，49岁。右乳肿块（箭号示），仅具有边缘模糊、低回声两条特异性不强的可疑恶性征象，图像与图5-41相似度高，两者很难鉴别，BI-RADS评估可为4A类。警惕这类特征性不强的乳腺癌，容易漏诊

第六节 副乳腺

一、病因学

副乳腺是先天性畸形中最常见的一种，乳腺组织在胚胎发育过程中乳腺始基（6～8对）未退化或退化不全，除胸前部一对乳腺始基发育成正常乳腺外，其他部位的始基继续发育而形成的乳腺组织称为副乳腺。

二、病理解剖和病理生理

副乳腺来源于外胚层，肿块位于脂肪层内，黄色的脂肪组织内分布着一些灰白色较致密的组织或条索状组织，边界不清楚，部分位置表浅与皮肤粘连，镜下可见乳腺小叶结构、管状导管、小叶间结缔组织，基本上和静止期乳腺相似。

三、临床表现

副乳腺临床较为常见，通常见于腋窝部，双侧性或单侧性，双侧多见。多数是局部肿块就诊，多数无症状，少数有胀痛感，并与月经周期有关。发育不全的副乳腺多是体检或常规检查时发现。依据发育程度有不同的临床表现：① 腺体、乳头和乳晕俱全；② 有乳头、乳晕，无腺体；③ 仅有腺体和乳晕；④ 仅有腺体和乳头；⑤ 仅有腺体；⑥ 多乳头病（图5-43）。

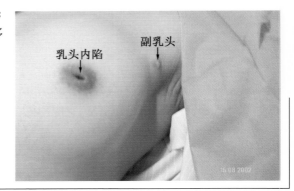

图5-43 副乳腺（腋前的箭号示副乳头）

四、典型病例超声图像及诊断要点

【病例一】

1.**病史和体征** 女性，27岁。右侧腋窝肿块3年，扪诊质地柔软。左侧腋窝无明显肿块。

2.**超声图像特征**（图5-44）

3.**超声观察要点** 腋窝肿块是否具有与腺体相似的回声特征，以及副乳腺是否伴发有其他肿块。

4.**超声诊断** 右侧腋窝肿块，考虑副乳腺。

5.**病理诊断** 右侧腋窝副乳腺（图5-45）。

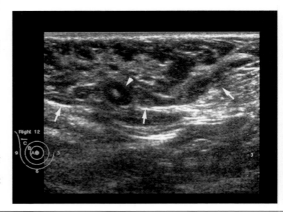

图5-44 右侧腋窝副乳腺

腋窝皮下类似乳腺腺体样回声（长箭号示），梭形，无明显肿块的占位效应。副乳腺深面显示正常腋窝淋巴结，椭圆形，皮质呈低回声，中央稍高回声为淋巴门（短箭号示）

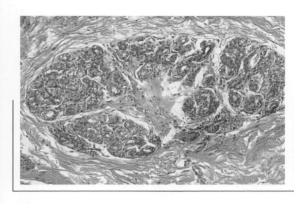

图5-45　副乳腺

（HE染色，×40）

【病例二】

1.**病史和体征**　女性，30岁。以腋窝肿块就诊。产后6天，哺乳期，扪及右侧腋窝肿块，质硬，压痛。

2.**超声图像特征**（图5-46）

3.**超声观察要点**　判断腋窝肿块的来源和良恶性是重点，此肿块的特点是产后几天出现肿块，有明显的导管扩张和导管内回声，考虑与积乳有关。

4.**超声诊断**　哺乳期，右侧腋窝副乳腺伴导管扩张积乳。

5.**病理诊断**　在超声引导下细针穿刺，抽吸无回声区，抽出少量乳汁样白色液体，证实了腋窝肿块为副乳腺伴导管扩张积乳。

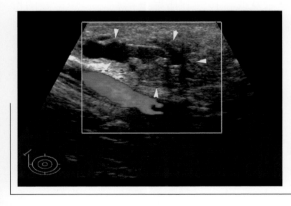

图5-46　副乳腺伴导管扩张积乳

右侧腋窝皮下腺体回声增厚，回声不均匀，内查见导管扩张，管径5mm，与杂乱增强回声的腺体形成类似囊实复合性肿块（箭号示），大小18mm×5mm×12mm

五、超声征象

发育良好的副乳腺的超声表现是腋窝皮下组织增厚，与乳腺腺体回声相似。但大多数产后的副乳腺肿块主要是纤维脂肪组织，腺体萎缩不具有明显的特征。

六、超声图像鉴别诊断

腋窝容易发生各种良性或恶性疾病，特别是腋窝淋巴结原发或转移性肿瘤，需要鉴别诊断（图5-47、图5-48）。

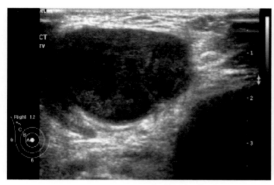 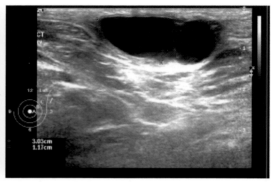

图5-47　右侧腋窝淋巴结结核　　　　　图5-48　腋窝囊肿

右侧腋窝肿块，低回声，不均匀，系结核干酪样坏死所致。病理示结核肉芽肿性炎伴坏死，抗酸染色查见抗酸杆菌

腋窝肿块，超声表现为无回声肿块，形态椭圆形，囊壁光滑，囊内呈无回声，后方特征增强，与乳腺囊肿的超声表现相似

七、临床价值

腋窝副乳腺临床容易判断，腋窝淋巴结是原发或转移性肿瘤好发部位。超声检查的价值在于判断有无副乳腺良性或恶性病变，与腋窝原发或继发肿瘤鉴别，必要时穿刺活检。

第七节　乳腺瘤样病变

一、浆细胞性乳腺炎（乳腺导管扩张症）

（一）病因学

乳腺导管扩张症病变起始于大导管，病因不明，可能与以下因素有关：乳头畸形或发育不良、哺乳障碍、外伤、炎症、内分泌失调、乳腺退行性改变及自身免疫功能障碍等。

（二）病理解剖和病理生理

扩张导管内沉积的脂质物质分解产物渗出管壁，导致周围炎性反应，可有大量浆细胞、淋巴细胞浸润，故称之为浆细胞性乳腺炎。

（三）临床表现

乳腺导管扩张症多见于经产中年妇女，主要临床表现为乳头溢液和乳房肿块，可有乳房疼痛、乳头内陷和局部皮肤粘连甚至橘皮样改变。根据临床过程分为三期。① 急性期：表现为急性化脓性乳腺炎，但常无发热和血象增高，一般抗炎治疗常难奏效，诊断较为容易。② 亚急性期：表现为乳腺炎性肿块。③ 慢性期：表现为乳腺肿块或乳管瘘，容易与乳腺癌的肿块混淆。

（四）典型病例超声图像及诊断要点

【病例一】

1.**病史和体征** 女性，27岁，扪及右侧乳腺肿块就诊，轻微压痛。

2.**超声图像特征**（图5-49）

3.**超声观察要点** 肿块内可见扩张导管，如果有炎性症状和体征可考虑浆细胞性乳腺炎。炎症不明显则容易误诊。

4.**超声诊断** 右侧乳腺3点钟肿块，考虑良性，BI-RADS 3类。

5.**病理诊断** 浆细胞性乳腺炎（图5-50）。

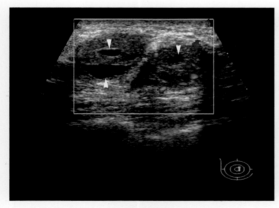

图5-49 浆细胞性乳腺炎一

右侧乳腺3点钟乳头旁腺体层肿块，40mm×20mm×13mm，形状不规则，方位平行，边缘不光整，低回声，实性成分为主，其内多个无回声（箭号示），呈不规则管状或微小囊肿样，囊壁薄而光滑

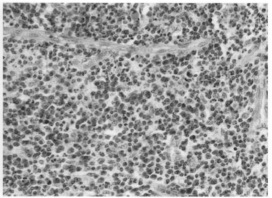

图5-50 浆细胞性乳腺炎二

（HE染色，×40）

扩张导管周围炎性反应，大量浆细胞、淋巴细胞浸润

【病例二】

1. **病史和体征** 女性，26岁，右侧乳腺疼痛和压痛，扪诊无明确肿块。

2. **超声图像特征**（图5-51）

3. **超声观察要点** 该肿块边缘模糊，回声杂乱，与皮下组织界面不清楚，可考虑炎性改变。

4. **超声诊断** 右侧乳腺9点钟肿块，BI-RADS 4A类。

5. **病理诊断** 右侧浆细胞性乳腺炎。

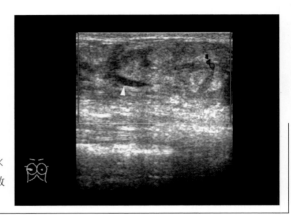

图5-51 浆细胞性乳腺炎三

右侧乳腺9点钟杂乱回声肿块，60mm×45mm×22mm，边界不清楚，形态不规则，肿块内可见散在导管扩张（箭号示），最粗约3mm

【病例三】

1. **病史和体征** 女性，32岁，左侧乳腺疼痛，压痛。

2. **超声图像特征**（图5-52）

3. **超声观察要点** 肿块边缘模糊，占位效应不明显，符合炎性改变。

4. **超声诊断** 左侧乳腺12点钟肿块，BI-RADS 4A。

5. **病理诊断** 浆细胞性乳腺炎。

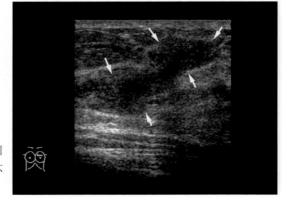

图5-52 浆细胞性乳腺炎四

左侧乳腺12点钟乳头上方查见一个条状低回声肿块（箭号示），35mm×8mm×7mm，形态不规则，方位不平行，边缘模糊，后方特征无变化

（五）超声征象

浆细胞性乳腺炎超声表现多样，可表现为单纯的乳腺中央区导管扩张和各种肿块，多数肿块形态不规则，边缘模糊，与慢性炎性肿块或乳腺癌肿块相似，容易误诊。

（六）超声图像鉴别诊断

浆细胞性乳腺炎单纯导管扩张症容易诊断。伴急性炎症和脓肿形成与急性乳腺炎和乳腺脓肿相似，慢性炎性可似乳腺癌。可参考本章第五节。

（七）临床价值

浆细胞乳腺炎临床和超声难以诊断，超声检查的价值在于判断是否有脓肿形成以及是否需要抽吸或引流治疗。

二、乳汁潴留囊肿

（一）病因学

由于炎症或其他原因引起乳管阻塞、乳汁潴留，局部导管扩张而形成囊肿。

（二）病理解剖和病理生理

乳汁潴留囊肿或积乳囊肿表现为单囊或多房性囊肿。囊内为稀薄的乳汁，时间较长后囊内容物似乳酪样甚至干粉状，触之坚硬。囊壁为纤维组织构成，囊内为无结构物及吞噬乳汁的泡沫细胞，囊壁周围可见小导管扩张及哺乳期乳腺小叶。

（三）临床表现

多见于哺乳期或停止哺乳后，个别患者产后十多年。多数是单侧，单发或多发，扪及乳腺肿块。

（四）典型病例超声图像及诊断要点

【病例一】

1. **病史和体征** 女性，24岁，哺乳期，右侧乳腺扪及肿块。
2. **超声图像特征**（图5-53）
3. **超声观察要点** 发生于哺乳期，囊肿内液体回声有助于诊断积乳囊肿。该病例囊内为乳汁，囊液内有均匀的细弱回声，囊壁薄而光滑，显示清楚的囊壁和囊腔。

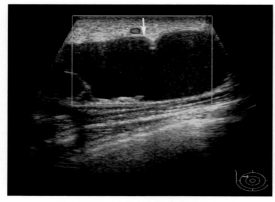

图5-53　乳腺积乳囊肿一

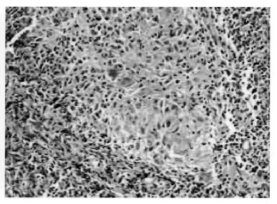

图5-54　乳腺积乳囊肿二

（乳汁潴留性囊肿，HE染色，×40）

积乳囊肿表现为右侧乳腺外上象限囊性肿块（箭号示），囊壁清楚，包膜完整，囊壁薄而光滑，囊液呈无回声区，但囊内有云雾状细弱回声，后方特征增强，内无血流信号

4.**超声诊断**　右侧乳腺积乳囊肿，BI-RADS 2类。

5.**病理诊断**　超声引导下细针穿刺，抽吸出乳汁样液体，诊断积乳囊肿（图5-54）。

【**病例二**】

1.**病史和体征**　女性，31岁，右侧乳腺9点钟肿块。

2.**超声图像特征**（图5-55）

3.**超声观察要点**　肿块有包膜回声（囊壁），囊内前表面见弧形蛋壳样钙化伴后方回声轻度衰减是乳汁水分被吸收后呈炼乳状改变的超声图像特征。

4.**超声诊断**　右侧乳腺积乳囊肿，BI-RADS 3类。

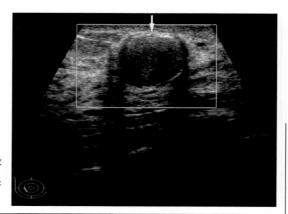

图5-55　乳腺积乳囊肿三

肿块（箭号示）形态椭圆形，方位平行，边缘光整，包膜下回声增强，后方特征无变化，有明显的侧壁声影，后方结构显示清楚

5.病理诊断　超声引导下穿刺抽吸，抽吸出炼乳状黏稠膏状物。诊断为积乳囊肿。

【病例三】

1.病史和体征　女性，29岁，扪及右侧乳腺结节，质硬，无自觉症状。有产后积乳囊肿病史。

2.超声图像特征（图5-56）

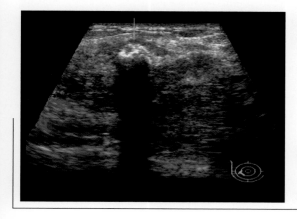

图5-56　乳腺积乳囊肿钙化结节

右侧乳腺8点钟距乳头2cm处，直径5mm圆形强回声（箭号示），边缘光整，后方特征衰减

3.超声观察要点　爆米花或团状钙化是积乳囊肿囊液吸收后的典型特征，需要结合病史更有诊断依据，否则只能判断良性钙化。

4.超声诊断　右侧乳腺钙化性结节，考虑良性钙化。

（五）超声征象

积乳囊肿早期乳汁稀薄时超声表现为无回声肿块，但乳汁的蛋白质等产生细弱均匀的云雾状回声。当水分逐渐吸收，乳汁黏稠，肿块内回声逐渐增强，内容物似乳酪样，囊内无血流信号。最后，水分吸收完全后形成粗大钙化。

（六）超声图像鉴别诊断

与乳腺内囊性、黏稠囊性或囊实复合性肿块鉴别：积乳囊肿囊内乳汁及坏死碎屑导致囊内黏稠不均匀时，酷似乳腺脓肿。脂液分层或不均匀囊性变，需要与乳腺癌鉴别。乳腺癌液化位于非中央区多见，不规则（图5-57、图5-58）。

（七）临床价值

哺乳期或哺乳后发生的乳腺囊性肿块，首先应该考虑积乳囊肿，必要时穿刺抽吸可快速准确诊断。

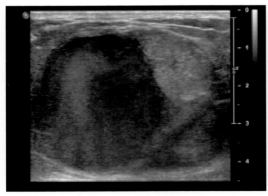
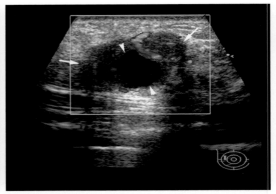

图5-57　积乳囊肿　　　　　　　　图5-58　乳腺癌液化

三、乳腺结核

（一）病因学

乳腺结核少见，多为继发性，占乳腺良性疾病的1%～2%。多数为全身播散性结核的局部表现。

（二）病理解剖和病理生理

乳腺组织内形成典型的结核肉芽肿，中央伴有干酪样坏死，抗酸染色可显示坏死灶中的结核杆菌。病变向周围扩散，相互融合，出现明显的干酪样坏死、液化伴有乳腺组织广泛破坏，最终穿破皮肤形成窦道。

（三）临床表现

以中青年多见，25%～84%可合并身体其他部位的活动性结核病灶，故可有低热、盗汗、乏力等表现。主要临床表现为乳腺质地硬韧的肿块，常为单个，边界不清楚，有液化者可有囊性感，轻度压痛或无痛；少数脓肿溃破，形成经久不愈的窦道。

（四）典型病例超声图像及诊断要点

【病例】

1.**病史和体征**　女性，47岁，左侧腋窝肿块就诊。

2.**超声图像特征**（图5-59、图5-60）

3.**超声观察要点**　乳腺肿块具有良性肿块的形态学特征且肿块内有液化。腋窝淋巴结

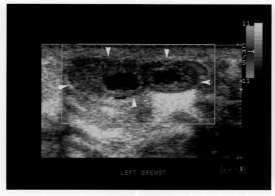

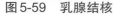

图 5-59　乳腺结核

左侧乳腺囊实复合性肿块（箭号示），边界清
楚，内有液化，肿块内无血流信号，边缘有血流

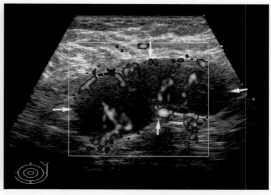

图 5-60　腋窝淋巴结结核

左侧腋窝淋巴结肿大呈低回声（箭号示），淋
巴门结构消失，血流丰富

肿大，结构异常，血流丰富，边缘血流。受淋巴结无法确定良性或恶性的影响，乳腺肿块
考虑低度风险。

4.超声诊断　左侧乳腺囊实复合性肿块，BI-RADS 4A 类；左侧腋窝淋巴结肿大，结
构异常，良性或恶性可能均需要考虑。建议穿刺活检。

5.病理诊断　右乳包块针吸，吸出乳黄色液 0.5mL，查见较多坏死物及少量淋巴细
胞，抗酸染色查见少量阳性杆菌，符合结核诊断。

（五）超声征象

乳腺结核少见。乳腺结核肿块不具备特征性，很难术前准确诊断，通常需要穿刺或手
术病理确诊。

（六）超声图像鉴别诊断

需与胸壁结核鉴别。胸壁结核多发生于青中年女性。肿块累及肌层，位于肋骨周围，
容易坏死和液化是其特征。还需与胸壁其他肿瘤鉴别。胸壁结核无坏死液化特征时容易误
诊为胸壁恶性肿瘤，需要穿刺活检才能确诊。

病例，青年女性，未婚。右侧乳房肿块就诊。超声见左侧胸壁黏稠液性肿块，怀疑胸
壁结核。超声诊断：胸壁囊性肿块，考虑结核性脓肿可能性大。病理诊断：手术证实是左
侧胸壁结核性脓肿（图 5-61、图 5-62）。

（七）临床价值

胸壁结核相对乳腺结核而言更为多见，超声检查能够鉴别病变来自乳腺还是胸壁，评
估有无液化，病变累及范围。通常需要病理确诊。

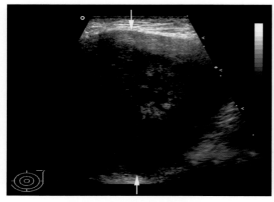
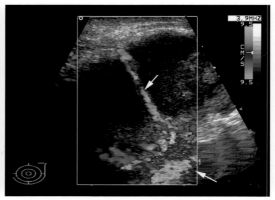

图5-61　胸壁结核性脓肿一　　　　　　　　图5-62　胸壁结核性脓肿二

四、乳腺脂肪瘤

（一）病因学

脂肪瘤是体表最常见的良性肿瘤，可以发生在有脂肪组织的任何结构中，但以体表及乳腺较多见，极少发生恶变。本病多发生于较为肥胖的中老年女性，发病年龄以40～60岁多见。

（二）病理解剖和病理生理

脂肪瘤与肥胖乳房的脂肪组织的区别在于脂肪瘤有一层菲薄的纤维性包膜。断面呈淡黄色，有时血管丰富，故又称血管脂肪瘤。镜下可见肿瘤性脂肪细胞分化成熟。

（三）临床表现

多数脂肪瘤是乳腺超声检查首先发现，少数是患者扪及皮下肿块或小结节就诊，通常无自觉症状。可触及的肿块通常体积在2cm内，圆形，活动，光滑，生长缓慢，无需临床处理。

（四）典型病例超声图像及诊断要点

【病例】

1. 病史和体征　无自觉症状和体征，超声检查首先发现。

2. 超声图像特征（图5-63、图5-64）

3. 超声观察要点　脂肪瘤回声有特征，容易识别。脂肪瘤可发生在有脂肪的任何部

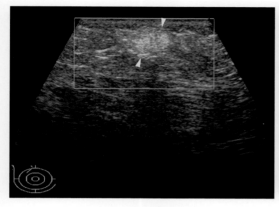

图5-63　乳腺脂肪瘤一

皮下脂肪层结节（箭号示）大小为14mm×12mm×13mm，椭圆形，边缘光整，呈高回声，回声均匀，内无血流信号

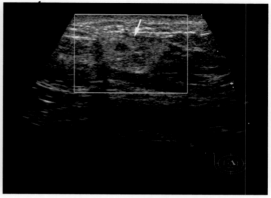

图5-64　乳腺脂肪瘤二

皮下脂肪层结节（箭号示）大小为17mm×10mm×17mm，椭圆形，边缘光整，呈稍高回声，回声欠均匀，内无血流信号

位，皮下多见。注明解剖层次很重要。

4.超声诊断　右侧乳腺皮下脂肪层结节，考虑脂肪瘤。

5.病理诊断　右侧乳腺皮下脂肪瘤。

（五）超声征象

脂肪瘤主要位于皮下脂肪层，单发或多发，多数体积较小，5～20mm，形态规则，椭圆形，边缘光整，稍强回声，较均匀，无或少血流信号。较大的脂肪瘤常常在任何断面都显示编织状纹理征，可能与含有纤维脂肪瘤有关。

（六）超声图像鉴别诊断

与乳腺表皮样囊肿鉴别：脂肪瘤和表皮样囊肿都位置表浅，多见于皮下脂肪。但表皮样囊肿是最常见的皮肤囊肿之一，与皮肤真皮层界面密切，乳腺罕见（图5-65）。

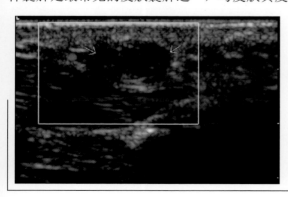

图5-65　乳腺表皮样囊肿

表皮样囊肿（箭号示）位置表浅，来自皮肤层，向脂肪层生长，结节13mm×5mm×8mm，形态不规则，低回声，不均匀，内未见血流信号。病理见较多成团增生皮脂腺上皮细胞、多核巨细胞及角化物，倾向表皮样囊肿

（七）临床价值

脂肪瘤超声有特征性的超声图像特征，容易识别。大多数脂肪瘤无需临床处理，也无需穿刺活检，超声是动态随访最常用的影像技术。

第八节　乳腺癌

乳腺癌是指来源于终末导管小叶单元（TDLU）导管上皮细胞的恶性肿瘤，TDLU是腺上皮最丰富的地方，癌细胞可以沿导管进入小叶或者腺叶中更大的导管。乳腺癌组织学分类包括非浸润性癌和浸润癌。最常见的病理类型是浸润性导管癌。

一、病因学

病因尚未明确，与女性的年龄、乳腺癌家族史、月经、生育、饮食、乳腺疾病等多种因素相关。月经初潮年龄小、绝经年龄晚是乳腺癌发生的重要危险因素，生育和初潮年龄晚是乳腺癌发生的独立危险因素，绝经后肥胖、乳腺癌家族史阳性可增加乳腺癌发生风险。一级亲属中有乳腺癌患者，50岁前发生乳腺癌的概率增加2倍及以上，与乳腺癌有关的基因包括BRCA1、BRCA2、P53、ATM和PTEN等，BRCA1和BRCA2占所有遗传性乳腺癌的80%～90%，但仅有5%～10%乳腺癌与基因相关。多数学者认为乳腺非典型增生与乳腺癌的发病有较密切的关系，被视为癌前病变。

二、病理解剖和病理生理

（一）乳腺浸润性癌

浸润性癌是指癌细胞突破导管或者小叶基底膜向间质浸润，癌细胞可以通过血管和淋巴管两种途径转移。包括浸润性导管癌、浸润性小叶癌和特殊类型浸润性癌（髓样癌、黏液癌、导管内乳头状癌等）。

1.浸润性导管癌　浸润性导管癌是指没有特定病理类型的浸润性癌，是乳腺癌最常见的病理类型。浸润性导管癌肿瘤细胞浸润周围组织，生长缓慢的浸润性导管癌肿瘤纤维组织成分含量较高（硬癌特征），恶性级别低。生长速度快的肿瘤级别高，通常含有丰富的肿瘤细胞、浆细胞和淋巴细胞，血供丰富。

2.浸润性小叶癌　浸润性小叶癌主要起源于乳腺腺泡，肿瘤细胞往往呈线状排列，并以弥漫性生长方式浸润基质。肿瘤形状多不规则，质地中等或偏硬，坏死、钙化和囊性变少见，是最易累及双侧乳腺的乳腺癌。

3.特殊类型浸润性癌　髓样癌、黏液癌、导管内乳头状癌是一小群具有特定的形态学和组织学特征的浸润性导管癌，淋巴结转移率低，预后亦较非特殊性浸润性导管癌好。除导管内乳头状癌外，这类特殊类型的浸润性导管癌富含肿瘤细胞，肿瘤边界相对较清晰。

（1）髓样癌　髓样癌癌细胞较多，纤维成分含量较少，肿瘤质地较硬癌软，淋巴结转移少见，预后较好。肿瘤膨胀性生长，与周围组织分界清楚，不存在明显的浸润周围组织的现象，可有不同程度的小灶性坏死、出血和囊性变。

（2）黏液癌：黏液癌肿瘤边界多清楚，质地较软。黏液癌的诊断主要依靠组织学构象，多少不等的细胞外黏液分泌是其特征。癌细胞异型性多不明显，核分裂象少见，呈不规则团巢、腺样、乳头状、筛状，漂浮于黏液湖中。分单纯型和混合型，后者指黏液癌与非特殊型浸润性导管癌并存或相混。

（二）乳腺非浸润性癌

1.原位癌　原位癌指肿瘤细胞局限于导管内或者小叶内，未突破基底膜侵及周围组织，包括导管原位癌和小叶原位癌。转移风险极低，伴微浸润者有转移风险。非典型导管上皮增生是发展为导管原位癌的前兆，小叶原位癌生长于乳腺小叶的导管内，通常多中心生长或者累及双侧乳腺。

2.乳头湿疹样癌（佩吉特病）　由于湿疹样病变发生在乳头乳晕区皮肤，故称为乳头湿疹样癌，又称乳头佩吉特病，临床少见，常伴发乳晕下主导管内的导管原位癌，浸及乳头表皮。

（三）其他乳腺癌

1.炎性乳腺癌　炎性乳腺癌的命名来自临床，患者皮肤水肿，皮色变红且色质不均，皮温可升高，类似急性乳腺炎的临床表现。普遍的观点认为由于乳腺实质内淋巴管广泛癌栓形成导致炎性乳腺癌的皮肤病变。炎性乳腺癌的临床表现仅高度提示淋巴管受累，预后不良，并非独立的组织学类型。

2.多发乳腺癌或多中心乳腺癌　多灶性癌是指不同的恶性肿块发生在同一象限或者距离原发肿瘤5cm以内。多中心癌是指乳腺内肿瘤位于不同象限或者相距超过5cm的多发肿瘤，多中心癌的组织类型可以相同或者不相同。了解多灶性癌和多中心癌有助于临床医生治疗决策。

三、临床表现

乳腺癌早期无任何症状和体征，常因体检或乳痛症就诊由影像学检查（超声或X线等）首先发现。乳腺癌最常见的临床表现是扪及乳腺肿块，多数肿块质硬、活动度差。少见的临床表现是乳头溢液、乳头回缩、橘皮征，有淋巴结转移时可扪及腋窝肿块。炎性乳腺癌似急性乳腺炎，乳腺红肿明显。晚期有肿块隆起溃烂化脓以及淋巴结转移和远处转移的症状和体征。

四、典型病例超声图像及诊断要点

（一）乳腺浸润性癌

1.乳腺浸润性导管癌

【病例一】

（1）病史和体征　女性，56岁，扪及右乳肿块6个月就诊。

（2）超声图像特征（图5-66、图5-67）

（3）超声观察要点　形态学特征、方位、边缘是重点，钙化、血流、内部回声、后方

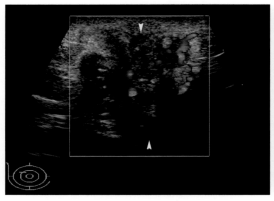

图5-66　乳腺浸润性导管癌一

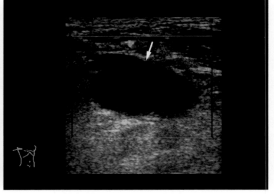

图5-67　腋窝淋巴结转移

肿块（箭号示）大小27mm×26mm×25mm，该肿块具有多个典型的恶性征象，表现为形态不规则，方位不平行，边缘模糊，成角，毛刺，后方特征衰减，低回声，不均匀，肿块内微小钙化，浸润皮下脂肪和后间隙，血流丰富

右侧腋窝淋巴结肿大（箭号示），结构异常呈低回声，淋巴门强回声消失

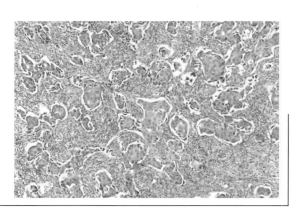

图5-68　乳腺浸润性导管癌二

（HE染色，×40）

癌细胞团巢周围纤维组织显著增生

特征有助于鉴别良恶性。

（4）超声诊断　右侧乳腺肿块，高度恶性，BI-RADS 5 类。

（5）病理诊断　右侧乳腺浸润性导管癌（图 5-68）。

【病例二】

（1）病史和体征　女性，48 岁。扪及右侧乳腺肿块 2 个月就诊，肿块质硬、活动度差。

（2）超声图像特征（图 5-69）

（3）超声观察要点　极低回声肿块伴衰减（白色箭号示）是最典型的恶性特征，高回声晕征是恶性肿瘤浸润周围组织的特征。

（4）超声诊断　右侧乳腺肿块，高度提示恶性，BI-RADS 5 类。

（5）病理诊断　右侧乳腺浸润性导管癌。

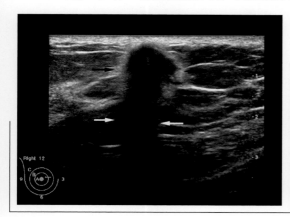

图 5-69　乳腺浸润性导管癌三

肿块大小 12mm×10mm×8mm，形态不规则，方位不平行，边缘模糊。该肿块强回声晕环征（黑色箭号示），极低回声伴后方特征衰减（白色箭号示）是典型的乳腺癌征象

【病例三】

（1）病史和体征　女性，38 岁，扪及右乳肿块 10 天就诊。

（2）超声图像特征（图 5-70）

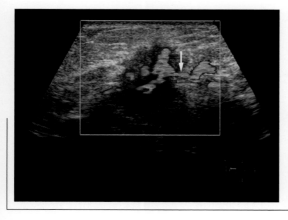

图 5-70　乳腺浸润性导管癌四

肿块大小 12mm×9mm×7mm，形态不规则，方位不平行，边缘模糊，成角，低回声，后方特征衰减，肿块内血流丰富，血流粗大不规则，向肿块内穿越（箭号示）

（3）超声观察要点　恶性肿瘤的彩色多普勒血流特征，血管增多，血流粗细不一，分布不均匀，从肿块外向肿块内穿行。

（4）超声诊断　右侧乳腺肿块，高度恶性，BI-RADS 5类。

（5）病理诊断　右侧乳腺浸润性导管癌。

2.乳腺浸润性小叶癌

【病例】

（1）病史和体征　女性，40岁，体检超声发现左乳肿块就诊。无自觉症状和体征。

（2）超声图像特征（图5-71）

（3）超声观察要点　分叶状、极低回声是可疑征象，但缺乏恶性肿瘤的特征性改变。

（4）超声诊断　左侧乳腺肿块，BI-RADS 4B类。

（5）病理诊断　左侧乳腺浸润性小叶癌，癌细胞呈单排浸润纤维间质（图5-72）。

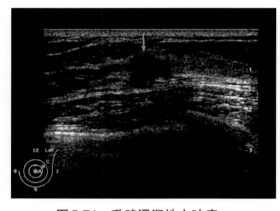

图5-71　乳腺浸润性小叶癌一

　　肿块（箭号示）大小8mm×10mm×8mm，形态不规则，分叶状，方位平行，边缘光整，极低回声，后方特征无变化，乳腺后间隙局部受浸润（浅筋膜深层连续性被破坏）

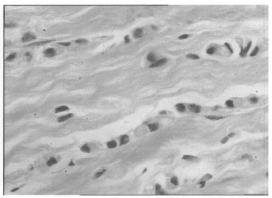

图5-72　乳腺浸润性小叶癌二

（HE染色，×40）

3.乳腺特殊型浸润性导管癌

（1）乳腺髓样癌

【病例一】

① 病史和体征　女性，37岁，扪及左乳肿块就诊。

② 超声图像特征（图5-73）

③ 超声观察要点　该肿块良性特征较多，仅后方局部小范围向深面突起，是不均匀

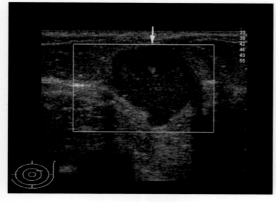

图5-73 乳腺髓样癌一

肿块（箭号示）大小24mm×20mm×25mm，尽管肿块形态较规则，边缘光整，仅见后方局部不规则。方位平行，低回声、均匀，可见侧边声影，后方特征增强，肿块内血流信号2级

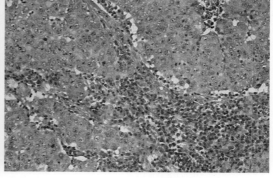

图5-74 乳腺髓样癌二

（HE染色，×40）

癌细胞呈合体样，核仁突出，癌巢周围有大量淋巴浆细胞浸润

生长局部浸润的病理基础形成的重要影像表现，只有高度重视这点才不至于延误诊断，获得早期诊断和早期治疗。

④ 超声诊断　左侧乳腺肿块，低度恶性风险，BI-RADS 4A类。

⑤ 病理诊断　左侧乳腺髓样癌（图5-74）。

【病例二】

① 病史和体征　女性，33岁，发现左侧乳腺肿块1年。

② 超声图像特征（图5-75～图5-77）

③ 超声观察要点　肿块边缘模糊，低回声，回声相对均匀，容易囊性变是髓样癌的特征。

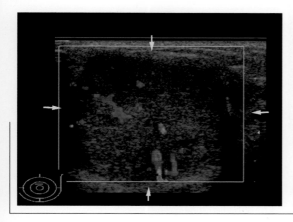

图5-75 乳腺髓样癌三

左侧乳腺12点钟乳头旁肿块（箭号示），大小35mm×30mm×32mm，边界较清楚，形态规则，方位平行，边缘模糊，内部低回声

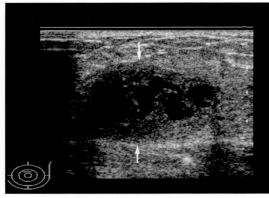

图5-76 乳腺髓样癌四

肿块内局部区域可见多个不规则无回声区（箭号示），其实性成分内血流信号较丰富，乳腺后间隙消失

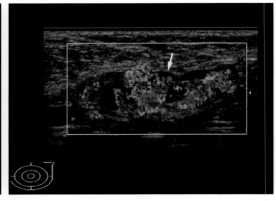

图5-77 髓样癌，腋窝淋巴结转移

左侧腋窝查见数个肿大的淋巴结（箭号示），最大22mm×22mm×12mm，血流信号极为丰富

④ 超声诊断 左侧乳腺肿块，中度恶性风险，BI-RADS 4B类。

⑤ 病理诊断 左侧乳腺髓样癌。

（2）乳腺黏液癌

【病例一】--

① 病史和体征 女性，33岁，发现左侧乳腺肿块1年，无自觉症状。

② 超声图像特征（图5-78）

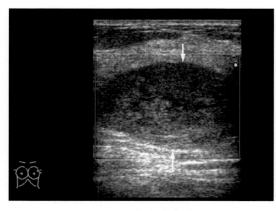

图5-78 乳腺黏液癌一

肿块（箭号示）大小40mm×40mm×26mm，椭圆形，方位平行，边缘光整，低回声，轻度不均匀，后方特征增强，内无血流信号

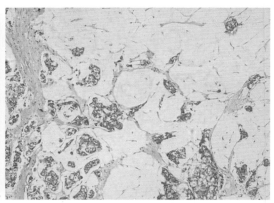

图5-79 乳腺黏液癌二

（HE染色，×40）

不规则癌细胞团巢漂浮于黏液湖中，其间有粗细不一的纤维分隔

③ 超声观察要点　该肿块具有典型的良性肿瘤的形态学特征，椭圆形，方位平行，边缘光整，极易误诊为纤维腺瘤。但仔细观察肿块内部，有细小的散在的低回声或液性区，这是黏液癌细胞外黏液湖的特征。

④ 超声诊断　左侧乳腺肿块，考虑良性，BI-RADS 3 类。

⑤ 病理诊断　左侧乳腺黏液癌（图5-79）。

【病例二】

① 病史和体征　女性，33岁，体检发现右乳肿块，患者无自觉症状和体征。

② 超声图像特征（图5-80）

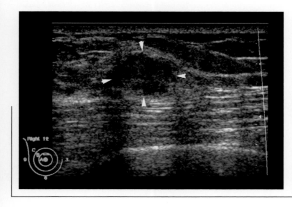

图5-80　乳腺黏液癌三

右侧乳腺12点钟距乳头2cm腺体内肿块（箭号示），大小 16mm×12mm×12mm，形态不规则，方位平行，边缘不光整，低回声，不均匀，后方特征增强，可见侧壁声影

③ 超声观察要点　该病例类似纤维腺瘤，但小的纤维腺瘤回声均匀，有包膜回声。该肿块无包膜回声，内部回声不均匀，虽然不具备典型恶性征象，但重视细节，才能使患者早期获得正确诊断。

④ 超声诊断　右侧乳腺肿块，轻度恶性风险，BI-RADS 4A 类。

⑤ 病理诊断　右侧乳腺黏液腺癌合并早期浸润性导管癌。

（二）乳腺非浸润性癌

1.乳腺导管原位癌

【病例一】

（1）病史和体征　女性，40岁，右侧乳头溢血，无自觉症状，未扪及肿块。

（2）超声图像特征（图5-81）

（3）超声观察要点　导管扩张，扩张导管一端与乳头相通，另一端与肿块相连。导管粗细不均匀，管壁不清晰，管内液性区透声差。

（4）超声诊断　右侧乳腺肿块，BI-RADS 4A 类。

（5）病理诊断　右侧乳腺导管原位癌（图5-82）。

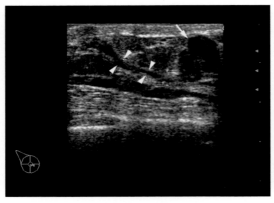

图5-81 乳腺导管内乳头状癌,主要为导管内癌

　　右侧乳腺中央区3点钟方向导管扩张(短箭号示),其远端距乳头1cm处查见一个肿块(长箭号示),大小12mm×9mm×12mm,形态不规则,方位不平行,边缘不光整,低回声,不均匀。该肿块深面与扩张导管相通,内径1～2mm,导管与乳头相通

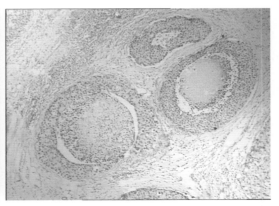

图5-82 乳腺导管原位癌

(HE染色,×40)

【病例二】

　　(1)病史和体征　女性,38岁,双侧乳腺胀痛就诊,右侧乳腺外上扪诊质韧增厚,未扪及确切肿块。

　　(2)超声图像特征(图5-83)

　　(3)超声观察要点　该例导管内癌肿块特征不明显,但局部结构紊乱,导管系统与间质构成的强弱相间的斑纹征消失,虽然不能根据图像确诊,但应该重视。通常触诊局部有质硬肿块但界面不清楚。此类超声表现的导管内癌容易漏诊。

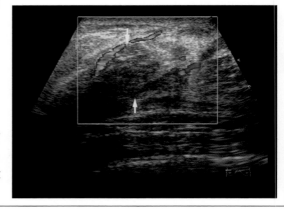

图5-83 乳腺导管内癌

　　右侧乳腺外上象限回声减低、杂乱(箭号示),范围约40mm×39mm×21mm,形态不规则,方位平行,边缘模糊,低回声,均匀,内有少量血流信号,周边血流明显

（4）超声诊断　右侧乳腺可疑肿块，BI-RADS 4A 类。

（5）病理诊断　右侧乳腺导管内癌。

2.乳头湿疹样癌

【病例】

（1）病史和体征　女性，43 岁，反复左侧乳头糜烂 1 年多，腋窝扪及肿块半年。曾多次乳头涂片细胞学检查没有发现癌细胞，自述消炎治疗有效（图 5-84）。

（2）超声图像特征（图 5-85、图 5-86）

（3）超声观察要点　乳头糜烂是特征，肿块通常不明显，腋窝淋巴结广泛肿大，结构异常，尽管乳头多次涂片没有发现癌细胞，综合考虑仍然具有乳头湿疹样癌的特征。

（4）超声诊断　左侧乳腺中央区可疑肿块，乳头湿疹样癌？ BI-RADS 4B 类；左侧腋窝 Ⅰ、Ⅱ、Ⅲ 水平和左侧锁骨上淋巴结肿大，考虑转移。

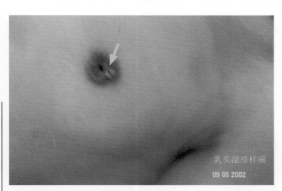

图 5-84　乳头湿疹样癌一

左侧乳头糜烂（箭号示）

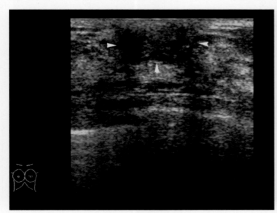

图 5-85　乳头湿疹样癌二

左侧乳腺中央区可疑肿块（箭号示），大小 12mm×10mm×6mm，形态不规则，方位平行，边缘模糊，低回声，后方特征混合型

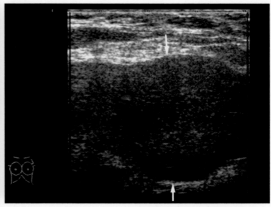

图 5-86　乳头湿疹样癌伴腋窝淋巴结转移

左侧腋窝 Ⅰ、Ⅱ、Ⅲ 水平和左侧锁骨上查见多个肿大淋巴结，左侧腋窝最大淋巴结（箭号示），53mm×34mm×37mm，呈低回声，结构异常，淋巴门回声消失

（5）病理诊断　湿疹样癌，送检淋巴结查见癌转移（图5-87）。

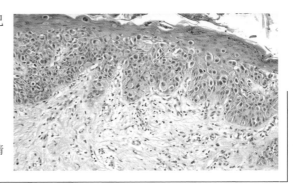

图5-87　乳腺湿疹样癌

（HE染色，×40）

表皮中下层有大量癌细胞浸润，癌细胞界限清楚，胞质丰富，异型性明显

（三）其他乳腺癌

1.炎性乳腺癌

【病例】

（1）病史和体征　女性，43岁，左侧乳腺红肿3个月，扪诊乳腺轻度压痛，质地较韧硬，未扪及确切乳腺肿块，未扪及腋窝肿块。体温正常。

（2）超声图像特征（图5-88、图5-89）

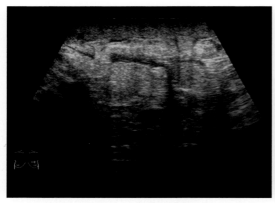 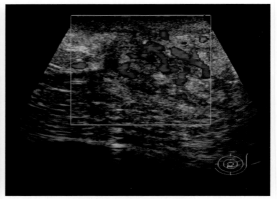

图5-88　炎性乳腺癌一　　　　　　　　　　**图5-89　炎性乳腺癌二**

皮肤增厚，最大厚度5mm，皮下组织水肿，乳腺解剖层次不清，结构紊乱　　乳腺血流信号增多，解剖层次不清，结构紊乱

（3）超声观察要点　皮肤增厚、皮下淋巴管扩张是其特征性表现，其特点是增厚的皮肤内多条隐约的线样稍低回声，皮下组织和腺体层无法厘清解剖层次和结构，血流信号不仅增多，而且紊乱。

（4）超声诊断　左侧乳腺考虑炎性改变，不排除炎性乳腺癌，BI-RADS 4B类。

（5）病理诊断　左侧乳腺浸润性导管癌。

2.乳腺多灶性癌和多中心癌

【病例】

（1）病史和体征　女性，54岁，右侧乳腺发现肿块2个月。无触痛，皮肤无红肿。

（2）超声图像特征（图5-90）

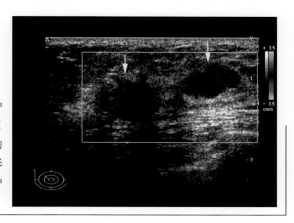

图5-90　多灶性乳腺癌

　　右侧乳腺外上象限10～11点钟腺体层两个肿块（箭号示），内侧肿块距乳头2cm，大小13mm×9mm×13mm，外侧肿块距乳头3cm，大小约17mm×14mm×17mm，两个肿块声像图相似，形态不规则，方位平行，边缘模糊，相对大的外侧肿块有毛刺征、低回声，不均匀，后方特征混合型

　　（3）超声观察要点　多发实性肿块，观察每一个肿块是否有可疑恶性的征象是要点，全面的观察和评估有助于治疗方案的选择和外科手术方式的决策。

　　（4）超声诊断　右侧乳腺两个实性肿块，中度恶性风险，BI-RADS 4B类。

　　（5）病理诊断　两个肿块均为浸润性导管癌。

五、超声征象

　　1.乳腺浸润性癌　肿块通常具有多个恶性征象，包括形态不规则，方位不平行（纵横比≥1）、边缘模糊，毛刺、成角、细分叶、高回声晕征，内部回声极低伴后方特征衰减，肿块内密集或簇状微钙化，血流信号增多且走行不规则、粗细不均匀，高速高阻动脉频谱。方位不平行是早期乳癌的重要形态学特征。浸润性小叶癌以分叶状多见，钙化和液化少见，更容易出现多灶性、多中心肿瘤。良恶性肿瘤很多征象重叠，导致超声诊断受限。

　　2.乳腺髓样癌和黏液癌　髓样癌富含肿瘤细胞，黏液癌富含黏液，两者都以膨胀性生长为主，表现为椭圆形或圆形、边缘光整、后方回声增强，容易误诊为纤维腺瘤。但纤维腺瘤有包膜，髓样癌和黏液癌没有包膜，局部的不规则或模糊是早期引起怀疑的关键点。血流2～3级和腋窝淋巴结肿大支持恶性。

　　3.炎性乳腺癌　皮肤增厚、皮下淋巴管扩张、稍低回声，肿块形态不规则，边缘模糊，低回声，血流信号丰富，走行不规则，粗细不一，高速高阻动脉频谱，常有同侧腋窝淋巴结肿大。部分炎性乳腺癌没有确切的肿块征象。

六、超声图像鉴别诊断

1.乳腺浸润性癌与乳腺良性肿瘤的鉴别诊断（表5-1）

表5-1　乳腺浸润性癌与良性肿瘤诊断和鉴别诊断要点

图像特征	良性	恶性
形态	椭圆形	不规则、圆形
方位	平行	不平行
边缘	光整	模糊、毛刺、成角、分叶状、强回声晕
内部回声	等回声，无回声、低回声	低回声、复杂回声
钙化灶	少见，偶见粗钙化	多见，微钙化
后方回声	无改变、增强	衰减、混合型
侧方声影	有	无
淋巴结受累	无	有，肿大，结构异常
血供	无血流或少血流	有血流，丰富血流

2.乳腺髓样癌和黏液癌与纤维腺瘤的鉴别诊断　① 纤维腺瘤大多有包膜，髓样癌和黏液癌无包膜回声，膨胀性生长但部分区域的边界可出现模糊不清。② 肿瘤生长速度不完全一致，可出现小分叶状。③ 髓样癌容易发生坏死液化。黏液癌因为细胞外黏液湖可表现为无回声和低回声交错分布。④ 髓样癌和黏液癌的血流表现为血管粗细不一，走行不规则，阻力指数增高。⑤ 髓样癌和黏液癌可出现腋窝淋巴结肿大、结构异常。

3.炎性乳腺癌与急性乳腺炎的鉴别诊断　炎性乳腺癌的临床表现酷似急性乳腺炎，误诊率高达50%以上，依靠穿刺活检获得诊断证据。① 皮下淋巴管扩张，是诊断炎性乳腺癌的可靠证据。② 超声测得的肿块大小比临床触及的肿块小，这也是有力佐证。③ 炎性乳腺癌的血流信号增多符合肿瘤新生血管特征，走行不规则，粗细不一，高速高阻力指数动脉频谱。而炎症的血流信号增多，是血管扩张所致。

七、临床价值

超声检查对受检者无痛苦、无放射性损害，检查前无需特殊准备，无检查盲区，可用于任何年龄和任何生理周期包括妊娠期和哺乳期、乳腺癌手术后评估、男性乳腺检查，可弥补乳腺X线检查可能遗漏的区域（乳房边缘、发育不良的乳房、胸壁肿块、致密性乳腺等）等优势，高频探头具有良好的图像分辨率，检出了大量临床触诊阴性和乳腺X线检查阴性的乳腺肿块，超声检查已经成为乳腺疾病不可或缺的重要的诊断技术。但乳腺内脂肪回声、腺体的不均匀性、乳腺活动度大且相对于探头扫查范围大导致乳腺检查容易漏诊和重复性较差，乳腺良恶性肿瘤之间的图像特征存在明显的重叠和交叉，超声医生对这些局限性也应该有充分的认识。依据图像特征进行恰当的BI-RADS评估分类，对4类及5类肿块进行穿刺活检明确诊断有利于正确诊断和提高乳腺癌的早期正确诊断。

第九节　乳腺恶性叶状肿瘤

一、病因学

　　叶状肿瘤是一种少见的纤维上皮性肿瘤，是类似于纤维腺瘤的双向性肿瘤，其组织学特征为裂隙状分布的双层上皮被过度生长的富于细胞的间叶成分围绕，形成典型的叶状结构。

二、病理解剖和病理生理

　　叶状肿瘤分良性、交界性和恶性三类，以良性多见，好发于中年妇女，很少见于青春期女孩。恶性叶状肿瘤很少发生转移，少于5%的恶性叶状肿瘤经血液转移，而不是经淋巴结转移。肿瘤呈类圆形、分叶状，界限清楚，有或无包膜，质地较硬，肿瘤体积可以很大，有时突然长大，可见线状黏液性、出血性的液性区。叶状肿瘤需要广泛的局部切除或者乳腺全切除。

三、临床表现

　　叶状肿瘤通常为单侧、质硬、无痛性乳腺肿块，恶性叶状肿瘤持续性长大，或者长期稳定的乳腺肿块突然急剧增大，叶状肿瘤平均直径4～5cm，但影像学发现的叶状肿瘤平均2～3cm。

四、典型病例超声图像及诊断要点

【病例一】 --

　　1.病史和体征　女性，34岁，右侧乳腺"肿块"手术切除术后3个月发现局部又扪及肿块，因主诉是良性，建议随访。因发现肿块明显长大，于术后7个月复查。
　　2.超声图像特征（图5-91、图5-92）

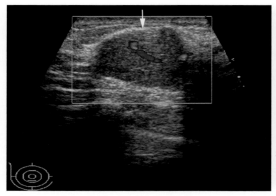

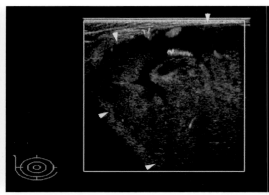

图5-91　乳腺恶性叶状肿瘤（术后3个月，复发）

图5-92　乳腺恶性叶状肿瘤（术后7个月，肿块明显长大）

　　右侧乳腺6点钟距乳头2cm处、原手术区域的深面腺体层内查见肿块（箭号示），大小23mm×21mm×16mm，形态椭圆形，方位平行，边缘光整，低回声，后方特征增强，有侧壁声影，乳腺后间隙未见浸润，肿块内血流信号明显

　　右侧乳腺手术切口的深面腺体层内肿块（箭号示），大小约120mm×100mm×56mm，肿块形态椭圆形，边缘光整，但内部出现多处不规则裂隙状微小无回声区，血流信号增多且不规则

　　3. 超声观察要点　该病例第一次手术切除，病理诊断为良性。但术后3个月即复发，术后7个月肿块显著长大，具有恶性叶状肿瘤特征，表现为体积短期内迅速长大，裂隙样液性区，血流丰富且不规则。术后7月BI-RADS评估从3类上升为4C类或5类。

　　4. 超声诊断　右侧乳腺原手术区域深面的肿块，在术后3个月检查时可能评估为BI-RADS 3类。在术后7个月复查时，应评估为BI-RADS 5类。

　　5. 病理诊断　恶性叶状肿瘤。

【病例二】

　　1. 病史和体征　女性，44岁，扪及左侧乳腺肿块就诊。

　　2. 超声图像特征（图5-93）

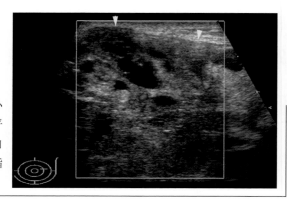

图5-93　乳腺恶性叶状肿瘤一

　　左侧乳腺外上象限巨大肿块（箭号示），大小约60mm×55mm×48mm，形态不规则，方位平行，边缘模糊，内部回声不均匀，以实性为主，内有多个大小不等且不规则的无回声区，浸润皮下脂肪层和乳腺后间隙，肿块内少量血流信号

3.**超声观察要点**　肿瘤体积较大，多处的小而分布不均匀的无回声区（液化）是恶性叶状肿瘤的特征性表现。

4.**超声诊断**　左侧乳腺囊实性肿块，叶状肿瘤？高度恶性？ BI-RADS 4C 类。

5.**病理诊断**　左侧乳腺恶性叶状肿瘤（低度恶性）（图5-94）。

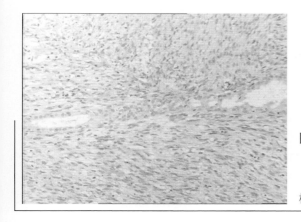

图5-94　乳腺恶性叶状肿瘤二

（HE染色，×40）

肿瘤梭形细胞间质成分增多，显示成纤维细胞样形态，良性上皮成分受挤压呈裂隙状

五、超声征象

　　恶性叶状肿瘤通常表现为圆形或椭圆形，方位平行，边缘光整，后方特征增强，酷似良性肿瘤，容易误诊为纤维腺瘤等。肿块平均大小4～5cm，体积较大者最多见的形态是分叶形，边缘模糊，肿瘤内出现囊性变是恶性叶状肿瘤的特点。表现为肿块内回声不均匀，常见肿块内多个大小不等的无回声区。肿块后方特征增强，肿块血流以2～3级多见。

六、超声图像鉴别诊断

　　良性、交界性和恶性叶状肿瘤的鉴别：体积较小的叶状肿瘤，没有液化和血流信号增多紊乱时很难鉴别。同理，与纤维腺瘤也很难鉴别，因此，术前正确诊断率低。分叶状、体积较大的实性良性肿瘤有叶状肿瘤的可能。出现囊性变和血流信号增多紊乱则恶性叶状肿瘤的可能性大。叶状肿瘤好发于中年妇女，纤维腺瘤好发于青年女性，恶性叶状肿瘤生长迅速，纤维腺瘤生长缓慢。恶性叶状肿瘤血流以2～3级多见，纤维腺瘤以1～2级常见。

七、临床价值

　　叶状肿瘤容易复发，因此术前正确诊断有助于手术方案的决策。对有可疑征象的纤维腺瘤或叶状肿瘤进行穿刺活检可获得正确诊断。

第十节　乳腺淋巴瘤

一、病因学

乳腺淋巴瘤分为原发和继发，以乳腺作为首发或主要发病器官者称为原发性乳腺淋巴瘤。

二、病理解剖和病理生理

乳腺淋巴瘤发病率极低，属结外性淋巴瘤，以非霍奇金淋巴瘤为主，弥漫性大B细胞性淋巴瘤是最常见的组织学类型。可原发于乳腺，也可以是系统性淋巴瘤累及乳腺。形态呈多样性，单发或多发，界限清楚或不清楚。瘤细胞常常呈弥漫性浸润性生长。免疫组织化学染色有助于确诊淋巴瘤和分型。

三、临床表现

临床表现与乳腺癌难以区分，肿瘤生长较快，病程较短，无疼痛，不伴乳头溢液，多数肿瘤活动无粘连，肿块表面皮肤青紫色为其特征性表现。腋窝淋巴结肿大多见。

四、典型病例超声图像及诊断要点

【病例】

1.**病史和体征**　女性，49岁，体检行超声检查发现乳腺肿块就诊，无明显的自觉症状和体征，未扪及确切肿块。

2.**超声图像特征**（图5-95）

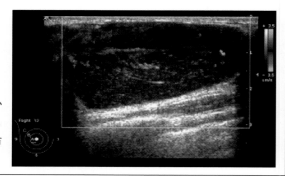

图5-95　乳腺淋巴瘤（非霍奇金淋巴瘤）

右侧乳腺8点钟距乳头4cm查见肿块，大小46mm×18mm×40mm，形状不规则，方位平行，边缘模糊，低回声，不均匀性，似多个低回声结节融合组成，无明显血流信号

3.超声观察要点 淋巴瘤最常见的超声表现为肿块边缘光整，低回声，后方特征增强。但通常血流较丰富，坏死少见。但可以有多种不同的超声表现。

4.超声诊断 右侧乳腺8点钟肿块，BI-RADS 4A类。

5.病理诊断 右侧乳腺非霍奇金淋巴瘤（图5-96）。

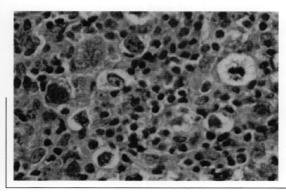

图5-96　非霍奇金淋巴瘤

（HE染色，×40）

肿瘤细胞弥漫性浸润，原有结构被破坏，仅见少量残留导管

五、超声征象

肿块大小不一，在腺体层或皮下脂肪层，呈圆形、椭圆形、分叶状或不规则形，单发或多发，大多数肿块边界清晰，少数边缘模糊但无毛刺，肿块内部呈低回声，无钙化灶，后方特征无衰减，肿块血流以2～3级多见，走行不规则，粗细不一，常可见同侧腋窝淋巴结肿大。

六、超声图像鉴别诊断

乳腺淋巴瘤临床和影像学缺乏特异性，边缘模糊和形状不规则，容易误诊为乳腺癌，边缘清楚和形状规则时又容易误诊为纤维腺瘤。恶性淋巴瘤大多发生于中老年女性，常可见同侧腋窝淋巴结肿大，而纤维腺瘤多发生于年轻女性，无腋窝淋巴结肿大和结构异常。

七、临床价值

乳腺淋巴瘤影像学缺乏特征性表现，但有可疑征象需要穿刺活检时应该选择空芯针活检或肿块切除活检，获得组织构象后通过进一步免疫组化确诊。

第十一节　男性乳腺疾病

一、病因学

　　男性乳腺增生分原发性和继发性。原发性者原因不明，继发性者乳腺发育则可见于先天性无睾、Kline女性，Elter综合征（一种小睾丸疾病）、睾丸女性化、Reifenstein综合征（一种不完全男性假两性畸形）、真两性畸形、病毒性睾丸炎、创伤后引起的睾丸萎缩、特殊类型的睾丸肿瘤、肾上腺肿瘤、甲亢、重症肝炎和肝硬化或B族维生素缺乏症、性腺功能减退及因患前列腺癌、前列腺增生症或变性手术后而长期服用雌激素等。

　　男性乳腺癌病因尚不清楚，多数学者认为有遗传倾向，任何导致体内雌激素增高的疾病，都会增加患本病的危险性。

二、病理解剖和病理生理

　　1.男性乳腺增生　男性乳腺增生大多具有一定特征性，形成灰白质韧的扁平、卵圆形、盘状结节性病灶，多缺乏完整的包膜。镜检见，乳腺导管不规则增生，管腔可扩张，或者呈裂隙状，男性乳腺发育通常不形成腺泡结构。

　　2.男性乳腺癌　男性乳腺癌常见的组织学类型是浸润性导管癌、乳头状癌和导管原位癌，在40%的男性乳腺癌患者可见男性乳腺发育的组织学改变。

三、临床表现

　　1.男性乳腺增生　多见于青春期及老年期，表现为一侧或双侧乳房增大，中央区隆起，肿块型或弥漫型。肿块2～4cm，扁平、卵圆形、盘状，有轻压痛、胀痛或刺痛。青春期男性乳腺发育一般为双侧对称性，老年男性乳腺发育者，常为不明原因出现单侧乳房增大，大多可在1～2年内自行消退。

　　2.男性乳腺癌　男性乳腺癌罕见，多见于老年人。预后较女性差。临床表现以肿块、乳头溢血常见，肿块质地坚实，不规则，边界不清，常无触痛。

四、典型病例超声图像及诊断要点

【病例一】

　　1.病史和体征　男性，16岁，双侧乳腺肿大就诊，扪诊双侧乳腺中央区扪及质韧偏硬

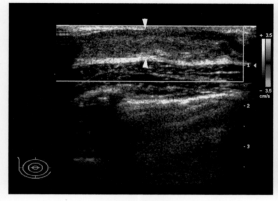

图 5-97　青春期男性乳腺增生一

　　右侧乳头乳晕深面的盘状肿块（箭号示），范围 36mm×36mm，最大厚度 10mm，边界清楚，回声均匀，血流 1 级

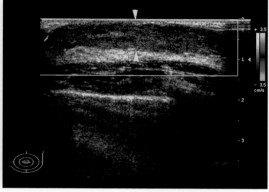

图 5-98　青春期男性乳腺增生二

　　左侧乳头乳晕深面的盘状肿块（箭号示），范围 36mm×36mm，最大厚度 10mm，边界清楚，回声均匀，血流 1 级

的圆盘状结节。

　　2.超声图像特征（图 5-97、图 5-98）

　　3.超声观察要点　观察乳头乳晕深面有无肿块，肿块的图像特征有无可疑征象是重点，该例是典型的男性乳腺增生的超声表现。

　　4.超声诊断　青春期男性双侧乳腺增生。

　　5.药物治疗和临床随访，18 个月后双侧乳腺肿块消失。

【病例二】

　　1.病史和体征　男性，68 岁，扪及右侧乳腺结节就诊，疼痛，压痛。

　　2.超声图像特征（图 5-99）

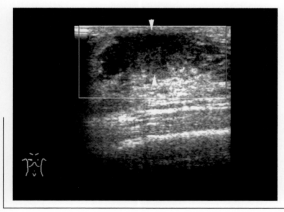

图 5-99　老年男性乳腺增生（单侧，肿块型）

　　右侧乳头乳晕深面肿块（箭号示），36mm×35mm×11mm，椭圆形（圆盘状），方位平行，边缘光整，低回声，回声均匀，未见血流信号显示

3.超声观察要点　老年男性，单侧肿块，重点是观察超声图像特征有无可疑征象，鉴别良性和恶性。

4.超声诊断　老年男性单侧乳腺肿块，BI-RADS 4A。

5.病理诊断　手术切除后病理诊断为男性乳腺增生。

【病例三】

1.病史和体征　男性，72岁，双侧乳腺增大、疼痛。触诊乳腺增大，弥漫性增厚，质软。

2.超声图像特征（图5-100、图5-101）

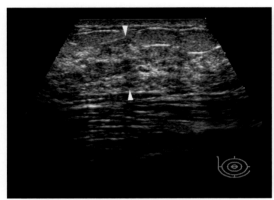

图5-100　老年男性乳腺增生（弥漫性）一　　图5-101　老年男性乳腺增生（弥漫性）二

右侧乳腺肿块（箭号示），似女性腺体样超声图像特征，最大腺体厚度17mm，范围50mm×50mm，未见扩张的导管，未见明显血流信号　　左侧乳腺肿块（箭号示），似女性腺体样超声图像特征，最大腺体厚度14mm，范围50mm×50mm，未见扩张的导管，未见明显血流信号

3.超声观察要点　老年男性，双侧乳腺肿块，质软，观察重点是鉴别男性乳腺增生和老年脂肪堆积。该病例具有女性乳腺的强弱相间的腺体样回声是其特征。

4.超声诊断　老年男性双侧乳腺增生。

5.病理诊断　男性双侧乳腺增生。

【病例四】

1.病史和体征　老年男性，80岁，右侧乳房肿块，右侧乳头皲裂出血。

2.超声图像特征（图5-102～图5-104）

3.超声观察要点　老年男性，乳腺实性肿块有囊性变，血流丰富紊乱，是乳腺癌的典型征象。

4.超声诊断　老年男性，右侧乳腺癌？ BI-RADS 5类。

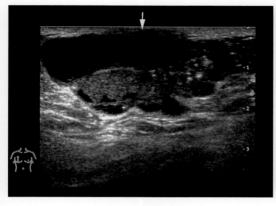

图 5-102　男性乳腺癌一

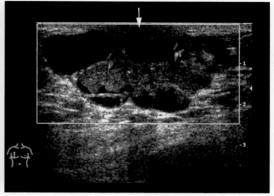

图 5-103　男性乳腺癌二
实性成分血流信号丰富（箭号示）

右侧乳头乳晕深面的囊实复合性肿块（箭号示），大小约 46mm×42mm×25mm，形态椭圆形，方位平行，边缘不规则。肿块内可见乳头状实性回声突向囊腔内，实性回声不规则、不均匀，内见多个点状钙化灶

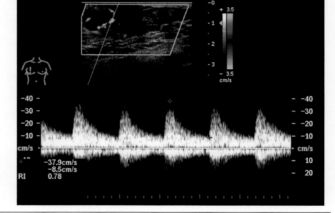

图 5-104　男性乳腺癌三
动脉频谱，流速加快，阻力指数增高。收缩期最大流速 37.9cm/s，舒张期最低流速 8.5cm/s，RI=0.78

5.**病理诊断**　右侧乳腺浸润性导管癌。

五、超声征象

1.**男性乳腺增生**　男性乳腺增生大致分为肿块型和弥漫型。肿块表现为乳头深面扁平状、盘状肿块，厚度很少超过 2cm，肿块形态规则或树根样不规则，质地偏硬，树根样的肿块容易误诊为乳腺癌。弥漫型者扣诊质地较软，超声表现类似女性乳腺的腺体结构，一般无导管扩张，容易诊断。

2.**男性乳腺癌**　男性乳腺癌多数以扣及肿块就诊，通常形态不规则，边缘模糊，低回声，容易液化。淋巴结转移时，可发现淋巴结肿大、结构异常。

六、超声图像鉴别诊断

男性乳腺增生需与男性乳房皮下脂肪增厚鉴别，老年人脂肪增厚明显。

七、临床价值

男性乳腺肿块或乳头溢液时首选超声检查，判断肿块恶性风险程度。

（彭玉兰）

参考文献

[1] 付丽, 傅西林. 乳腺肿瘤病理学. 北京: 人民卫生出版社, 2008.

[2] Julie K Stegman. Diagnostic medical sonography: abdomen and superficial structures. Wolters kluwer health. third edition. Lippincott Williams & Wilkins of US. 2012.

[3] Laszlo Tabar, MD. Ductal adenocarcinoma of the breast (DAB) , Part1. C&C Offset Printing Co. 2015.

[4] Laszlo Tabar, MD. Ductal adenocarcinoma of the breast (DAB) , Part2. C&C Offset Printing Co. 2015.

[5] Laszlo Tabar, MD. Ductal adenocarcinoma of the breast (DAB) , Part3. C&C Offset Printing Co. 2015.

[6] Laszlo Tabar, MD. Ductal adenocarcinoma of the breast (DAB) , Part4. C&C Offset Printing Co. 2015.

[7] Laszlo Tabar, MD. Ductal adenocarcinoma of the breast (DAB) , Part5. C&C Offset Printing Co. 2015.

[8] Laszlo Tabar, MD. Ductal adenocarcinoma of the breast (DAB) , Part6. C&C Offset Printing Co. 2015.

[9] Laszlo Tabar, MD. Ductal adenocarcinoma of the breast (DAB) , Part7. C&C Offset Printing Co. 2015.

[10] A Thomas Stavros. Breast ultrasound. Lippincott Williams & Wilkins, USA. 2004.

[11] 严松莉. 乳腺超声与病理. 北京: 人民卫生出版社, 2009.

[12] 李泉水. 浅表器官超声医学. 第2版. 北京: 科学技术出版社, 2017.

[13] 詹维伟, 周建桥. 乳腺超声影像报告与数据系统解读. 北京: 人民卫生出版社, 2015.

[14] 中国医师协会超声医师分会. 中国浅表器官超声检查指南. 北京: 人民卫生出版社, 2017.

[15] 国家卫生计生委能力建设和继续教育中心. 超声医学专科能力建设专用初级教材: 浅表器官分册. 北京: 人民卫生出版社, 2016.

[16] 中国医师协会超声医师分会. 中国介入超声临床应用指南. 北京: 人民卫生出版社, 2017.

[17] 张建兴. 乳腺超声诊断学. 北京: 人民卫生出版社, 2012.

[18] 彭玉兰. 乳腺高频超声图谱. 北京: 人民卫生出版社, 2004.

第六章　浅表淋巴结

第一节　淋巴结炎

一、病因学

淋巴结炎是淋巴结引流区域的急慢性炎症所引起的非特异性炎症，由致病菌（细菌、病毒、真菌等）从受损部位的皮肤或黏膜侵入，或从其他感染病灶，如疖、足癣等处侵入，通过组织的淋巴间隙进入淋巴管，并进一步累及所属淋巴结，导致的淋巴结非特异性炎症。

根据引流部位不同，可引起不同部位的淋巴结炎：头、面、口腔、肩部以上区域的感染，可引起颈部淋巴结炎；上肢、乳腺、胸壁、背部和脐以上区域的感染，可引起腋部淋巴结炎；下肢及脐以下的感染，可以发生腹股沟部淋巴结炎。

根据起病缓急、病程长短，淋巴结炎可分为急性和慢性淋巴结炎。急性淋巴结炎常继发于其他病灶，由致病菌沿淋巴管入侵所致，因此多伴有原发感染的病灶。淋巴结炎的致病菌常为金黄色葡萄球菌和溶血性链球菌。

二、病理解剖和病理生理

1.急性淋巴结炎　主要病理变化是变性渗出和淋巴窦扩张。大体上，发炎淋巴结肿胀，灰红色。镜下可见淋巴结滤泡增生、生发中心扩大以及大量核分裂象，可见滤泡周围或淋巴窦内少量中性粒细胞浸润，伴窦内皮细胞增生。当化脓性细菌感染，滤泡生发中心有发生坏死、形成脓肿的可能。

2.慢性淋巴结炎　表现为反应性增生。根据病因不同，淋巴结可表现为淋巴滤泡增生、副皮质区淋巴增生和窦组织细胞增生等不同改变。淋巴滤泡增生常发生于体液免疫反应被激活；副皮质区淋巴增生则常见于病毒感染，如传染性单核细胞增多症；窦组织细胞增生多见于癌肿引流区域的淋巴结。

三、临床表现

（一）急性淋巴结炎

急性非特异性淋巴结炎常见于颈部，病原体常由被感染的口腔内部引流至颈部淋巴结，或由四肢的感染灶引流至腋窝及腹股沟区域的淋巴结。具有局部红、肿、热、痛等急性炎症特点。

起病急，常伴发热，肿大的淋巴结质软、有压痛，表面光滑，可滑动，与周围组织无粘连。轻者，表现为受累淋巴结肿大，可推动，略有疼痛，重者疼痛明显。疼痛感是因为炎性细胞浸润以及水肿导致淋巴结肿大，使得被膜受到牵连，从而产生局部疼痛。病情进一步发展形成脓肿时，则有波动感，其被覆盖的皮肤发红，常伴有全身感染症状，有时可穿破皮肤形成窦道，淋巴结有脓性坏死时较为常见。

（二）慢性淋巴结炎

淋巴结慢性炎症患者常无明显感觉，多见于腹股沟和腋窝区淋巴结。一般病程长，临床症状较轻，淋巴结质硬，可移动，无明显压痛。

四、典型病例超声图像特征与诊断要点

【病例一】

1.病史与体征　患者，男性，11岁，主诉左侧颈部触及包块3天。3天前颈部触及包块，逐渐增大伴红肿、触痛。查体：左侧颈部Ⅱ、Ⅲ区淋巴结肿大、质地较韧，粘连，可移动。

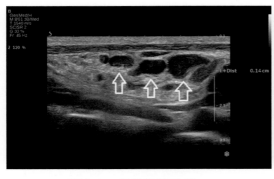

图6-1　急性淋巴结炎一

左侧颈部Ⅱ、Ⅲ区淋巴结纵切面（箭号示），急性淋巴结炎，淋巴结增大，皮髓质增厚，边界清晰，被膜完整

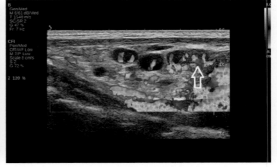

图6-2　急性淋巴结炎二

左侧颈部Ⅱ、Ⅲ区淋巴结纵切面，淋巴结肿大，血流信号明显增多，沿门部呈放射状分布（箭号示）

2.实验室检查 血常规，白细胞升高（17×10⁹/L），其余正常。

3.超声图像特征（图6-1、图6-2）

4.超声观察要点 淋巴结的大小、形态、皮髓质厚度以及血流信号的变化。

5.超声诊断 左侧颈部淋巴结肿大，考虑急性淋巴结炎。

【病例二】

1.病史与体征 患者，男性，22岁，主诉右侧腋下包块5天。5天前洗澡时突然发现腋下包块，逐渐增大并伴发热38℃。就诊于当地医院。查体：右侧腋下淋巴结肿大，可移动，无波动感，有触痛，局部皮肤红肿。

2.实验室检查 血常规，白细胞升高（14×10⁹/L）、中性粒细胞升高。

3.超声图像特征（图6-3、图6-4）

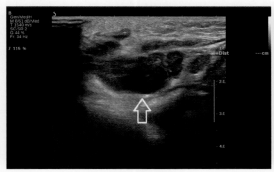
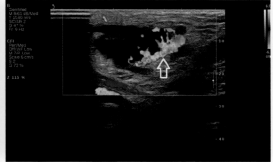

图6-3 急性淋巴结炎三	图6-4 急性淋巴结炎四
右侧腋下纵切面，淋巴结体积增大（箭号示），皮髓质分界欠清	右侧腋下纵切面，淋巴结肿大，血流信号丰富，沿门部放射状分布（箭号示）

4.超声观察要点 淋巴结的大小、形态、皮髓质厚度以及血流信号的变化。

5.超声诊断 右侧腋窝多发肿大淋巴结，血流丰富，考虑淋巴结炎，未见明确脓肿形成。

【病例三】

1.病史与体征 患者，女性，33岁，主诉体检发现双侧腹股沟肿大淋巴结1天。1天前单位体检发现双侧腹股沟淋巴结肿大，形态欠规则。

2.其他检查 血常规，白细胞升高（15×10⁹/L），其余正常。

3.超声图像特征（图6-5～图6-7）

4.超声观察要点 淋巴结的大小、形态、皮髓质厚度以及血流信号的变化。

5.超声诊断 双侧腹股沟淋巴结肿大，血流信号丰富，考虑急性淋巴结炎。

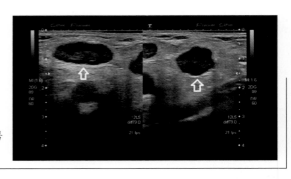

图6-5 急性淋巴结炎五

　　双侧腹股沟横切面，淋巴结体积增大（箭号示），皮髓质增厚，形态欠规则

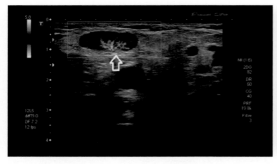

图6-6 急性淋巴结炎六

　　右侧腹股沟横切面，血流信号丰富，沿门部呈放射状分布（箭号示）

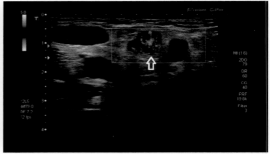

图6-7 急性淋巴结炎七

　　左侧腹股沟横切面，血流信号丰富，沿门部呈放射状分布（箭号示）

【**病例四**】

　　1.**病史与体征** 患者，男性，39岁，主诉右侧耳后及颌下肿块2月余。2个月前患者触及右侧耳后活动性包块，未予重视。近日自觉包块变硬，遂至医院就诊。查体：右侧耳后及颌下淋巴结肿大，质硬，活动性较差。

　　2.**实验室检查** 血常规正常。

　　3.**超声图像特征**（图6-8）

　　4.**超声观察要点** 淋巴结的大小、形态、皮髓质厚度以及血流信号的变化。

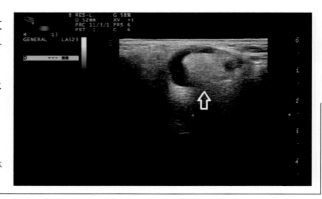

　　5.**超声诊断** 右侧耳后及颌下多发增大淋巴结，考虑慢性淋巴结炎。

图6-8 慢性淋巴结炎一

　　右侧颌下淋巴结横切面（箭号示），淋巴结形态饱满，皮髓质增厚

【病例五】

1. **病史与体征**　男性，51岁，主诉左侧颈部包块1月余。1个月前偶然发现左颈部包块，约鸡蛋大小，无疼痛，经治疗后包块缩小。

2. **实验室检查**　血常规正常。

3. **超声图像特征**（图6-9～图6-11）

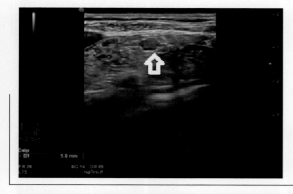

图6-9　慢性淋巴结炎二

左侧颈部Ⅱ区淋巴结横切面（箭号示），皮髓质分界欠清

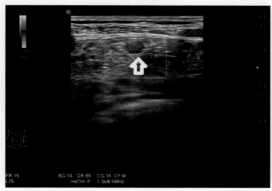

图6-10　慢性淋巴结炎三

左侧颈部Ⅱ区淋巴结横切面（箭号示），CDFI未见明显血流信号

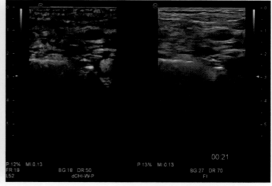

图6-11　慢性淋巴结炎四

左侧颈部Ⅱ区淋巴结横切面，可见对比剂均匀进入，等增强

4. **超声观察要点**　淋巴结回声、皮髓质分界、淋巴门以及血流信号。淋巴结对比剂进入淋巴结的快慢，从周边还是淋巴结门进入，高增强还是弱增强及是否均匀。

5. **超声诊断**　左侧颈部淋巴结肿大，考虑慢性淋巴结炎。

【病例六】

1. **病史与体征**　男性，59岁，主诉发现右侧耳前包块1周。1周前发现右侧耳前包块，疼痛，红肿，可移动，未予处理。近日，自觉包块变硬，遂来医院就诊。查体：右侧耳前

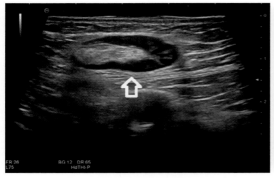

图6-12　慢性淋巴结炎五

右侧耳前淋巴结纵切面（箭号示），淋巴结体积增大，皮髓质增厚，门结构清晰

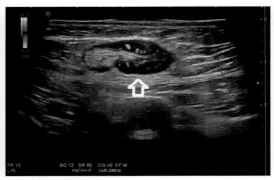

图6-13　慢性淋巴结炎六

右侧耳前淋巴结纵切面（箭号示），CDFI血流信号沿门部放射状分布

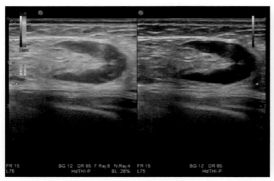

图6-14　慢性淋巴结炎七

右侧耳前淋巴结纵切面，弹性成像：质地偏软

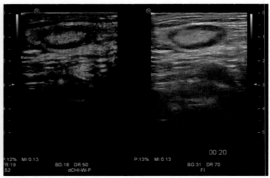

图6-15　慢性淋巴结炎八

右侧耳前淋巴结纵切面，造影可见对比剂均匀进入，均匀增强

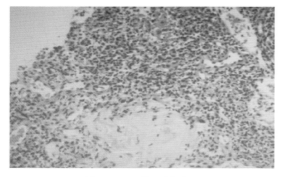

图6-16　淋巴结病理

（HE染色，×40）

淋巴结滤泡增生，副皮质区淋巴增生

淋巴结肿大，质地较硬。

2.**实验室检查**　血常规，白细胞升高（11×10^9/L）。

3.**超声图像特征**（图6-12～图6-15）

4.**超声观察要点**　淋巴结回声、皮髓质分界、淋巴门以及血流信号。淋巴结对比剂进入淋巴结的快慢，从周边还是淋巴结门进入，高增强还是弱增强及是否均匀。

5.**超声诊断**　右侧耳前淋巴结肿大，考虑慢性淋巴结炎。

6.**手术和病理**　淋巴组织增生（图6-16）。

五、超声征象

（一）急性淋巴结炎

1.二维灰阶图像　淋巴结呈均匀性低回声，皮质增厚明显，边界清晰，无粘连，淋巴门结构存在。当合并化脓时可见淋巴结内不规则的无回声区，可见流动感，脓液黏稠时无回声区内可见散在点状、絮状稍强回声，探头加压可移动。

不同区域淋巴结大小差异很大，因此不能仅从大小上判断淋巴结是否发生炎性改变，应结合淋巴结纵横比进行判断。85%淋巴结L/S大于2，形态呈长椭圆形，均匀性肿大，通常淋巴结门可见，位置居中无偏移，仅8%淋巴结门消失，多发生在颈部。

2.彩色血流检查　文献报道指出，淋巴结炎96%可见淋巴结门型血供均匀分布，血管无移位。急性期血流丰富，从中央指向边缘，呈树枝状分布。合并化脓改变时，血供则稀少。4%可见混合型血供，即同时出现淋巴结门血供和边缘血供。出现边缘血供的原因可能是由于炎症导致相连组织血供增加。RI呈低阻状态。

3.超声造影　急性淋巴结炎呈均匀等增强，伴坏死时可有无增强区。

（二）慢性淋巴结炎

1.二维灰阶超声　一般轻度增大，呈均匀性低回声，包膜清晰完整，淋巴结间无融合，门结构存在、无偏移。慢性淋巴结炎，需经多次反复检查，淋巴结大小形态无明显改变，方可确诊。

2.彩色血流检查　淋巴结内部一般无明显血流信号。

3.超声造影　慢性淋巴结炎时，可见对比剂从淋巴门进入淋巴结中心的髓质，逐渐扩展至包膜下的皮质部分。

六、超声图像鉴别诊断

（一）淋巴结炎与淋巴结结核的鉴别诊断

淋巴结结核常有低热、盗汗、淋巴结压痛较轻、病程较长且无急性感染灶。血沉快，血象不高。可从病史和实验室检查予以区分。二维灰阶超声上一般淋巴结炎为均匀低回声，淋巴结结核为不均匀性回声（图6-17、图6-18）。

（二）淋巴结炎与恶性肿瘤淋巴结转移的鉴别诊断

转移癌的淋巴结常质地坚硬且无压痛，推之不移动。超声可见淋巴结常为圆形，无高回声的淋巴结门，内部常可见液化坏死区，淋巴结之间可相互融合。淋巴结炎通常皮髓质分界清晰，无融合（图6-19～图6-21）。

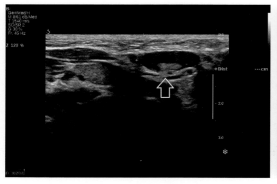

图6-17 淋巴结炎一

淋巴结（箭号示）皮髓质分界清晰，内部回声均匀

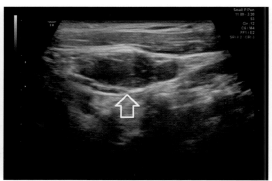

图6-18 淋巴结结核

淋巴结（箭号示）内部回声不均匀，皮髓质分界不清

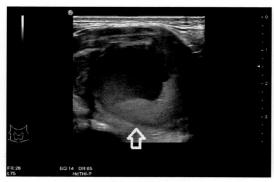

图6-19 淋巴结转移癌一

淋巴结（箭号示）形态不规则，回声不均匀

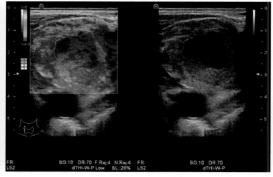

图6-20 淋巴结转移癌二

弹性成像：质地较硬

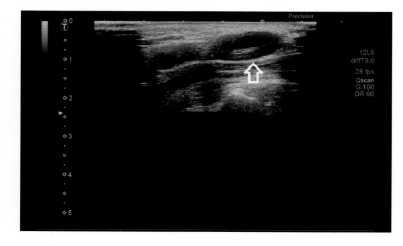

图6-21 淋巴结炎二

淋巴结形态规则，皮髓质增厚、分界清晰

（三）淋巴结炎与淋巴瘤的鉴别诊断

淋巴瘤表现为类圆形、膨隆状，短径增大明显。皮质明显增厚且回声低，髓质消失、变形。肿大的淋巴结之间可相互融合。淋巴结内常可见液化、坏死、钙化。血流图像呈"乱麻状"。淋巴结炎一般起病急，受累淋巴结疼痛，淋巴结内部呈均匀性低回声，血流模式多为淋巴门型血供（图6-22～图6-25）。

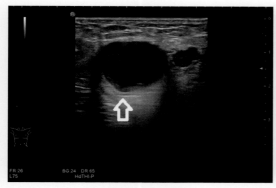

图6-22 淋巴瘤一

淋巴结（箭号示）形态欠规则，椭圆形，髓质消失

图6-23 淋巴瘤二

CDFI：血流信号杂乱，点状分布（箭号示）

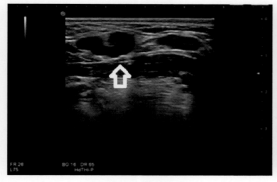

图6-24 淋巴结炎三

颌下肿大淋巴结（箭号示），形态规则，皮髓质分界清晰

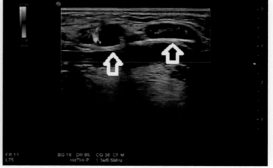

图6-25 淋巴结炎四

CDFI：肿大淋巴结（箭号示）内血流信号丰富，为淋巴门型血供

七、临床价值

超声可清晰显示淋巴结的内部结构，提供淋巴结的皮髓质厚度、边界和门结构的情况、彩色多普勒血流以及淋巴结间有无融合等多方面信息。为淋巴结疾病诊断提供了重要信息。

第二节　结核性淋巴结炎

一、病因学

结核性淋巴结炎是淋巴结最常见的特殊感染。本病属于结核杆菌引起的淋巴结结核性肉芽肿，常伴干酪样坏死。淋巴结结核可单独存在，也可与肺结核同时存在或成为全身播散性结核的一部分。

二、病理解剖和病理生理

结核杆菌大多经扁桃体、龋齿侵入，少数继发于肺和支气管的结核病变，以及血流循环传播。分别为：① 通过皮肤、黏膜感染灶直接播散；② 肺内病灶直接蔓延；③ 血行播散。

淋巴结结核病理基础为炎性渗出、结节增生和干酪样坏死，病变好转后可见纤维化、钙化。其典型病变是结核性肉芽肿形成，结核结节中央可见干酪样坏死。抗酸染色病灶内可见结核杆菌。

三、临床表现

本病多见于儿童和青年，以颈部淋巴结结核最为常见，占淋巴结结核的90%，也可见于支气管、肠系膜和腋窝等区域的淋巴结。

颈部淋巴结结核以颈后三角区浅淋巴结最多见，其次为颈部淋巴结、锁骨上淋巴结、颌下淋巴结。农村人口患病率高于城市。因早期症状不明显，患者多以颈部肿物就诊，少数患者可有发热、乏力等全身症状。

首发局部症状多表现为淋巴结的无痛性肿大，质地较韧，可有压痛。随淋巴结体积增大，其活动度降低，进一步发展，可粘连成串珠状。晚期，淋巴结发生干酪样坏死、液化，形成寒性脓肿。脓肿破溃后，流出豆渣样或稀米汤样脓肿，逐渐形成经久不愈的窦道。

胸部X线检查常为阴性或陈旧结核灶。血象检查正常，血沉可加快。结核菌素皮肤试验常强阳性。取病变组织行PRC检测，可呈阳性结果。

四、典型病例超声图像特征与诊断要点

【病例一】

1. **病史与体征** 患者，男性，28岁，双侧颈部触及肿块2月余，伴有低热。查体：双侧颈部淋巴结肿大，质地较韧，移动度小。

2. **实验室检查** 结核菌素试验阳性。

3. **超声图像特征**（图6-26～图6-29）

4. **超声观察要点** 淋巴门结构是否偏移、消失。淋巴结相互之间有无融合，淋巴结内部回声。

5. **超声诊断** 双侧颈部多发肿大淋巴结回声，结合临床排除淋巴结结核。

6. **手术和病理** 慢性肉芽肿性炎症伴坏死，考虑结核病。

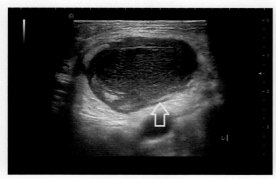

图6-26 淋巴结结核一

右侧颈部Ⅲ区横切面，淋巴结（箭号示）增大呈圆形，边界尚清，淋巴门移位

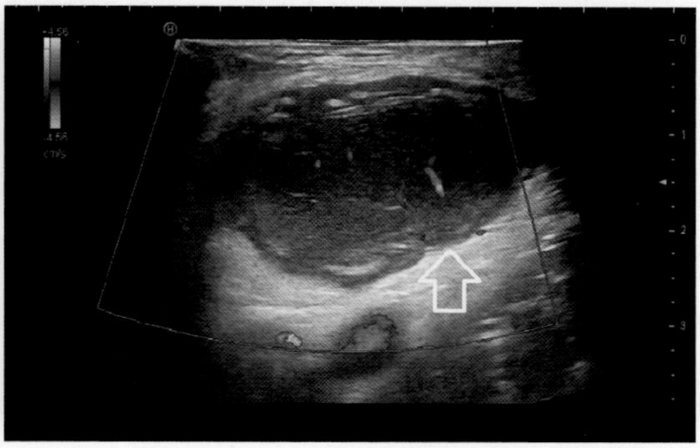

图6-27 淋巴结结核二

右侧颈部Ⅲ区横切面，淋巴结（箭号示）CDFI内部血流信号稀少，周边可见血流信号围绕

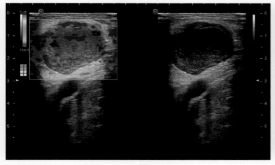

图6-28 淋巴结结核三

右侧颈部Ⅲ区横切面，弹性成像：质地中等

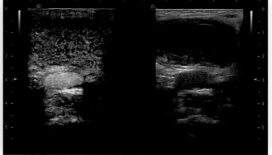

图6-29 淋巴结结核四

右侧颈部Ⅲ区横切面，实性部分可见对比剂均匀进入，囊性部分未见对比剂进入

【病例二】

1.**病史与体征** 男性，23岁，反复发热1个月入院。全身浅表淋巴结未扪及肿大。CT示双侧颈根部、纵隔内见肿大淋巴结。

2.**实验室检查** 血常规：白细胞正常（$4.1×10^9/L$），单核细胞升高（$1.0×10^9/L$）、比例增高。

3.**超声图像特征**（图6-30～图6-32）

4.**超声观察要点** 淋巴结大小、形态、淋巴门位置及血流信号，与周围组织关系。

5.**超声诊断** 双侧颈部肿大淋巴结伴液化坏死，考虑淋巴结结核。

6.**手术和病理** 肉芽肿性炎伴坏死（结核可能性大）（图6-33）。

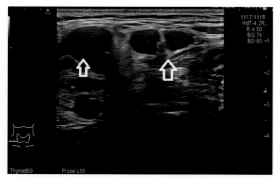

图6-30 淋巴结结核五

右侧颈部Ⅱ、Ⅲ区淋巴结纵切面，淋巴结回声（箭号示），形态饱满，皮髓质分界不清

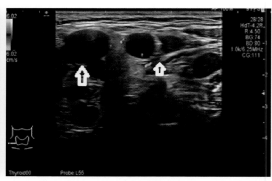

图6-31 淋巴结结核六

右侧颈部Ⅱ、Ⅲ区淋巴结纵切面（箭号示），CDFI：可见点状血流信号

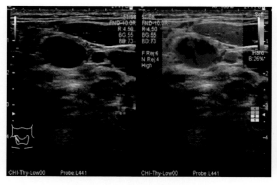

图6-32 淋巴结结核七

右侧颈部Ⅱ、Ⅲ区淋巴结纵切面，弹性成像：质地稍硬

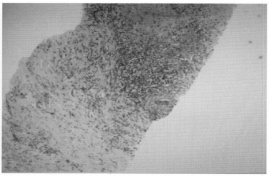

图6-33 淋巴结结核病理一

（HE染色，×10）

可见多量炎症细胞，偶可见多核巨细胞，部分区域可见坏死组织

【病例三】

1.**病史与体征** 患者，男性，36岁，因"颈部包块3个月"入院。

2.**实验室检查** 血常规，白细胞正常（$4.5×10^9$/L），红细胞正常（$4.3×10^{12}$/L），结核菌素实验阳性。

3.**超声图像特征**（图6-34～图6-37）

4.**超声观察要点** 淋巴结大小、形态、淋巴门位置及血流信号，与周围组织关系。

5.**超声诊断** 左侧颈部淋巴结肿大，考虑淋巴结反应性增生？

6.**手术和病理** 慢性肉芽肿性炎症伴坏死，考虑结核病（图6-38）。

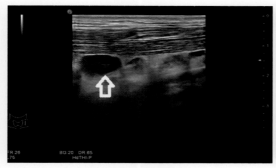

图6-34 淋巴结结核八

左侧颈部淋巴结纵切面，淋巴结回声（箭号示），形态饱满，皮髓质分界不清

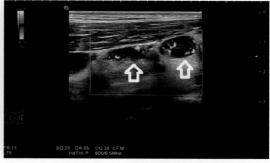

图6-35 淋巴结结核九

左侧颈部淋巴结纵切面（箭号示），CDFI：血流信号较丰富

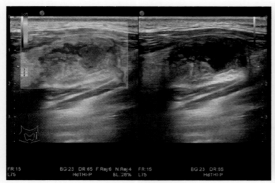

图6-36 淋巴结结核十

左侧颈部淋巴结纵切面，弹性成像：质地偏软

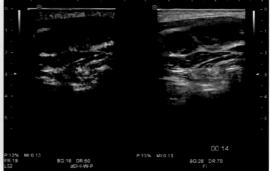

图6-37 淋巴结结核十一

左侧颈部淋巴结纵切面，造影可见对比剂由外周向中央快速进入，呈高增强，部分淋巴结中央未见对比剂进入

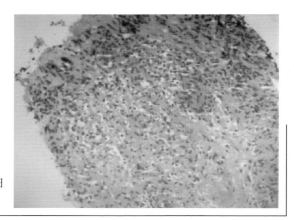

图6-38 淋巴结结核病理二

（HE染色，×40）

可见多核巨细胞及多量炎症细胞浸润，淋巴细胞为主

五、超声征象

国内赵奕文将淋巴结结核声像图分为四型。

（1）Ⅰ型 为急性炎症型，又称为结节型。颈部可见数个增大淋巴结，回声减低，形态呈类圆形或椭圆形，L/S大于0.5，淋巴结髓质回声变形、移位或消失，淋巴结门呈偏心。CDFI显示血流信号丰富，呈淋巴结门型分布。

（2）Ⅱ型 为干酪坏死型，又称为浸润型，淋巴结体积增大或呈串珠样排列、融合成块。大部分淋巴结呈极低回声，内部回声不均匀，髓质回声消失，可见囊性无回声区，门结构偏移、狭窄或消失。CDFI显示淋巴结极低回声区未见明显血流信号，周边可见少量血流信号。

（3）Ⅲ型 为寒性脓肿型，淋巴结体积增大，形态不规则，其边缘与周围组织分界不清、模糊。内部回声不均，呈囊实性，边缘呈"虫蚀状"。病程若进展，病灶处淋巴结可穿破周围软组织形成窦道。超声可探及与皮肤相通的窦道口，显示其长度与宽度。CDFI显示淋巴结周边可见断续状环状血流信号。

（4）Ⅳ型 为愈合钙化型，淋巴结体积较之前缩小，形态呈长椭圆形或者梭形，边缘模糊，内部回声较低，部分淋巴结内可见强回声钙化斑，CDFI显示内部未见明显血流信号。

多种病变类型的淋巴结可同时存在。

超声造影表现：① 淋巴结正常结构消失、紊乱；② 病变部分呈不均匀增强，实质部分高增强，液化坏死区无增强；③ 淋巴结实质表现为高增强。

六、超声图像鉴别诊断

（1）恶性淋巴瘤与淋巴结结核的鉴别诊断 参见"淋巴结转移性肿瘤"。

（2）淋巴结结核与淋巴结炎的鉴别诊断 参见"淋巴结炎"。

七、临床价值

高频超声可以在早期判断淋巴结有无肿大、冷脓肿形成，与临床资料结合，可以对疾病程度有所判断。在不同病变期，选择相对应的治疗措施。如寒性脓肿破溃者，可行穿刺吸取脓液并注入抗结核药物。超声还可持续追踪观察治疗效果。

第三节　组织细胞坏死性淋巴结炎

一、病因学

组织细胞坏死性淋巴结炎又称 Kikuchi-Fujimoto 病，1972 年由 Kikuchi 和 Fujimoto 报道，现认为与第六型人类疱疹病毒感染有关。本病可能与病毒感染及免疫异常有关。

二、病理解剖和病理生理

淋巴结中等硬度，切面呈淡红色，可见灰黄色斑点状坏死，大部分组织破碎。

组织学表现为淋巴结副皮质区及被膜下有片状或灶性凝固性坏死，可见明显核碎片，中性粒细胞缺如或消失，有淋巴网状内皮细胞浸润，在坏死灶及周边可有形态多样的吞噬细胞活跃增生，常见吞噬核碎片现象。

三、临床表现

年轻女性患者多见，亚洲地区是高发区，可见颈部淋巴结轻度增大，有轻微疼痛，部分患者可有发热。该病为自限性，大多数患者 3 个月内自愈。

淋巴结肿大以颈部多见，有文献报道 88.5% 患者为颈后三角淋巴结异常。耳前、腋下等浅表淋巴结及肠系膜淋巴结也可受累，肿大淋巴结互不相连，可活动，有压痛。周围血白细胞下降。

四、典型病例超声图像特征与诊断要点

【病例一】

1. 病史与体征　患者，女性，30 岁，主诉颈部包块 6 天。6 天前发现左侧颈部包块，无痛。未予处理，近日，感到轻微疼痛，遂来医院就诊。查体：左侧颈部淋巴结肿大，可

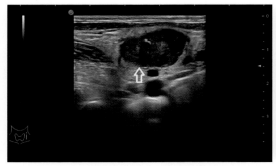
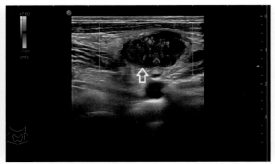

图6-39　组织细胞坏死性淋巴结炎一

左侧颈后淋巴结横切面（箭号示），淋巴结椭圆形，内部回声不均匀

图6-40　组织细胞坏死性淋巴结炎二

左侧颈后淋巴结横切面（箭号示），CDFI血流信号丰富

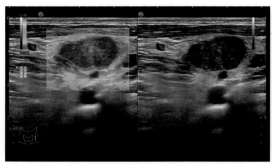
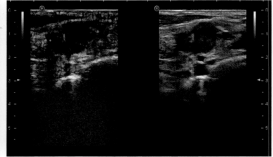

图6-41　组织细胞坏死性淋巴结炎三

左侧颈后淋巴结横切面，弹性成像：质地偏硬

图6-42　组织细胞坏死性淋巴结炎四

左侧颈后淋巴结横切面，超声造影：实性部分淋巴结均匀进入，呈等增强，囊性部分未见对比剂进入

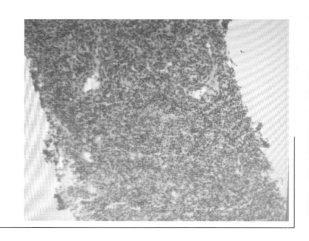

图6-43　组织细胞坏死性淋巴结炎病理一

（HE染色，×10）

可见灶状凝固性坏死，淋巴网状内皮细胞浸润

移动，质地中等，轻微压痛。

2.**实验室检查**　血常规正常。

3.**超声图像特征**（图6-39～图6-42）

4.**超声观察要点**　淋巴结大小、形态、淋巴门位置及血流信号，与周围组织关系。

5.**超声诊断**　左侧颈后淋巴结肿大，考虑组织细胞坏死性淋巴结炎。

6.**活检**　（左侧颈部淋巴结）考虑组织细胞坏死性淋巴结炎（图6-43）。

【病例二】

1.**病史与体征**　患者，女性，20岁，主诉右侧颈部触及包块3天。3天前自觉右侧颈部包块，无痛感，低热。遂来医院就诊。

2.**实验室检查**　血常规，白细胞降低（$3.0 \times 10^9/L$）。

3.**超声图像特征**（图6-44～图6-47）

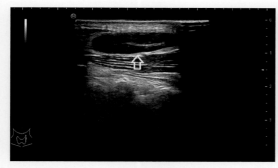

图6-44　组织细胞坏死性淋巴结炎五

右侧颈部Ⅲ区淋巴结纵切面（箭号示），淋巴结增大，皮质增厚

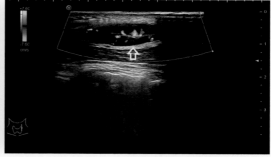

图6-45　组织细胞坏死性淋巴结炎六

右侧颈部Ⅲ区淋巴结纵切面（箭号示），CDFI血流信号丰富

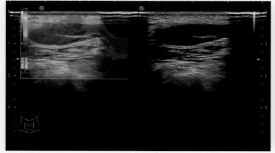

图6-46　组织细胞坏死性淋巴结炎七

右侧颈部Ⅲ区淋巴结纵切面，弹性成像：质地较软

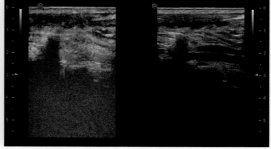

图6-47　组织细胞坏死性淋巴结炎八

右侧颈部Ⅲ区淋巴结纵切面，超声造影：实性部分淋巴结均匀进入，呈等增强，消退早于周边组织

4.超声观察要点　淋巴结大小、形态、淋巴门位置及血流信号，与周围组织关系。

5.超声诊断　右侧颈部Ⅲ区淋巴结肿大，考虑组织细胞坏死性淋巴结炎。

6.手术病理　（右侧颈部淋巴结）考虑组织细胞坏死性淋巴结炎（图6-48）。

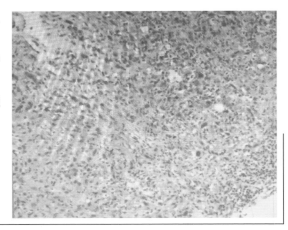

图6-48　组织细胞坏死性淋巴结炎病理二
（HE染色，×40）
灶状坏死周边可见吞噬细胞增生活跃

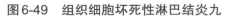

【病例三】

1.病史与体征　患者，男性，30岁，主诉右侧耳前触及包块5天。5天前触及右侧耳前包块，有痛感，无发热。遂来医院就诊。

2.实验室检查　血常规，白细胞降低（3.5×10^9/L）。

3.超声图像特征（图6-49～图6-51）

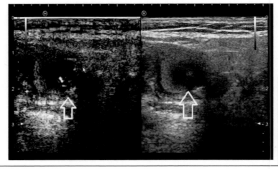

图6-49　组织细胞坏死性淋巴结炎九
　　右侧耳前淋巴结纵切面（箭号示），淋巴结呈椭圆形，内部回声不均匀

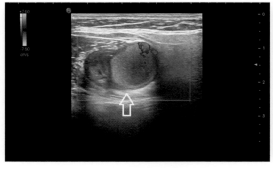

图6-50　组织细胞坏死性淋巴结炎十
　　右侧耳前淋巴结纵切面（箭号示），CDFI血流信号稍丰富

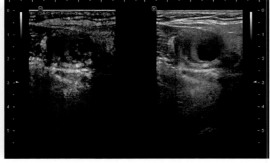

图6-51　组织细胞坏死性淋巴结炎十一
　　右侧耳前淋巴结纵切面，超声造影：实行部分淋巴结均匀进入，呈等增强，囊性部分未见对比剂进入

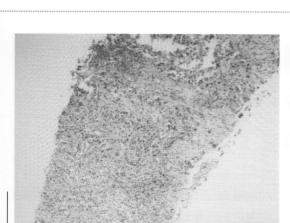

4.**超声观察要点** 淋巴结大小、形态、淋巴门位置及血流信号，与周围组织关系。

5.**超声诊断** 右侧耳前淋巴结，考虑组织细胞坏死性淋巴结炎。

6.**活检** （淋巴结）考虑组织细胞坏死性淋巴结炎（图6-52）。

图6-52 NHL病理

（HE染色，×10）

可见灶状坏死，周边可见吞噬细胞

五、超声征象

（一）二维灰阶超声表现

组织细胞坏死性淋巴结炎多发生于颈部，单侧较多见，以颈后三角多见。直径约2cm，L/T小于2，可表现为单发性，也可为同一区域多发受累。

椭圆形多见，形态饱满，常为不均匀低回声，与淋巴结内部片状凝固性坏死灶有关。重者淋巴结圆钝肿胀，呈低至无回声，皮髓质结构显示不清。淋巴结被膜一般清晰，彼此无明显粘连。部分淋巴结中心液化坏死，表现为不规则的无回声区。

（二）彩色多普勒表现

淋巴结多为淋巴结门型血供，内部血管走行不规则，血流丰富，极低回声区为坏死区域，无明显血流信号。淋巴结内部RI、PI与反应性淋巴结肿大相似，有时难以鉴别，但低于恶性淋巴结。

六、超声图像鉴别诊断

1.**结核性淋巴结炎与组织细胞坏死性淋巴结炎的鉴别诊断** 两者在二维均可见坏死区域极低回声，但结核性淋巴结肿大为无痛性，血流稀疏，组织细胞坏死性淋巴结炎血流稍丰富，形态饱满（图6-53、图6-54）。

2.**淋巴瘤与组织细胞坏死性淋巴结炎的鉴别诊断** 参见"淋巴瘤"。

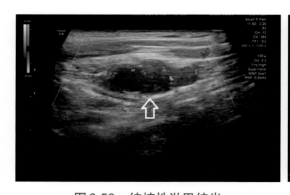

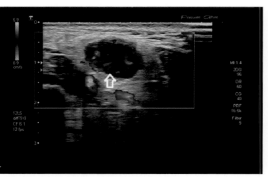

图6-53　结核性淋巴结炎　　　　　图6-54　组织细胞坏死性淋巴结炎十二

淋巴结（箭号示）内部回声不均，血流信号稀疏　　　淋巴结（箭号示）形态饱满，血流信号稍丰富

　　3.传染性单核细胞增多症引起的淋巴结炎与组织细胞坏死性淋巴结炎的鉴别诊断　传单引起的淋巴结炎以青少年多见，常有高热、咽痛、扁桃体炎、白细胞增多以及肝功能异常。单凭超声检查，两者常难以区分，因为两者皆为病毒性淋巴结炎，伴有淋巴结结构的异常和破坏。因此，必要时需行细胞学穿刺检查（图6-55、图6-56）。

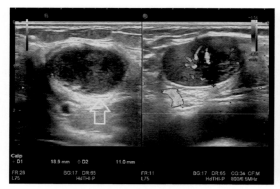

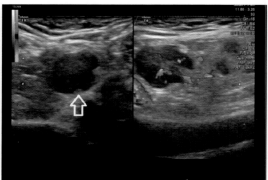

图6-55　传染性单核细胞增多症淋巴结炎　　　图6-56　组织细胞坏死性淋巴结炎十三

七、临床价值

　　许多疾病仅表现为局部淋巴结肿大，单纯触诊常难以鉴别。通过二维超声、彩色多普勒、弹性成像及造影检查，可以帮助临床早期识别组织细胞坏死性淋巴结炎，指导疾病的治疗和预后，故具有重要临床价值。

第四节　淋巴瘤

一、病因学

病毒和细菌感染、免疫缺陷或抑制、职业暴露和环境因素、遗传因素等引起淋巴结或者结外淋巴组织中的淋巴细胞增殖分化产生某种免疫细胞恶变，属于免疫系统恶性肿瘤。

二、病理解剖和病理生理

按组织病理学改变，淋巴瘤可分为霍奇金淋巴瘤和非霍奇金淋巴瘤两大类。

（一）霍奇金淋巴瘤

发病率较低，占所有淋巴瘤的10% ～ 20%，发病年龄集中在15 ～ 30岁和55岁以上两个高峰期。霍奇金淋巴瘤的特点是：① 原发于淋巴结者占90%，由近及远逐渐扩散；② 最常发生于颈部和锁骨上窝淋巴结，其次是腋下、纵隔、主动脉旁、腹膜后和腹股沟淋巴结；③ 肿瘤细胞是一种独特的瘤巨细胞，即 Reed-Sternberg细胞（R-S细胞），其在病变组织中仅占所有细胞成分的2% ～ 5%；④ 病变组织背景为各种反应性炎细胞和不同程度的纤维化；⑤ 在后期约10%可累及骨髓，但不发生白血病转化；⑥ 现已证实R-S细胞有Ig基因克隆型重排，因此R-S细胞起源于滤泡生发中心或生发中心后的B淋巴细胞。

霍奇金淋巴瘤肉眼改变：淋巴结肿大，早期可活动，质地较软，随着病程进展，相邻的肿大淋巴结彼此粘连、融合，质地变硬，活动度差。肿块切面灰白呈鱼肉状，可有灶状坏死。

霍奇金淋巴瘤镜下改变：典型病理特征是R-S细胞存在于不同类型反应性炎细胞的特征背景中，伴有不同程度纤维化。淋巴细胞是主要的反应性炎细胞，其次还有浆细胞、中性粒细胞、嗜酸粒细胞和组织细胞等，这在一定程度上反映了机体抗肿瘤的免疫状态。经典HL组织学分四型：① 结节硬化型；② 混合细胞型；③ 富于淋巴细胞型；④ 淋巴细胞减少型。

（二）非霍奇金淋巴瘤

占所有淋巴瘤的80% ～ 90%，与霍奇金淋巴瘤的不同之处见于以下几点：① 1/3原发于淋巴结外器官和组织，如皮肤、涎腺、甲状腺、呼吸道、消化道、中枢神经系统等部位，余2/3原发于淋巴结；② 发病率随年龄增长而增多，男性较女性为多；③ 易发生远处转移和结外侵犯。

在我国，成人非霍奇金淋巴瘤以弥漫性大B细胞淋巴瘤为主，在儿童和青少年则是急性淋巴母细胞白血病/淋巴瘤、Burkitt淋巴瘤及间变性大细胞淋巴瘤。淋巴结外淋巴瘤主要有黏膜相关组织淋巴瘤和鼻型NK/T细胞淋巴瘤，前者主要发生在胃肠道、涎腺和肺组织，后者主要累及中线面部的器官和组织。

非霍奇金淋巴瘤主要分为三型：① 前体B细胞和T细胞肿瘤，85%为前体B细胞来源，为高侵袭性，多为患儿，常表现为白血病，一般有广泛的骨髓累及和外周血白细胞数量增加；② 外周（成熟）B细胞肿瘤，包括慢性淋巴细胞性白血病/小淋巴细胞淋巴瘤、套细胞淋巴瘤、滤泡性淋巴瘤、弥漫性大B细胞淋巴瘤、Burkitt淋巴瘤、边缘区淋巴瘤、结外边缘区黏膜相关淋巴组织淋巴瘤、浆细胞肿瘤及其相关疾病；③ 外周（成熟）T细胞和NK细胞肿瘤，包括外周T细胞淋巴瘤、血管免疫母细胞性T细胞淋巴瘤、NK/T细胞淋巴瘤、蕈样霉菌病/Sesary综合征。

三、临床表现

（一）霍奇金淋巴瘤临床表现

1.淋巴结肿大　首发症状通常是慢性、无痛性、进行性的颈部或锁骨上窝淋巴结肿大，约占80%，其次为腋下淋巴结肿大。肿大的淋巴结可以活动，也可以相互粘连、融合成块。

2.淋巴结外器官受累　少数患者可浸润器官组织或因深部淋巴结肿大压迫，引起各种相应症状。

3.全身症状　发热、瘙痒、盗汗及消瘦是比较多见的全身症状。约40%的霍奇金淋巴瘤患者以原因不明的持续性发热为起病症状，约有30%的患者表现为周期性发热。

4.其他　5%～16%的患者发生带状疱疹。饮酒后出现疼痛是诊断霍奇金淋巴瘤相对特异的表现。

（二）非霍奇金淋巴瘤临床表现

无痛性、进行性的淋巴结肿大是淋巴瘤共同的临床表现，具有以下特点。

1.全身性　淋巴结和淋巴组织遍布全身且和血液系统、单核-巨噬细胞系统相互沟通，故淋巴瘤可发生在身体的任何部位，其中淋巴结、扁桃体、脾脏和骨髓是最易收到累及的部位，且常伴全身症状。

2.多样性　组织器官不同，受压迫或浸润的范围和程度不同，引起的症状也不同。

3.随年龄增长而发病增多，男较女多，除惰性淋巴结外一般发展迅速。

4.非霍奇金淋巴瘤对各器官的压迫和浸润较霍奇金淋巴瘤多见，常以高热或各器官、系统症状为主要临床表现。

四、典型病例超声图像特征与诊断要点

【病例一】

1. **病史与体征** 男，34岁，无任何病史，主诉1年前发现颈部包块，呈无痛性、进行性肿大，遂至我院门诊求治。

2. **实验室检查** 血常规检查正常。

3. **超声图像特征**（图6-57～图6-59）

4. **超声观察要点** ① 淋巴结的位置、数目、大小、形态、内部回声、淋巴门；② 淋巴结血流分布及程度；③ 超声造影增强模式。

5. **超声诊断** 淋巴瘤。

6. **手术和病理** 弥漫大B细胞淋巴瘤。

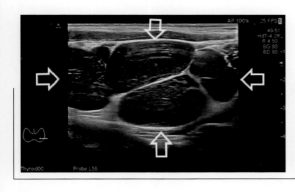

图6-57 淋巴瘤一

左侧颈部淋巴结纵切面（箭号示），左侧颈部Ⅱ、Ⅲ、Ⅳ区多发肿大淋巴结，大小不等，相互融合，包膜清晰，形态饱满，L/S小于2，淋巴结皮质增厚，呈均匀性低弱回声，门髓质结构消失

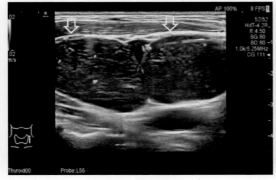

图6-58 淋巴瘤二

淋巴结（箭号示）内血流信号杂乱、较为丰富

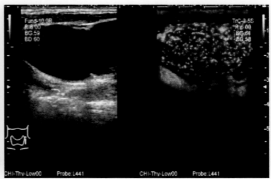

图6-59 淋巴瘤三

对比剂由外周向中央快速进入，呈高增强

【**病例二**】

1.**病史与体征** 男，30岁，9个月前无明显诱因出现咳嗽、气短，伴发热、乏力、盗汗，6个月前发现左侧颈部包块，遂于我院诊治。

2.**实验室检查** 骨穿示无明显异常改变。

3.**超声图像特征**（图6-60～图6-62）

4.**超声观察要点** ① 淋巴结的位置、数目、大小、形态、内部回声、淋巴门；② 淋巴结血流分布及程度；③ 超声造影增强模式。

5.**超声诊断** 淋巴瘤。

6.**手术和病理** 套细胞淋巴瘤。

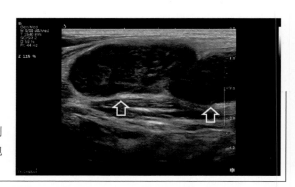

图6-60 淋巴瘤四

左侧锁骨上窝淋巴结横切面（箭号示），左侧锁骨上窝肿大淋巴结，边界较清晰，部分形态饱满、融合成团块，皮髓质分界不清

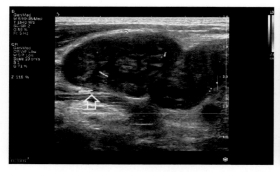

图6-61 淋巴瘤五

淋巴结（箭号示）内血流信号杂乱、稀疏

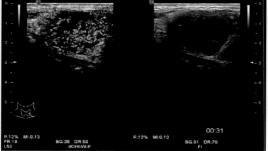

图6-62 淋巴瘤六

对比剂由周边向中央快速进入，呈不均匀增强，消退较快

【**病例三**】

1.**病史与体征** 男，57岁，4年多前服用"头孢类"药物后出现全身散在皮疹，上覆鳞屑，不伴瘙痒，无发热及其他不适，5个月前发现颈部、腋窝及腹股沟包块、脾大、食欲缺乏，遂来诊治。

2.**其他检查** 血常规：白细胞减低（2.91×10⁹/L），血红蛋白减低（55g/L），血小板减低（46×10⁹/L），嗜酸粒细胞升高（19.64%）。上腹部CT示：脾大；肝囊肿；腹膜后多发结节，肿大淋巴结？扩张血管？建议增强；腹水；双侧胸腔积液。骨髓穿刺干抽，活检示纤维化，骨髓增殖性疾病相关基因阴性，BCR-ABL基因阴性。

3.**超声图像特征**（图6-63～图6-66）

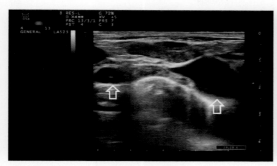

图6-63　淋巴瘤七

　　左侧颈部淋巴结纵切面（箭号示），肿大淋巴结，边界欠清晰，皮髓质分界不清，L/S小于2，部分形态饱满、相互融合

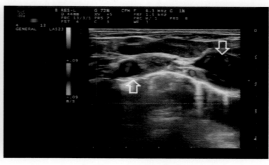

图6-64　淋巴瘤八

颈部肿大淋巴结（箭号示）内血流信号较为丰富

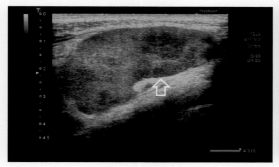

图6-65　淋巴瘤九

　　腹股沟区肿大淋巴结（箭号示），形态饱满，部分可见融合，皮髓质分界不清晰

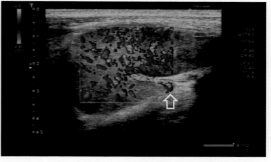

图6-66　淋巴瘤十

腹股沟区肿大淋巴结（箭号示）内血流信号丰富、杂乱，呈门型血供

4.**超声观察要点**　①淋巴结的位置、数目、大小、形态、内部回声、淋巴门；②淋巴结血流分布及程度。

5.**超声诊断**　淋巴瘤。

6.**手术和病理**　滤泡性淋巴瘤向弥漫大B细胞淋巴瘤转化。

【病例四】

　　1.**病史与体征**　男，67岁，1年多前无明显诱因出现间歇性发热，最高体温38.7℃，2个半月前发现颈部及腹股沟区多发肿大包块，无寒战、咳嗽、咳痰，无腹痛、腹泻，无尿

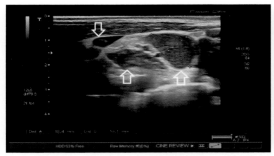

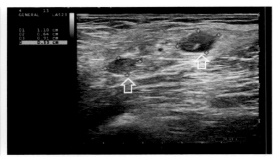

图6-67 淋巴瘤十一

右侧颈部淋巴结纵切面，颈部数个肿大淋巴结（箭号示），呈"串珠样"排列，形态稍饱满，L/S小于2，皮髓质分界清晰

图6-68 淋巴瘤十二

腹股沟区多发肿大淋巴结（箭号示），内部为不均匀低回声，其内散在强回声光团，包膜尚完整，形态饱满，皮髓质分界欠清晰

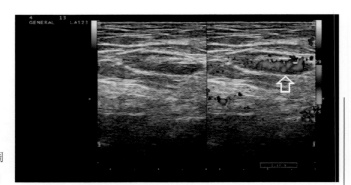

图6-69 淋巴瘤十三

腹股沟区肿大淋巴结（箭号示）周边血流信号丰富、杂乱，呈外周型血供

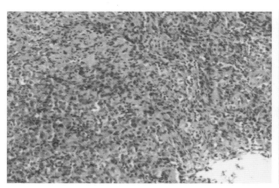

图6-70 淋巴瘤病理一

（HE染色，×40）

淋巴瘤淋巴结结构破坏，肿瘤细胞核为圆形或不规则形，染色质浓密，胞质少

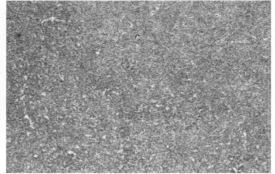

图6-71 淋巴瘤病理二

（HE染色，×10）

淋巴结结构破坏，由大小不等的肿瘤性滤泡所取代

频、尿急、尿痛，无全身骨痛及关节疼痛，无鼻衄、牙龈出血，遂来我院就诊。

2.其他检查　血常规：白细胞升高（15.61×10^9/L）、血红蛋白减低（78g/L）。行骨穿示增生性骨髓，多部位穿刺均有干抽现象，巨核细胞少见，粒红可见病态造血现象，网状细胞易见，可见分类不明细胞，外周血可见幼粒细胞及分类不明细胞。

3.超声图像特征（图6-67～图6-69）

4.超声观察要点　① 淋巴结的位置、数目、大小、形态、内部回声、淋巴门；② 淋巴结血流分布及程度。

5.超声诊断　淋巴瘤。

6.手术和病理　免疫母细胞性T细胞淋巴瘤（图6-70、图6-71）。

五、超声征象

（一）淋巴结大小、数量　淋巴结明显肿大，大小不等，单发或多发，绝大多数为多发，肿大淋巴结可互相融合。

（二）淋巴结形态和回声　肿大淋巴结形态饱满圆隆，呈椭圆形、圆形或融合成不规则形，S/L＞0.5，包膜清晰或不清晰，淋巴结皮质增厚，呈均匀性低弱回声，甚至呈极低回声，酷似囊肿性病变，门髓质结构多消失，或表现为偏心分布、形态纤细如"树枝"状或"细条"状。

（三）淋巴结血供　淋巴结血流信号轻度增多或明显增多，可见小血管自淋巴门进入淋巴结内，分支达淋巴结的皮质区，甚至可达淋巴结包膜下，即为淋巴门型血供，血管分支扭曲，分布杂乱。

（四）淋巴结多普勒超声　淋巴结内血流呈高速低阻型，V_{max} 10 ～ 19cm/s，RI＜0.6，与反应性改变相似。尤其是初发阶段，血流丰富达2 ～ 3级，经治疗后淋巴结在逐渐减小的同时血流信号亦减少。

（五）淋巴结周围组织　淋巴瘤阻滞毛细血管内淋巴液流动，导致瘤体周围组织淋巴水肿。

六、超声图像鉴别诊断

1.淋巴瘤与非特异性淋巴结炎鉴别　参见"淋巴结炎"。

2.淋巴瘤与组织细胞坏死性淋巴结炎鉴别　淋巴瘤男性多于女性，为无痛性肿大，质地偏硬，二维图像表现为颈部多发类圆形极低回声，边界清晰，呈丰富淋巴结门型血供，内部血管主干显著增粗，边缘光滑。而组织细胞坏死性淋巴结炎多为年轻患者，颈部淋巴结多短期肿大，内部血管分布不均匀，血流信号不等（图6-72、图6-73）。

3.淋巴瘤与淋巴结结核鉴别　淋巴结结核多呈串珠分布，颈后三角区最多见，内部回

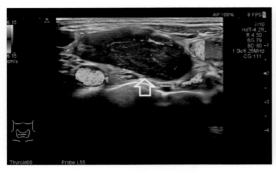

图 6-72　淋巴瘤十四

　　淋巴结（箭头示）呈椭圆形低回声，内部血流信号较丰富、杂乱

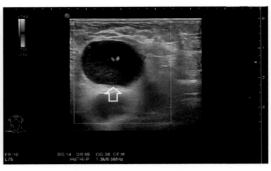

图 6-73　组织细胞坏死性淋巴结炎

　　淋巴结（箭头示）呈圆形低回声，内可见点状血流信号

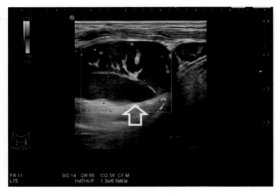

图 6-74　淋巴瘤十五

　　左侧颈部淋巴结肿大（箭头示），淋巴结内部呈均匀低回声，门髓质结构消失，淋巴结内血供丰富，呈"树枝样"分布

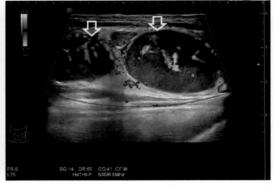

图 6-75　淋巴结结核

　　淋巴结（箭头示）回声形态饱满，呈串珠样分布，皮髓质分界不清，淋巴结内血流信号丰富杂乱

声多样，以边缘型血供为主，可形成寒性脓肿。但淋巴结结核与恶性淋巴瘤在二维图像上常难以鉴别。

　　从临床表现上，恶性淋巴瘤常为全身多部位淋巴结均匀增大，淋巴结结核常常仅表现为颈部。恶性淋巴瘤血流非常丰富，充满整个淋巴结。毗邻软组织水肿和淋巴结融合是淋巴结结核的常见特征，约50%结核性淋巴结伴淋巴结周围软组织水肿，60%融合。必要时，进行细针穿刺细胞学或活检检查（图6-74、图6-75）。

　　4.淋巴瘤与淋巴结转移性肿瘤　淋巴瘤无原发病灶，多为颈部和锁骨上淋巴结病变，血流模式以淋巴门型血供为主，其血管分支呈"树枝样"分布。转移性淋巴结肿瘤有原发病灶，淋巴结肿大多位于原发癌引流区域，内部为低回声，且多为边缘型和混合型血流模式（图6-76、图6-77）。

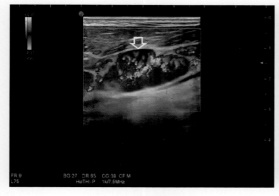

图6-76　淋巴瘤十六

肿大淋巴结（箭号示）形态稍饱满，皮髓质分界不清，其内血流信号丰富，为淋巴门型血供

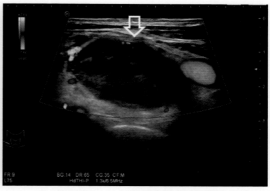

图6-77　淋巴结转移性肿瘤

肿大淋巴结（箭号示）门髓质结构消失，内可见囊性变，血流信号较丰富，为边缘型血供

七、临床价值

浅表淋巴结超声可以实时、动态、直观地检测浅表淋巴结在疾病各个时期的大小、形态、内部回声、结构、血流情况，对指导诊断、穿刺活检、判断疗效和病变的转归有极大的帮助。

第五节　淋巴结转移性肿瘤

一、病因学

恶性肿瘤患者的某些肿瘤细胞侵入淋巴液中，流经淋巴结时常被阻留在皮质窦和髓质窦内，并继续分裂增殖形成淋巴结转移性肿瘤。

二、病理解剖和病理生理

转移是恶性肿瘤最重要的生物学特点，即恶性肿瘤细胞从原发部位侵入淋巴管、血管或体腔，迁徙到其他部位，继续生长，形成其他类型的肿瘤。淋巴道转移为恶性肿瘤侵入淋巴管，随淋巴引流到达区域淋巴结，原发癌相应引流区域的淋巴结是癌细胞转移的第一站。

淋巴结转移性肿瘤具有原发肿瘤细胞的特点，组织结构和功能与原发肿瘤相同，其声像图反映原发组织结构图。

不同部位原发肿瘤的淋巴结转移区域具有一定的特异性。口腔、鼻咽、甲状腺的原发癌常转移至颈部淋巴结；肺、纵隔、上消化道的癌转移到锁骨上淋巴结；乳腺癌转移到腋窝淋巴结、锁骨上下淋巴结及胸骨旁淋巴结；盆腔、生殖器官、会阴部及下肢的原发癌转移到腹股沟淋巴结。

三、临床表现

临床表现除原发肿瘤症状和体征外，会出现相应引流区域的浅表淋巴结进行性、无痛性肿大，触诊质地较硬。初期常为单发，亦可多发，但边界尚清，活动度较大。后期转移性淋巴结常与周围组织粘连，质地较硬，推之不移动。多发性转移性淋巴结后期可发生融合。

四、典型病例超声图像特征及诊断要点

【病例一】

1. **病史与体征** 女性，41岁，主诉4天前体检发现右侧颈部包块，质中，无压痛，无颈前区疼痛，无吞咽困难，无饮水呛咳，无声嘶，无发热。

2. **其他检查** 外院颈部彩超示：甲状腺右侧叶内稍强回声为主混合回声区，不排除腺瘤可能；右侧颈部Ⅳ区淋巴结肿大。

3. **超声图像特征**（图6-78～图6-81）

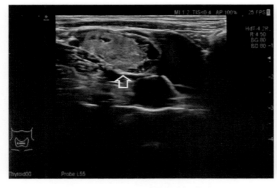
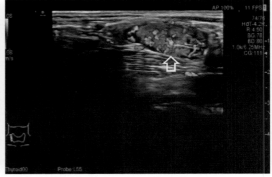

图6-78 淋巴结转移性肿瘤一　　　　　　　图6-79 淋巴结转移性肿瘤二

右侧颈部淋巴结横切面（箭头示），右侧颈部　　　　淋巴结（箭头示）内血管走行迂曲、杂乱，呈
Ⅳ区淋巴结体积增大，边界清楚，形态稍饱满，L/　　混合型血供
S小于2，皮髓质分界不清，淋巴结门结构消失

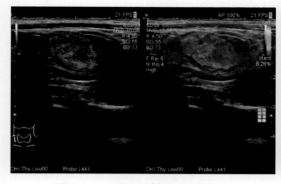

图6-80　淋巴结转移性肿瘤三

淋巴结弹性图，以蓝色为主，评3分，质地偏硬

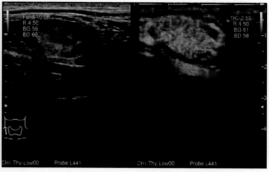

图6-81　淋巴结转移性肿瘤四

对比剂由外周向中央快速进入，呈高增强，消退较快

4.超声观察要点　① 淋巴结的位置、数目、大小、形态、内部回声、淋巴门；② 淋巴结血流分布及程度；③ 超声造影增强模式。

5.超声诊断　甲状腺癌伴右侧颈部Ⅳ区淋巴结肿大。

6.手术和病理　甲状腺乳头状癌伴右侧颈部Ⅳ区淋巴结转移。

【病例二】

1.病史与体征　女性，71岁，间断性咳嗽4月余，咳白色黏痰，伴发热、胸闷、气短，遂来我院诊治。

2.其他检查　胸部CT检查提示肺部阴影，支气管镜穿刺活检示右肺腺癌。

3.超声图像特征（图6-82 ～图6-84）

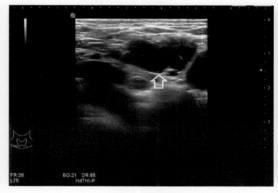

图6-82　淋巴结转移性肿瘤五

右侧颈部锁骨上窝肿大淋巴结回声（箭头示），边界较清楚，形态饱满，L/S小于2，皮髓质分界欠清晰

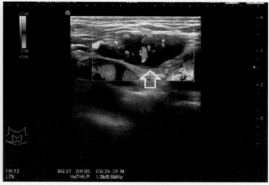

图6-83　淋巴结转移性肿瘤六

淋巴结内血管走行迂曲、杂乱，呈中央型血供

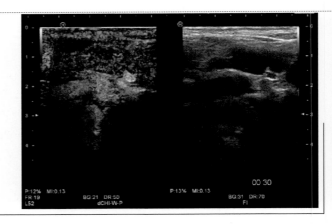

图6-84 淋巴结转移性肿瘤七

对比剂由外周向中央进入，呈稍高增强

4.超声观察要点 ① 淋巴结的位置、数目、大小、形态、内部回声、淋巴门；② 淋巴结血流分布及程度；③ 超声造影增强模式。

5.超声诊断 右侧颈部锁骨上窝转移性淋巴结。

6.手术和病理 右肺小细胞肺癌合并右侧锁骨上窝淋巴结转移。

【 **病例三** 】

1.病史与体征 男，56岁，3个月前无明显诱因出现恶心，进食时加重，1周前于餐后无明显诱因出现呕吐，呕吐物呈黑褐色，含胃内容物，伴黑粪，遂于我院就诊。

2.其他检查 胃镜提示：贲门至胃体中部小弯侧可见溃疡面，基底不平，可见鲜红色渗血，周围黏膜呈堤样隆起；活检示贲门黏膜慢性炎伴腺上皮高级别异型增生、癌变。

3.超声图像特征（图6-85～图6-87）

4.超声观察要点 ① 淋巴结的位置、数目、大小、形态、内部回声、淋巴门；② 淋巴结血流分布及程度；③ 超声造影增强模式。

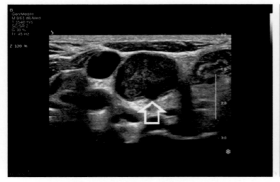

图6-85 淋巴结转移性肿瘤八

左侧锁骨上窝肿大淋巴结肿大（箭头示），边界清楚，形态饱满，L/S小于2，皮髓质分界不清晰，淋巴门结构消失

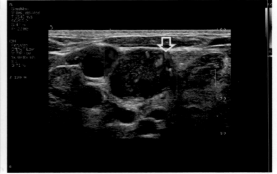

图6-86 淋巴结转移性肿瘤九

淋巴结内血管走行迂曲、杂乱（箭头示），呈混合型血供

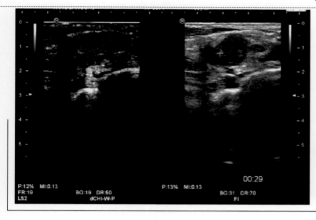

图6-87 淋巴结转移性肿瘤十

稀疏对比剂由周边向中央不均匀进入，呈弱增强，局部未见对比剂进入

5. 超声诊断 左侧锁骨上窝转移性淋巴结。

6. 手术和病理 贲门恶性肿瘤伴左侧锁骨上窝淋巴结转移。

【病例四】

1. 病史与体征 女性，63岁，6个月前发现左侧乳腺肿块，无疼痛，2周前发现左侧腋窝肿块，来我院诊治。

2. 其他检查 乳腺超声提示：左侧乳腺低回声结节，考虑乳腺癌；超声引导下穿刺活检提示右侧乳腺硬癌。

3. 超声图像特征（图6-88 ～图6-90）

4. 超声观察要点 ① 淋巴结的位置、数目、大小、形态、内部回声、淋巴门；② 淋巴结血流分布及程度；③ 超声造影增强模式。

5. 超声诊断 左侧腋窝转移性淋巴结。

6. 手术和病理 左侧乳腺浸润性导管癌伴左侧腋窝淋巴结转移（图6-91）。

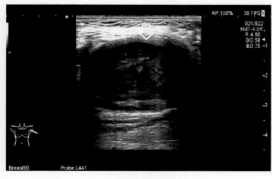

图6-88 淋巴结转移性肿瘤十一

左侧腋窝肿大淋巴结回声（箭号示），边界较清楚，形态饱满，L/S小于2，皮髓质分界不清晰，淋巴门结构消失

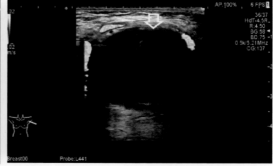

图6-89 淋巴结转移性肿瘤十二

淋巴结（箭号示）周边探及环绕血流信号，呈边缘型血供

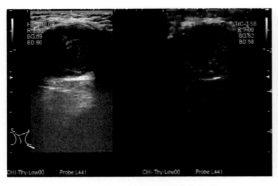

图6-90 淋巴结转移性肿瘤十三

对比剂由外周向中央稀疏进入，局部未见对比剂进入，呈不均匀增强

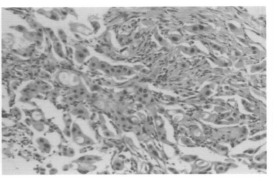

图6-91 转移性淋巴结病理

（HE染色，×40）

镜下显示增生的纤维组织中见异型细胞巢浸润，考虑转移性腺癌

五、超声征象

（1）淋巴结发生部位　不同部位原发肿瘤的淋巴结转移区域具有一定的特异性。

（2）大小形态　淋巴结体积增大，呈圆形、椭圆形，皮质弥漫性或局限性增厚，也可向外隆起，髓质变形、偏心或消失，L/S＜2，被膜圆滑或局部隆起。

（3）数量　单发或多发，以多发为主。

（4）边界　可清晰或不清晰。对已确诊的转移性淋巴结边界不清晰者，常提示结外浸润。

（5）淋巴结门　淋巴结门结构消失或部分消失，原因是癌细胞的浸润取代了淋巴门。

（6）内部回声　淋巴结内回声因原发癌不同而异，大多数呈不均匀低回声，可合并囊性变。甲状腺乳头状癌转移的颈部淋巴结内可见簇状分布的点状钙化。

（7）彩色多普勒　转移性淋巴结的特征性血流模式为边缘型血供和混合型血供。淋巴门血管减少或消失，淋巴结内血管走行迂曲、杂乱。

（8）频谱多普勒　多显示高速高阻型血流。

（9）超声造影　转移性淋巴结以不均匀强化为主，对比剂主要分布在周边，走向紊乱。

六、超声图像鉴别诊断

1.淋巴结转移性肿瘤与结核性淋巴结炎鉴别　转移性淋巴结肿瘤多为原发灶引流区域的淋巴结肿大，淋巴结内部呈不均匀低回声，可合并囊性变和钙化，血流信号分布杂乱。淋巴结结核多见于颈后三角区呈串珠样分布的肿大淋巴结，内部回声多样，以边缘型血供为主，可形成寒性脓肿（图6-92、图6-93）。

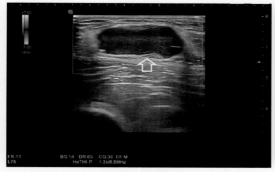

图 6-92　淋巴结转移性肿瘤十四

淋巴结肿大（箭号示），内部回声欠均匀，皮髓质分界不清，其内未见明显血流信号

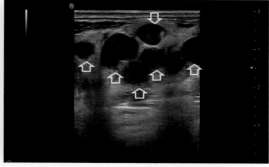

图 6-93　结核性淋巴结炎

淋巴结（箭号示）呈串珠样分布，内部回声，皮髓质分界欠清晰

2. 淋巴结转移性肿瘤与淋巴瘤鉴别　参见"淋巴瘤"。

七、临床价值

超声检查能方便、快捷、直观地显示浅表淋巴结的大小、形态、内部回声、结构、血流情况，结合病史和临床表现，对淋巴结转移行肿瘤有较高的诊断准确率，指导治疗、预后和随访。

（周　琦）

参考文献

[1] Vassallo P, Wernecke K, Roos N, et al. Differentiation of benign from malignant superficial lymphadenopathy: the high-resolution US. Radiology, 1992, 183 (2) : 215-220.

[2] Nakajima T, Yasufuku K, Iyoda A, Yoshida S, Suzuki M, Sekine Y, et al. The evaluation of lymph node metastasis by endobronchial ultrasound-guided transbronchial needle aspiration: crucial for selection of surgical candidates with metastatic lung tumors. The Journal of thoracic and cardiovascular surgery, 2007, 134 (6) : 1485-1490.

[3] Cooper D S, Doheity G M, et al. Revised American Thyroid Association management guidelines for patients with thyroid nodules and differentiated thyroid cancer. Thyroid, 2009, 19 (11) : 1167-1214.

[4] 李玉林. 病理学. 第7版. 北京: 人民卫生出版社, 2010.

[5] Burke C, Thomas R, Inglis C, Baldwin A, Ramesar K, Grace R, et al. Ultrasound-guided core biopsy in the diagnosis of lymphoma of the head and neck. A 9 year experience. Br J Radiol, 2011, 84 (1004) : 727-732.

[6] Marjerrison S, Fernandez C V, Price V E, Njume E, Hesseling P. The use of ultrasound in endemic Burkitt lymphoma in Cameroon. Pediatr Blood Cancer, 2012, 58 (3) : 352-355.

[7] Mainiero M B, Lourenco A, Mahoney M C, et al. ACR Appropriateness Criteria Breast Cancer Screening. J Am Coll

Radiol, 2013 Jan, 10 (1) : 11-14.

[8] Wang Z, Zhou Q, Liu J, Tang S, Liang X, Zhou Z, et al. Tumor size of breast invasive ductal cancer measured with contrast-enhanced ultrasound predicts regional lymph node metastasis and N stage. International journal of clinical and experimental pathology, 2014, 7 (10) : 6985-6991.

[9] Evans A, Rauchhaus P, Whelehan P, Thomson K, Purdie CA, Jordan LB, et al. Does shear wave ultrasound independently predict axillary lymph node metastasis in women with invasive breast cancer, Breast cancer research and treatment, 2014, 143 (1) : 153-157.

[10] Lorentzen C, Prangsgaard T, Lorentzen T. Ectopic decidual reaction mimicking inguinal lymphoma on ultrasound. Ultrasound, 2014, 22 (3) : 179-181.

[11] Gregoire V, Ang K, et al. Delineation of the neck node levels for head and neck tumors: A 2013 update. DAHANCA, EORTC, HKNPCSG, NCIC CTG, NCRI, RTOG, TROG consensus guidelines. Radiotherapy and Oncology, 2014, 110 (1) : 172.

[12] He Y, Ji X, Xie Y, He B, Xu X, Chen X, et al. Clinical application of ultrasound-guided core needle biopsy with multiple punches in the diagnosis of lymphoma. World J Surg Oncol, 2015, 13: 126.

[13] 詹维伟. 浅表组织超声与病理诊断. 北京：人民军医出版社, 2015.

[14] 姜玉新. 超声医学. 北京：人民卫生出版社, 2016.

[15] 黎烨, 廖新红, 李智贤, 等. 三维能量多普勒超声诊断颈部转移性淋巴结的应用价值. 中国超声医学杂志, 2015, 31 (07) : 577-579.

[16] Yamamoto C, Yuasa K, Okamura K, Shiraishi T, Miwa K. Vascularity as assessed by Doppler intraoral ultrasound around the invasion front of tongue cancer is a predictor of pathological grade of malignancy and cervical lymph node metastasis. Dento maxillo facial radiology, 2016, 45 (3) : 20150372.

[17] Sazuka T, Akai T, Uesato M, Horibe D, Kuboshima M, Kitabayashi H, et al. Assessment for diagnosis of lymph node metastasis in esophageal cancer using endoscopic ultrasound elastography. Esophagus : official journal of the Japan Esophageal Society, 2016, 13: 254-263.

[18] Leng X F, Zhu Y, Wang G P, Jin J, Xian L, Zhang Y H. Accuracy of ultrasound for the diagnosis of cervical lymph node metastasis in esophageal cancer: a systematic review and meta-analysis. Journal of thoracic disease, 2016, 8 (8) : 2146-2157.

[19] Xin L, Yan Z, Zhang X, Zang Y, Ding Z, Xue H, et al. Parameters for Contrast-Enhanced Ultrasound (CEUS) of Enlarged Superficial Lymph Nodes for the Evaluation of Therapeutic Response in Lymphoma: A Preliminary Study. Medical Science Monitor, 2017, 23: 5430-5438.

[20] 温泉, 罗渝昆, 李岩密, 等. 原发性甲状腺淋巴瘤的超声表现及病理特征. 中国医学影像技术, 2015, 31 (02) : 223-226.

[21] 赵奕文, 金正吉, 郑颖, 等. 颈部淋巴结超声表现与分型. 上海医学影像, 2008, 17 (03) : 218-219.

第七章　阴囊

第一节　急性睾丸炎

一、病因学

睾丸具有较强的抗感染能力，睾丸的单独炎症是不多见的。引起睾丸炎的病因较多，主要途径包括血行感染、淋巴管感染和输精管道逆行感染。较常见的类型是非特异性睾丸炎和急性腮腺炎性睾丸炎。

二、病理解剖和病理生理

轻者，睾丸水肿、充血；重者，可出现脓肿。流行性腮腺炎所引起的急性睾丸炎，严重者可致睾丸萎缩。

三、临床表现

急性睾丸炎以单侧发病为主，流行性腮腺炎可引起双侧发病。发病较急者阴囊红肿、疼痛，可向腹股沟区放射，严重者可出现寒战、高热、恶心、呕吐及白细胞升高等，睾丸和（或）附睾肿大，或触诊不清。

四、典型病例超声图像特征及诊断要点

【病例一】

1.病史与体征　患者，19岁，1周前曾患"急性腮腺炎"，主诉左侧阴囊肿痛1周。1周前突发左侧阴囊持续性肿痛，无放射性疼痛，行走时疼痛加重，伴畏寒、寒战，体温最高达40℃，无午后潮热、盗汗等。查体，左侧阴囊红肿，触痛明显，左侧睾丸肿大，附睾触诊不清。右侧睾丸大小正常，附睾未触及异常，双侧精索无肿胀。

297

2.实验室检查 C反应蛋白升高（12.3mg/L），降钙素原升高（0.081ng/mL），抗精子抗体（IgM、IgG、IgA）阴性。

3.超声图像特征（图7-1、图7-2）

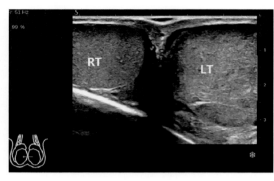

图7-1　急性睾丸炎一	图7-2　急性睾丸炎二
左侧睾丸（LT）体积增大，实质回声欠均匀，右侧睾丸（RT）体积及回声尚正常	左侧睾丸（LT）血流信号明显增多，呈放射状分布

4.超声观察要点 睾丸体积、实质回声、血流信号多寡、分布情况以及附睾、精索等声像图变化。

5.超声诊断 左侧急性睾丸炎。

【**病例二**】

1.病史与体征 患者，27岁，主诉右侧阴囊肿痛4天。4天前无明显诱因出现右侧阴囊持续性胀痛，偶可放射至同侧腹股沟区，无尿频、尿急、尿痛等。查体，右侧阴囊红肿，触痛明显，右侧睾丸、附睾肿大，右侧精索增粗。左侧睾丸大小正常，质地软，左侧附睾、精索未触及异常。

2.实验室检查 血常规：白细胞（14.5×10^9/L）、中性粒细胞（11.7×10^9/L）升高。

3.超声图像特征（图7-3～图7-5）

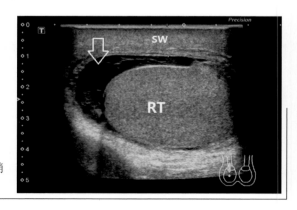

图7-3　急性睾丸炎三

右侧睾丸（RT）无明显肿大，回声尚均匀，鞘膜腔少量积液（箭号示），阴囊壁（SW）增厚

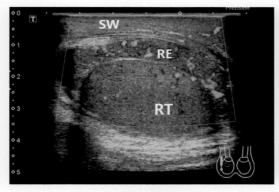 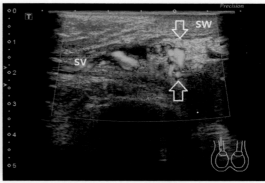

图7-4　急性睾丸附睾炎	图7-5　精索炎症
右侧睾丸（RT）实质回声均匀，血流信号增多；右侧附睾（RE）肿大，回声不均，血流信号增多；阴囊壁（SW）增厚，血流信号稍增多	右侧精索增粗、回声增强（箭号示），血流信号增多；SV为蔓状静脉丛，SW为阴囊壁

4. 超声观察要点　睾丸附睾大小、回声均匀性、血供情况，是否伴有精索炎症、阴囊壁炎症、睾丸鞘膜腔积液等。

5. 超声诊断　① 右侧睾丸血供增多（急性炎症？）。② 右侧急性附睾炎。③ 右侧睾丸鞘膜腔少量积液。④ 右侧精索炎症。⑤ 右侧阴囊壁炎症。

五、超声征象

1. 睾丸肿大，回声不均匀，血流信号明显增多，呈放射状分布，动脉血流频谱呈高速低阻型。

2. 炎症轻者，睾丸可不肿大，回声尚均匀，仅表现为血流信号增多。多继发于急性附睾炎。

3. 或伴有急性附睾炎、精索炎症、阴囊壁炎症、睾丸鞘膜腔积液等。

六、超声图像鉴别诊断

1. 与弥漫性睾丸肿瘤相鉴别　某些睾丸肿瘤，如淋巴瘤，肿瘤可弥漫性浸润整个睾丸，甚至血流信号也呈放射状分布。与淋巴瘤鉴别要点：① 睾丸实质回声明显减低、不均匀。② 阴囊疼痛不明显、阴囊壁不肿胀。③ 按炎症治疗无效，化疗有效（图7-6 ～图7-9）。

2. 与睾丸扭转自行松解相鉴别　睾丸扭转早期、扭转精索自行松解时，睾丸内血流信号明显增多，阴囊疼痛明显减轻（图7-10、图7-11）。

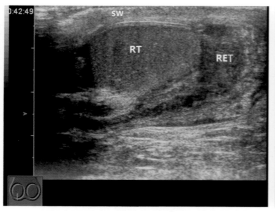

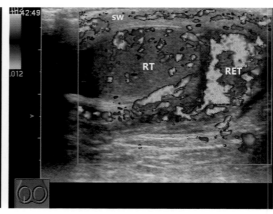

图7-6 急性睾丸附睾炎一

右侧睾丸（RT）大小正常，实质回声尚均匀；阴囊壁（SW）增厚；右侧附睾尾部（RET）肿大，回声不均

图7-7 急性睾丸附睾炎二

右侧睾丸（RT）、右侧附睾尾部（RET）、阴囊壁（SW）血流信号均增多

图7-8 睾丸淋巴瘤浸润一

患者有"非霍奇金淋巴瘤"病史2年余；双侧睾丸（LT、RT）大小正常，实质回声减低不均；箭号示阴囊中隔

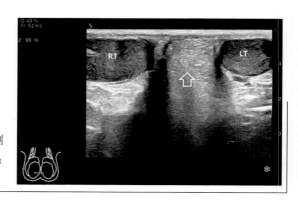

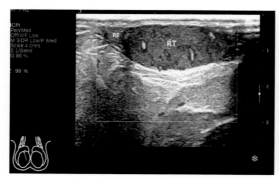

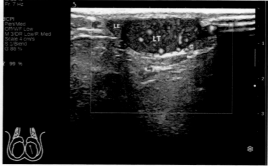

图7-9 睾丸淋巴瘤浸润二

与图7-8为同一患者，双侧睾丸（LT、RT）血流信号增多；LE为左侧附睾，RE为右侧附睾

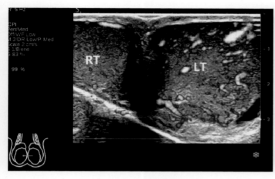
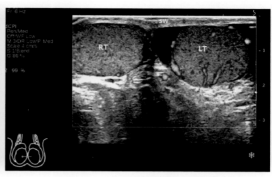

图7-10　急性睾丸炎

患者左侧阴囊肿痛，症状持续；左侧睾丸（LT）较右侧睾丸（RT）体积增大，血流信号增多

图7-11　睾丸扭转自行松解

患者左侧阴囊突发疼痛，复位松解后明显疼痛减轻；左侧睾丸（LT）较右侧睾丸（RT）体积增大，血流信号增多

七、临床价值

阴囊超声检查能够帮助鉴别阴囊急性肿痛的病因，为临床治疗方案的选择提供了快速、简便、有效的方法，也可对急性睾丸炎的疗效做出判断。

第二节　睾丸结核

一、病因学

睾丸结核临床不多见，大多由其他脏器的结核所引起，以继发于附睾结核最为常见。

二、病理解剖和病理生理

急性期，包括炎症渗出、脓肿、干酪样坏死、结核性肉芽肿等；慢性期，病灶可出现纤维化或钙化。

三、临床表现

主要表现为患侧阴囊反复肿痛，睾丸肿大，质地变硬，病程迁延。急性发作时，症状加剧，或有乏力、低热等症状。

四、典型病例超声图像特征及诊断要点

【病例一】

1.病史与体征 患者，76岁，主诉双侧阴囊反复肿痛半年。半年前无明显诱因出现双侧阴囊肿痛，肿痛反复发作，无放射痛，无畏寒、发热，无午后潮热、盗汗、消瘦等。近期，出现阴囊皮肤局部破溃流脓。查体，双侧阴囊皮肤色红，皮温无明显升高，左侧阴囊皮肤破溃，未见明显分泌物，双侧睾丸、附睾肿大，质硬，界限不清，双侧精索无增粗。

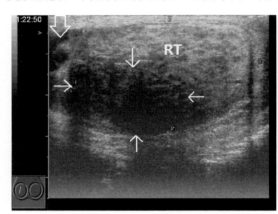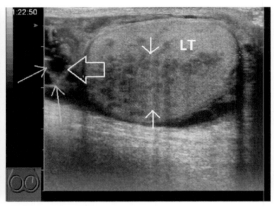

图7-12　睾丸结核一

双侧睾丸（LR、RT）实质回声不均，出现低回声病灶（白色细箭号示），呈斑片状散在分布，以右侧为著，病灶边界不清晰；伴有双侧睾丸鞘膜腔少量积液（空心箭号示），其中左侧可见分隔带回声（橙色细箭号示）

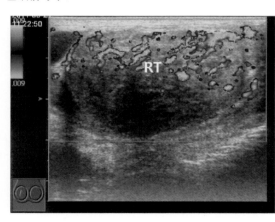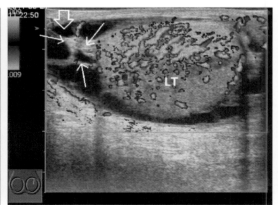

图7-13　睾丸结核二

双侧睾丸（RT、LR）内血流信号增多，分布杂乱；左侧睾丸鞘膜腔积液（空心箭号示）可见分隔带（细箭号示）

2.其他检查　血常规正常，阴囊创面分泌物细菌培养48小时无细菌生长，抗酸杆菌未检出；胸部正侧位片未见双肺明显实变。

3.超声图像特征（图7-12～图7-19）

4.超声观察要点　睾丸形态、回声、血流分布，病灶的范围、形态、回声、血流分布，以及附睾输精管阴囊壁是否有相应的结核表现，鞘膜腔是否积液、积脓。

5.超声诊断　①　双侧睾丸附睾输精管结核可能性大。②　阴囊壁结核可能性大。③　左侧睾丸鞘膜腔积脓。④　右侧睾丸鞘膜腔少量积液。

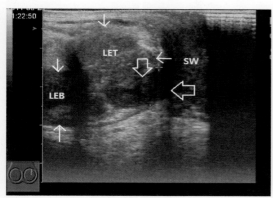

图7-14　附睾结核一

左侧附睾肿大、回声不均（细箭号示）；阴囊壁（SW）增厚、回声不均；LET为左侧附睾尾部，LEB为左侧附睾体部，空心箭号示鞘膜腔脓肿

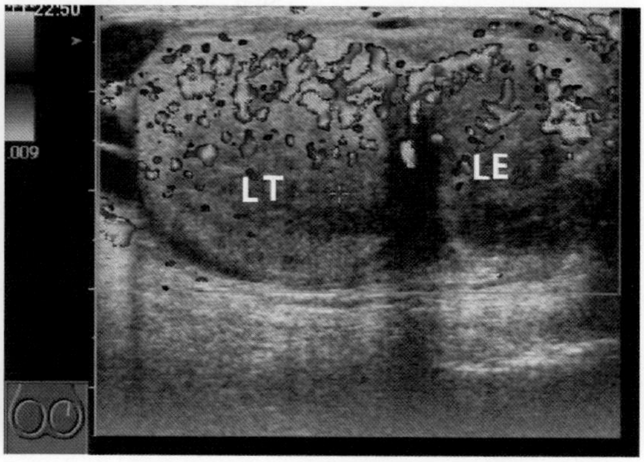

图7-15　睾丸附睾结核一

左侧睾丸（LT）、附睾（LE）可见丰富血流信号

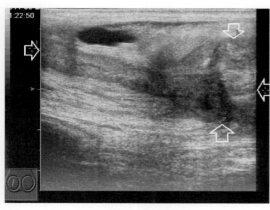

图7-16　附睾结核二

右侧附睾肿大、回声不均（箭号示），形态不规则

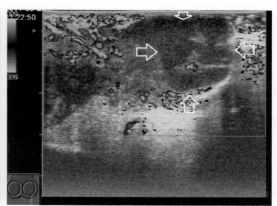

图7-17　阴囊壁结核一

左侧阴囊壁见一液性区（箭号示），形态不规则，内透声差，可见大量细点状回声，周边可见较丰富血流信号

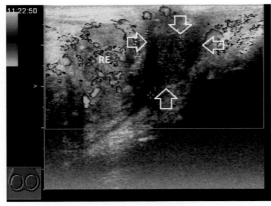

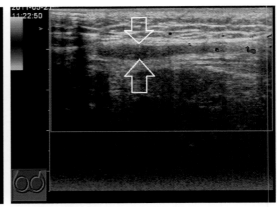

图7-18　阴囊壁结核二

右侧附睾（RE）旁的阴囊壁内见一低回声区（箭号示），内未见明显血流信号

图7-19　输精管结核一

左侧输精管增粗、管壁增厚，回声不均匀（箭号示）

6.手术和病理　双侧睾丸附睾切除术。术中见左侧阴囊下壁脓肿，呈豆腐渣状，右侧阴囊下壁质硬与右侧睾丸粘连。病理示（双侧睾丸、附睾）结核伴干酪样坏死（图7-20）。

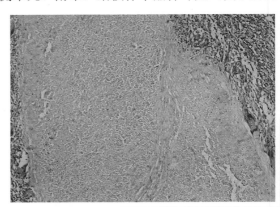

图7-20　睾丸结核病理一

（HE染色，×40）

镜下见大片干酪样坏死区，坏死细胞无细胞核，胞质均质红染

【病例二】

1.病史与体征　患者，48岁，主诉发现左侧阴囊肿大半年。半年前发现左侧阴囊肿大，如"鸡蛋"大小，偶有刺痛感，局部无破溃、流脓，无发热、畏寒、盗汗等，未及时诊治，此后症状反复发作。查体，左侧阴囊红肿，局部无破溃，睾丸、附睾触诊不清，质硬。右侧阴囊皮肤无红肿，睾丸大小正常，质地软，附睾触诊正常，双侧精索无增粗。

2.其他检查　C反应蛋白升高（10.8ng/L），血常规、血沉正常，痰涂片找抗酸杆菌未检出；CT肺部平扫左肺上叶数枚结节及右肺下叶磨玻璃样小结节，性质待定。

3.超声图像特征（图7-21～图7-25）

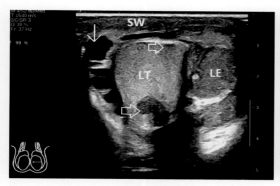

图7-21　睾丸附睾结核二

　　左侧睾丸（LT）形态欠规则，睾丸内出现数个低回声病灶（空心箭号示），呈结节状，边界尚清晰，伴睾丸鞘膜腔少量积液（细箭号示）；左侧附睾（LE）肿大，回声减低；SW为阴囊壁

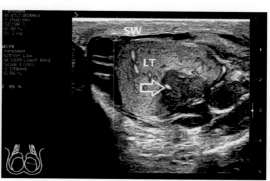

图7-22　睾丸结核一

　　睾丸病灶（箭号示）可见少量血流信号

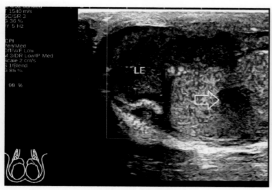

图7-23　附睾结核三

　　左侧附睾（LE）肿大，形态不规则，回声减低、不均匀，病灶内无明显血流信号；箭号示睾丸内病灶

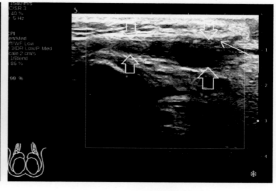

图7-24　输精管结核二

　　左侧输精管（阴囊段）（空心箭号示）增粗、壁增厚（细箭号示），管壁内见少量血流信号

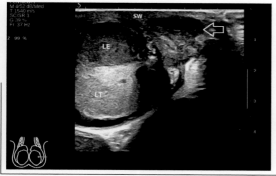

图7-25　阴囊壁结核三

　　左侧阴囊壁（SW）低回声不均区（箭号示）界欠清，形态欠规则

4.超声观察要点　结核急性发作的超声改变，包括睾丸附睾及输精管阴囊壁的形态、回声、血流分布，病灶的范围、形态、回声、血流分布，鞘膜腔是否积液、积脓。

5.超声诊断　①左侧睾丸附睾输精管阴囊结核可能性大。②左侧睾丸鞘膜腔少量积液。

6.手术和病理　左睾丸附睾切除术。病理示（左睾丸附睾）肉芽肿性炎伴干酪样坏死，结合特殊染色结果，符合结核。结核杆菌PCR检测结果示检测到结核杆菌（阳性）（图7-26）。

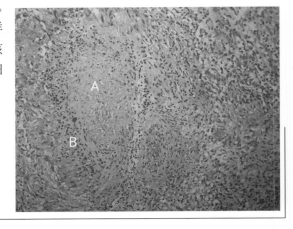

图7-26　睾丸结核病理二

（HE染色，×100）

镜下见结核肉芽肿，中央为坏死区域（A），细胞崩解，无细胞核；周围环绕炎症细胞（B）

五、超声征象

1.睾丸体积增大，病灶呈结节状或斑片状低回声，多为散在分布，边界多不清晰。脓肿病灶内可见含细点状、絮状的液性区。

2.病灶内血流信号增多，分布杂乱；干酪样变或脓肿无血流信号显示。

3.病灶纤维化或钙化时，呈高回声或强回声斑。

4.常常伴发于附睾结核，严重者伴有鞘膜腔积脓、阴囊壁结核。

六、超声图像鉴别诊断

1.单发结核病灶与原发性睾丸肿瘤相鉴别　肿瘤团块感强，无结核病史、无并发附睾等其他脏器结核（图7-27～图7-29）。

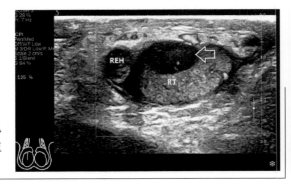

图7-27　睾丸结核二

右侧睾丸（RT）大小形态尚正常，实质内见一低回声结节（箭号示），界尚清，可见少量血流信号；REH为右侧附睾头

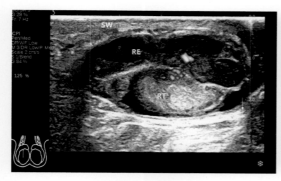

图 7-28　附睾结核四

与图 7-27 为同一患者，右侧附睾（RE）肿大、回声减低，可见少量血流信号；SW 为阴囊壁

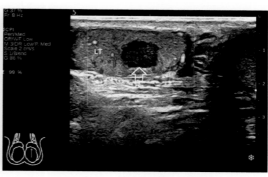

图 7-29　睾丸精原细胞瘤

左侧睾丸（LT）实质内见一低回声结节（箭号示），界尚清，边缘欠规则，可见少量血流信号

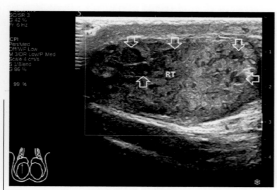

2. 多发结核病灶与继发性睾丸肿瘤相鉴别　继发性睾丸肿瘤有白血病、淋巴瘤等病史（图 7-30～图 7-32）。

图 7-30　睾丸结核三

右侧睾丸（RT）大小尚正常，实质内见众多散在低回声结节（箭号示），界尚清，形态欠规则，可见少量血流信号

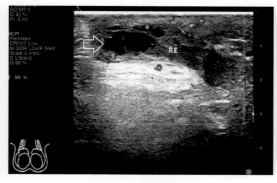

图 7-31　附睾结核五

与图 7-30 为同一患者，右侧附睾（RE）肿大，形态不规则，回声不均，血流信号稍增多；局部见一液性区（箭号示），界尚清，内透声差，边缘可见少量血流信号

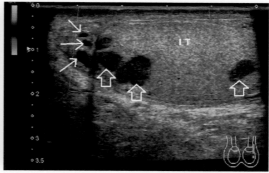

图 7-32　淋巴瘤睾丸浸润

患者有"非霍奇金淋巴瘤"病史 3 年余；左侧睾丸（LT）大小正常，实质内见数个低回声结节（空心箭号示），界尚清，形态尚规则，周边可见少量血流信号；伴左侧附睾头囊肿（细箭号示）

七、临床价值

1.通过超声检查，睾丸结核能够与睾丸其他疾病相鉴别。

2.了解病灶累及的范围，包括睾丸、附睾、精索及阴囊壁。

3.观察抗结核疗效。

第三节　睾丸扭转

一、病因学

睾丸扭转可分为鞘膜内扭转、鞘膜外扭转。鞘膜内扭转病因包括鞘膜完全包绕睾丸附睾、鞘膜壁层在精索的止点过高及睾丸系膜缺如或过长。鞘膜外扭转病因主要是鞘膜壁层、精索筋膜层与其周围组织连接松弛，导致包括精索筋膜层及其以内结构的扭转。

二、病理解剖和病理生理

根据扭转时间及血流动力学变化，睾丸扭转可有以下分类。

1.急性睾丸扭转

（1）睾丸完全扭转　精索内的动静脉快速完全被阻断，睾丸呈干涸样缺血坏死。

（2）睾丸不全扭转　① 早期：精索静脉受压，动脉仍在供血，睾丸内血液回流障碍、淤血缺氧。② 中期：睾丸动脉供血减少，睾丸内压明显升高、血栓广泛形成，部分组织缺血坏死。③ 晚期：睾丸完全缺血坏死。

2.慢性睾丸扭转　睾丸萎缩、纤维化、钙化。

3.睾丸扭转松解　扭转松解时，睾丸内血管扩张，血流量增多。

三、临床表现

大多数的睾丸扭转为鞘膜内扭转，见于婴幼儿、青少年。睾丸鞘膜外扭转，少见，见于围生期、新生儿。

睾丸急性扭转，发作时，一侧阴囊剧痛，继而出现红肿。或伴有恶心呕吐或发热等症状。部分病例Prehn征阳性，提睾肌反射多消失。阴囊肿胀明显时，睾丸触摸不清。睾丸慢性扭转，阴囊肿痛明显减轻或消退，睾丸质地变硬，体积缩小。

睾丸扭转松解，在变换体位时或外力作用下，阴囊疼痛突然明显减轻。

四、典型病例超声图像特征及诊断要点

【病例一】

1.**病史与体征**　患者，20岁，主诉左侧阴囊肿痛5h。5h前无明显诱因出现左侧阴囊疼痛，无放射痛，无畏寒、发热。查体，左侧阴囊轻度肿大、有触痛，睾丸、附睾轻度肿大、横位，质较硬，Prehn征阳性，提睾肌反射明显减弱。右侧睾丸、附睾、精索触诊正常。

2.**超声图像特征**（图7-33～图7-35）

3.**超声观察要点**　睾丸位置、体积、回声及血流信号的变化，并与对侧对比。精索是否扭转。

4.**超声诊断**　左侧睾丸扭转待排除。

5.**手术和病理**　左侧阴囊探查+左侧睾丸固定术。术中见左侧精索肿胀呈蓝紫色，左侧睾丸于鞘膜腔内逆时针扭转360°，外观呈暗红色，松解精索，切开被膜，见少量暗红色血液溢出，给予温热生理盐水纱布保温10min后，外观呈浅红色，遂将左侧睾丸还纳。

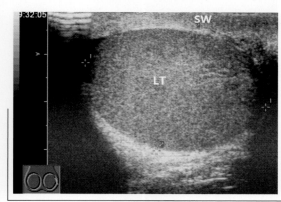

图7-33　急性睾丸不全扭转早期一

左侧睾丸（LT）体积稍增大，回声尚正常；SW为阴囊壁

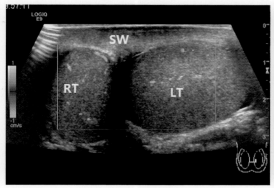

图7-34　急性睾丸不全扭转早期二

左侧睾丸（LT）较右侧睾丸（RT）血流信号明显减少

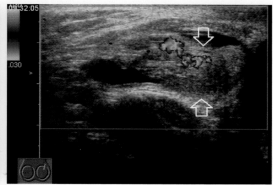

图7-35　精索扭转一

左侧精索末段（箭号示）增粗、扭曲，内见血流信号

【病例二】

1.**病史与体征**　患者，22岁，主诉右侧阴囊疼痛3天。3天前无明显诱因出现右侧阴囊疼痛，呈持续性，伴皮肤发红，无向他处放射，无畏寒、发热。查体，右侧阴囊红肿，无破溃，右侧睾丸、附睾肿大，触痛明显，质地较硬，精索明显增粗，有触痛。Prehn征阴性，提睾肌反射消失。左侧睾丸、附睾、精索触诊正常。

2.**超声图像特征**（图7-36～图7-38）

3.**超声观察要点**　睾丸附睾体积、回声及血流信号的变化，末段精索的位置与形态。

4.**超声诊断**　右侧睾丸扭转可能性大。

5.**手术和病理**　阴囊探查+右睾丸切除+左睾丸固定术。术中见右精索内向旋转540°，右睾丸附睾肿大、界不清，外观暗褐色。病理示（右）睾丸淤血、出血伴梗死，符合睾丸扭转后病理改变。

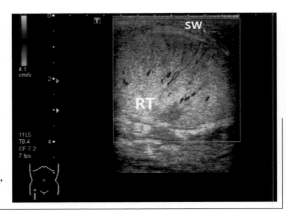

图7-36　急性睾丸不全扭转中期一

右侧睾丸（RT）体积增大，实质回声不均匀，血流信号减少，残余粗大的血管；SW为阴囊壁

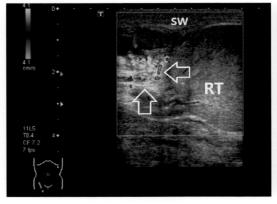

图7-37　精索扭转二

右侧精索末段扭曲（箭号示），呈不均匀高回声，可见点状血流信号

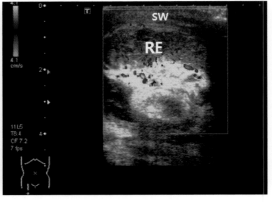

图7-38　急性睾丸不全扭转中期三

右侧附睾（RE）增大、回声不均，可见点状血流信号

【病例三】

1.**病史与体征**　患者，39岁，主诉左侧阴囊肿大伴疼痛10天。10天前运动时突发左侧阴囊剧痛，数小时后阴囊肿胀，皮肤发红，触痛明显，无畏寒、发热，就诊当地医院，按炎症治疗后症状无明显好转。查体，左侧阴囊肿大，皮肤发红，皮温升高，轻微触痛，左侧睾丸、附睾明显肿大、境界不清，质地较硬，精索增粗。Prehn征阴性，左侧提睾肌反射消失。右侧睾丸、附睾、精索触诊正常。

2.**实验室检查**　血常规正常。

3.**超声图像特征**（图7-39～图7-43）

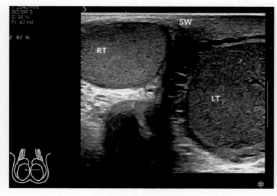

图7-39　急性睾丸不全扭转晚期一

左侧睾丸（LT）增大，实质回声均匀减低，阴囊壁（SW）增厚；RT为右侧睾丸

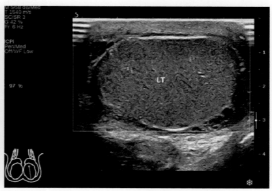

图7-40　急性睾丸不全扭转晚期二

左侧睾丸（LT）内未见血流信号显示

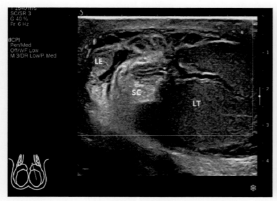

图7-41　急性睾丸不全扭转晚期三

左侧睾丸（LT）肿大，血管扩张，左侧附睾（LE）、精索（SC）肿大，回声不均匀，未见血流信号显示

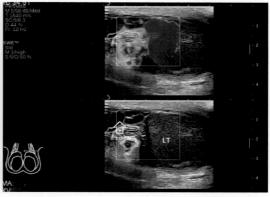

图7-42　急性睾丸不全扭转晚期四

左侧睾丸（LT）实质SWE成像呈蓝色，测值Mean=3.3kPa，左侧精索呈红色为主；左侧睾丸鞘膜腔少量积液（箭号示），内见分隔带回声

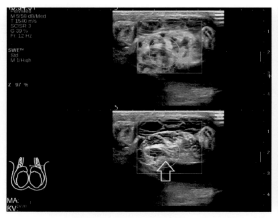

图7-43　精索扭转三

左侧末段精索增粗扭曲（箭号示），回声不均匀，SWE测值Mean=82.0kPa

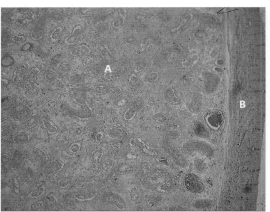

图7-44　急性睾丸扭转病理

（HE染色，×40）

A为镜下见曲细精管弥漫性坏死，结构破坏，散在分布，睾丸间质充血、水肿，血管扩张淤血；B为白膜肿胀增厚

4.超声观察要点　睾丸附睾体积、回声及血流信号的变化，末段精索是否扭曲。

5.超声诊断　① 左侧睾丸肿大、无血供（睾丸扭转？）。② 左侧睾丸鞘膜腔积液。

6.手术和病理　阴囊探查＋左侧睾丸切除＋右侧睾丸固定术。术中见左侧精索扭曲肿胀，睾丸呈暗褐色，左睾丸鞘膜腔内见脓血性分泌物，质黏稠。病理示（左侧睾丸）睾丸及附睾组织淤血、出血伴梗死，呈扭转所致血运障碍所致（图7-44）。

【**病例四**】

1.病史与体征　患者，17岁，主诉左侧阴囊肿痛2周。2周前突发左侧阴囊疼痛，后呈持续性肿痛，无畏寒、发热、寒战等，就诊当地医院，予"左氧氟沙星、头孢甲肟"等抗感染治疗，肿痛较前好转，但仍有触痛。查体，左侧阴囊肿大，皮肤无破溃，触痛明显，睾丸附睾触诊不清。Prehn征阴性，左侧提睾肌反射消失。右侧睾丸、附睾大小正常，无触痛。

2.实验室检查　血常规：白细胞升高（13.16×10^9/L）、中性粒细胞升高（10.85×10^9/L）。

3.超声图像特征（图7-45～图7-47）

4.超声观察要点　睾丸体积、回声、血流信号的变化，末段精索的位置与形态。

5.超声诊断　左侧睾丸扭转。

6.手术和病理　左睾丸切除＋右睾丸固定术。术中见左侧精索向内旋转720°，左侧睾丸外观黑色、表面见炎性渗出。病理示（左侧睾丸）镜下大部分睾丸组织无细胞性淤血性坏死，可见鬼影样小管，符合循环障碍病理改变。

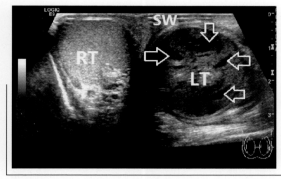

图7-45　急性睾丸不全扭转晚期五

左侧睾丸（LT）体积增大，实质内见放射状低回声或小片状低回声区（箭号示）；RT为右侧睾丸，SW为阴囊壁

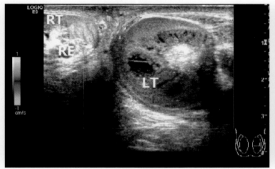

图7-46　急性睾丸不全扭转晚期六

左侧睾丸（LT）无血流信号显示；RE为右侧附睾

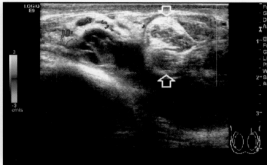

图7-47　精索扭转四

左侧末段精索扭曲（箭号示），呈高回声，内无血流信号显示

【病例五】

1.**病史与体征**　患者，19岁，主诉左侧阴囊疼痛2个月。2个月前清晨突发左侧阴囊疼痛，呈持续性，继而局部皮肤红肿，无发热、恶心、呕吐等。就诊当地医院，予抗感染治疗后，肿痛逐渐减轻、消失。查体，左侧阴囊无红肿，左侧睾丸体积缩小，质地硬，触痛不明显，附睾触诊不清。提睾肌反射未引出。右侧睾丸、附睾大小正常，无结节及压痛。

2.**超声图像特征**（图7-48、图7-49）

3.**超声观察要点**　睾丸体积、回声、血流信号的变化，末段精索的位置与形态，并与对侧对比。

4.**超声诊断**　左侧睾丸缩小（慢性睾丸扭转可能性大）。

5.**手术和病理**　左阴囊探查+左睾丸切除术。术中见左侧精索内向旋转扭曲成团，左侧睾丸体积缩小，被膜色黑，质稍硬。病理示（左）镜下大部分睾丸组织坏死性改变，符合睾丸扭转改变。

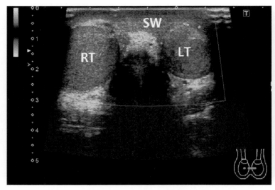

图7-48　慢性睾丸扭转

左侧睾丸（LT）体积缩小，实质回声不均匀，无明显血流信号；RT为右侧睾丸，SW为阴囊壁

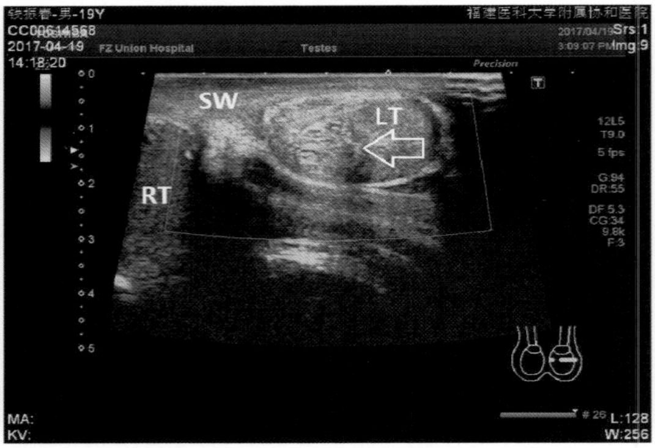

图7-49　精索扭转五

左侧睾丸（LT）旁见一回声不均团（箭号示），未见明显血流信号

【病例六】

1.病史与体征　患者，19岁，主诉睾丸扭转复位术后1天复查。1天前因"左侧睾丸肿痛3小时"就诊我院，阴囊超声检查考虑"睾丸扭转"，予手法复位后疼痛明显减轻。查体：阴囊皮肤温度正常；左侧睾丸稍肿大，无明显触痛；右侧睾丸、附睾大小正常，无触痛。

2.超声图像特征（图7-50～图7-55）

3.超声观察要点　睾丸体积、回声、血流信号的变化，末段精索的位置与形态，脉冲多普勒检测睾丸内动脉血流状态，并注意与对侧对比。

4.超声诊断　左侧睾丸血供增多（睾丸扭转复位后改变）。

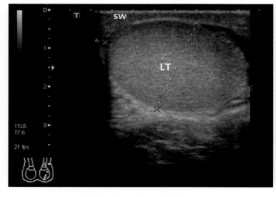

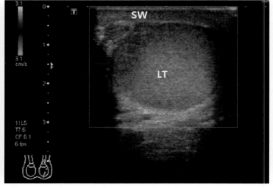

图7-50　睾丸扭转一

（1天前）左侧睾丸（LT）体积增大，实质回声尚均匀；SW为阴囊壁

图7-51　睾丸扭转二

（1天前）左侧睾丸（LT）未见明显血流信号

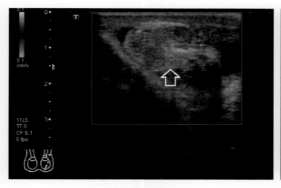

图7-52 精索扭转六

（1天前）左侧末段精索扭曲成团（箭号示），未见明显血流信号

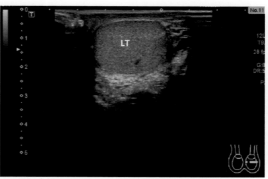

图7-53 睾丸扭转松解一

（手法复位后复查）左侧睾丸（LT）体积尚正常，实质回声尚均匀

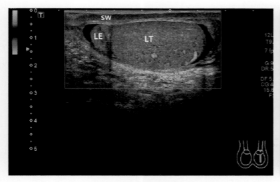

图7-54 睾丸扭转松解二

（手法复位后复查）左侧睾丸（LT）血流信号增多；LE为左侧附睾，SW为阴囊壁

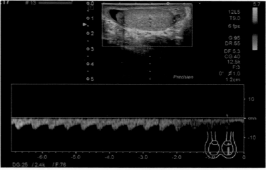

图7-55 睾丸扭转松解三

（手法复位后复查）左侧睾丸动脉血流频谱为高速低阻型

【病例七】

1.病史与体征 患儿，0天。其母主诉出生时查体发现患儿右侧阴囊内可触及一肿物。G1P1 38^{+1}周宫内妊娠，剖宫产娩出，出生时体重2900g，身长48cm，羊水清，初评10分。查体：阴囊轻度肿大，右侧外观颜色偏暗，右侧阴囊内可触及一肿物，界清，质稍硬，睾丸触诊不清。左侧扪及正常睾丸。

2.超声图像特征（图7-56、图7-57）

3.超声观察要点 睾丸形态、回声及血流信号改变，阴囊壁结构的完整性及与睾丸的关系。

4.超声诊断 ① 右侧睾丸扭转（鞘膜外？）。② 左侧睾丸鞘膜腔中等量积液。

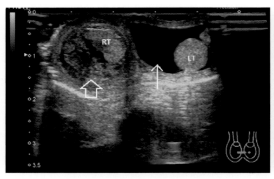 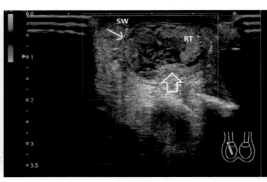

图 7-56　睾丸鞘膜外扭转一　　　　　　图 7-57　睾丸鞘膜外扭转二

右侧睾丸（RT）体积无增大，形态不规则，　　　右侧睾丸（RT）及周围组织（空心箭号示）
实质回声不均匀；其周围组织（右侧附睾、阴囊壁　内未见明显血流信号；右侧阴囊壁（SW）增厚，
层等）回声杂乱（空心箭号示）；左侧睾丸（LT）　回声减低不均，肉膜层（细箭号示）血流信号增多
鞘膜腔中等量积液（细箭号示）

5.手术和病理　右阴囊探查＋右睾丸切除术。术中见右侧阴囊壁肿胀，肉膜增厚水
肿，鞘膜壁层、精索筋膜层增厚、层次结构不清，呈暗褐色，右侧睾丸附睾逆时针扭转
540°，外观暗黑。病理示（右）睾丸呈出血性梗死（图7-58）。

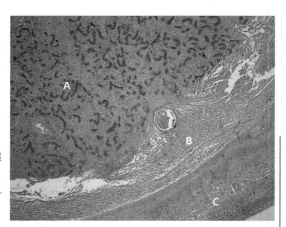

图 7-58　睾丸扭转病理

（HE 染色，×40）

A 为镜下见曲细精管结构破坏，散在分布，睾
丸间质充血、水肿；B 为白膜下渗出肿胀伴出血，
红细胞弥漫分布；C 为白膜水肿增厚，可见血管扩
张充血

五、超声征象

1.睾丸完全扭转　睾丸轻度肿大，实质呈不均匀低回声，内无血流显示，末段精索扭
曲成团。

2.睾丸不全扭转　① 早期：睾丸无肿大或轻度肿大，回声尚均匀，血流信号较健侧

减少，动脉血流频谱呈低阻型。末段精索扭曲成团，内可见动脉血流信号。② 中期：睾丸明显肿大，回声减低、不均匀，血流信号明显减少，动脉血流频谱呈高阻型。末段精索扭曲成团，或呈"旋涡"征，内可见动脉血流信号。③ 晚期：睾丸明显肿大，回声减低、不均匀，可见放射状低回声或小片状低回声区，无血流信号显示。末段精索扭曲成团，或呈"旋涡"征，内无血流信号显示。

3.**慢性睾丸扭转** 睾丸缩小，回声不均匀，有的可见钙化灶，末段精索扭曲成团，内无血流信号显示。

4.**睾丸扭转松解** 睾丸可无增大或轻度增大，实质回声尚均匀，血流信号较健侧明显增多，动脉血流频谱呈低阻型。

5.**睾丸鞘膜外扭转** 阴囊壁增厚，以内层（鞘膜壁层、精索筋膜层）明显，无血流信号显示，内膜层血流信号明显增多。睾丸肿大，回声不均匀，无血流信号显示。睾丸鞘膜腔、鞘膜壁层与内膜层之间可出现少量积液。慢性期，睾丸缩小，周边或见环形强回声。

六、超声图像鉴别诊断

1.**睾丸不全扭转早期的鉴别诊断** 患者有睾丸扭转症状，但超声改变不明显、难以判断时，应在数小时内超声密切随访。

2.**睾丸扭转松解与急性睾丸炎的鉴别诊断** 扭转松解时，睾丸内血流信号明显增多，但阴囊疼痛随即明显减轻（图7-59、图7-60）。

3.**睾丸鞘膜内扭转与睾丸鞘膜外扭转的鉴别诊断** 鞘膜内扭转见于婴幼儿、青少年，阴囊壁明显增厚，血流信号明显增多。鞘膜外扭转见于围生期、新生儿，阴囊壁增厚，鞘膜壁层无血流信号显示，而内膜层血流信号明显增多（图7-61、图7-62）。

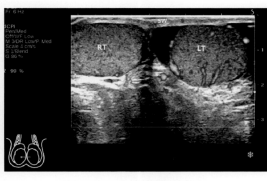
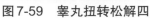

图7-59 睾丸扭转松解四

患者左侧阴囊突发疼痛，复位松解后明显疼痛减轻；左侧睾丸（LT）较右侧睾丸（RT）体积增大，血流信号增多

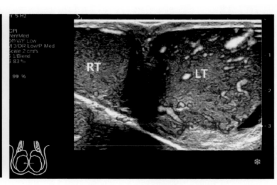

图7-60 急性睾丸炎

患者左侧阴囊肿痛，症状持续；左侧睾丸（LT）较右侧睾丸（RT）体积增大，血流信号增多

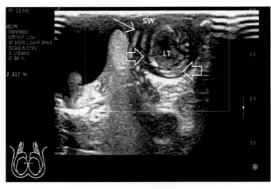
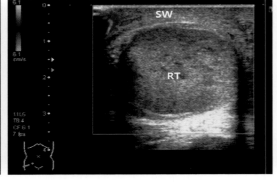

图7-61　睾丸鞘膜外扭转三	图7-62　睾丸鞘膜内扭转四

患儿，11天；左侧睾丸（LT）稍增大，回声不均，边缘见环形强回声，未见明显血流信号；左侧阴囊壁（SW）增厚，回声减低不均，鞘膜壁层、精索筋膜层（空心箭号）未见明显血流信号，内膜层（白色细箭号示）血流信号增多　　　患儿，13岁；右侧睾丸（RT）体积增大，回声不均，内未见明显血流信号；右侧阴囊壁（SW）增厚，可见血流信号增多

七、临床价值

睾丸扭转为泌尿外科常见急症之一，扭转时间超过6h就可导致生精细胞不可逆损伤，超过24h则睾丸难以存活。临床上必须尽早明确诊断。彩色多普勒超声检查是睾丸扭转鉴别诊断的最佳方法，简便、快速、可靠，并能判别扭转睾丸的缺血程度。

第四节　睾丸附件扭转

一、病因学

附件扭转的病因可能与以下因素有关：① 附件的蒂部细而短。② 位于附睾头部与睾丸上极之间的附件在旋转时很容易被嵌入附睾窦而发生扭转。③ 剧烈活动或阴囊被冲撞等外力的作用，可促使附件扭转。

二、病理解剖和病理生理

扭转的附件外观呈暗红色或暗紫色，内部出血、坏死或液化。附件蒂部附着处组织（附睾头或睾丸上极）充血水肿。

三、临床表现

附件扭转以少儿多见，高发年龄为8～13岁。发作时，一侧阴囊突发疼痛、红肿，酷似睾丸扭转。阴囊根部局部皮肤可见"蓝点征"，触痛明显。

四、典型病例超声图像特征及诊断要点

【病例一】

1.**病史与体征** 患儿，8岁，主诉左侧阴囊疼痛12h。12h前无明显诱因出现左侧阴囊疼痛，呈持续性。查体，左侧阴囊红肿，局部触痛明显，左侧睾丸无肿大，左侧附睾头部肿大。右侧睾丸、附睾未触及异常，双侧精索无增粗。

2.**超声图像特征**（图7-63～图7-65）

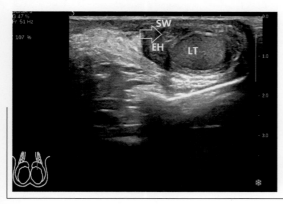

图7-63 睾丸附件扭转一

左侧附睾头（EH）肿大，回声不均匀；左侧附睾头旁见一高回声不均结节（箭号示），界尚清；阴囊壁（SW）增厚；LT为左侧睾丸

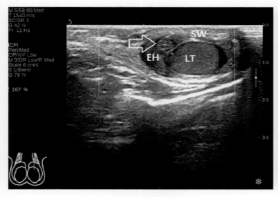

图7-64 睾丸附件扭转二

左侧附睾头（EH）旁结节（箭号示）未见明显血流信号，周围组织可见少量血流信号

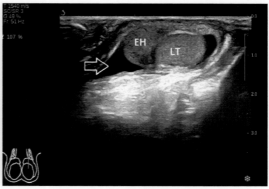

图7-65 睾丸鞘膜腔积液

左侧睾丸鞘膜腔见少量液性区（箭号示）

3.超声观察要点　扭转附件的位置大小、回声、血流信号的改变。扭转附件周围的附睾头、睾丸上极的回声及血流分布情况。

4.超声诊断　① 左侧附睾头旁高回声结节（附件扭转可能性大）。② 左侧附睾头肿大（炎性）。③ 左侧阴囊壁增厚。④ 左侧睾丸鞘膜腔少量积液。

【病例二】

1.病史与体征　患儿，11岁，主诉右侧阴囊疼痛1天。1天前无明显诱因出现右侧阴囊疼痛，较剧烈，后疼痛稍缓解，但呈持续性，无向他处放射，无发热、寒战等。查体，右侧阴囊肿大，皮温升高，阴囊根部局部皮肤可见"蓝点征"，触痛明显，右侧睾丸无肿大，右侧附睾头部肿大。左侧睾丸附睾无肿大，无触痛，双侧精索无增粗。

2.超声图像特征（图7-66、图7-67）

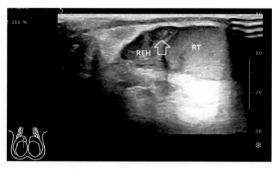 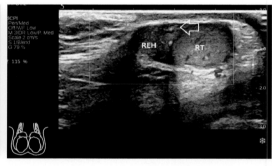

图7-66　睾丸附件扭转三	图7-67　睾丸附件扭转四
右侧附睾头（REH）增厚，回声不均匀，右侧附睾头与睾丸（RT）之间见一回声不均结节（箭号示），界尚清	右侧附睾头（REH）旁回声不均结节（箭号示）未见血流信号，周围见较丰富血流信号

3.超声观察要点　扭转附件的位置、大小、回声、血流信号的改变。扭转附件周围的附睾头、睾丸的回声及血流分布情况。

4.超声诊断　① 右侧附睾头旁结节（附件扭转可能性大）。② 右侧附睾头增厚（炎性?）。

五、超声征象

1.附件肿大，回声不均匀。多位于附睾头与睾丸上极之间。

2.附件蒂部附着处组织（附睾头或睾丸上极），回声不均匀。

3.附件内无血流信号显示，附件附着处组织血供增多。

4.阴囊壁增厚，回声不均匀，睾丸鞘膜腔少量积液。

六、超声图像鉴别诊断

1.附睾附件扭转要注意与急性附睾炎，附睾附件扭转可使附睾回声不均匀、血供增多。关键在于寻找缺血的扭转附件（图7-68～图7-71）。

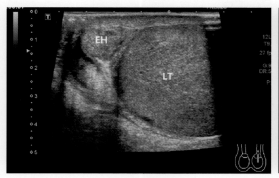

图7-68　急性睾丸附睾炎一

左侧睾丸（LT）体积增大，实质回声欠均匀，附睾头（EH）肿大

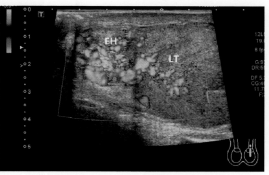

图7-69　急性睾丸附睾炎二

与图7-68为同一患者，左侧睾丸（LT）、附睾头（EH）血流信号增多

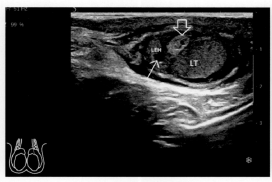

图7-70　睾丸附件扭转五

左侧附睾头（LEH）增厚，回声不均，左侧附睾头旁见一高回声不均结节（空心箭号示），界尚清；伴左侧附睾头囊肿（细箭号示）

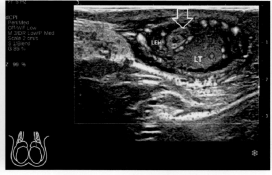

图7-71　睾丸附件扭转六

与图7-70为同一患者，左侧附睾头（LEH）血流信号增多，左侧附睾头旁高回声不均结节（箭号示）未见明显血流信号

2.等回声的扭转附件不容易被灰阶图像发现，弹性成像可帮助鉴别，扭转附件的弹性测值明显高于周围组织（图7-72、图7-73）。

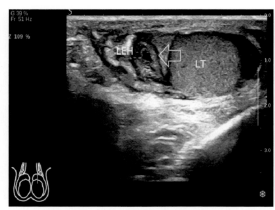

图7-72　睾丸附件扭转七

左侧附睾头（LEH）旁见一等回声不均结节（箭号示），界欠清，内见小液性区；LT为左侧睾丸

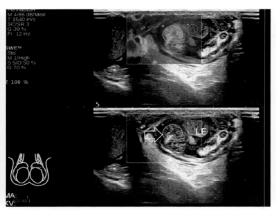

图7-73　睾丸附件扭转八

与图7-72为同一患者，左侧附睾头旁等回声不均结节（箭号示）SWE测值Mean=32.4kPa，明显高于周围附睾（LE）组织Mean=5.6kPa

七、临床价值

彩色多普勒超声检查除了能够判断附件是否扭转外，还可提供扭转附件大小、附睾肿胀程度及鞘膜积液多少等信息，为临床选择治疗方案提供依据，也可观察保守治疗的疗效。

第五节　睾丸外伤

一、病因学

睾丸因刀具、枪弹等所致的为开放性损伤，各种外力撞击所致的为闭合性损伤。睾丸外伤多为闭合性损伤。

二、病理解剖和病理生理

睾丸闭合性损伤可分为钝挫伤、挫裂伤和破碎。① 钝挫伤：睾丸被膜完整，组织局部充血或血肿形成。② 挫裂伤：局部被膜破裂，内容物溢出，血肿形成。③ 破碎：被膜破裂范围大，大部分组织碎裂，血肿形成。可合并附睾、精索损伤。

三、临床表现

外伤后，阴囊疼痛、肿胀，阴囊皮肤可见淤血斑，阴囊内容物触诊不清。

四、典型病例超声图像特征及诊断要点

【病例一】

1. 病史与体征　患者，41岁，主诉外伤后右侧阴囊肿痛2天。2天前从楼梯上跌下致右侧阴囊肿痛，疼痛呈持续性，程度可忍受。查体，右侧阴囊肿大，可见淤血斑，有触痛，睾丸稍肿大，附睾无肿大。左侧睾丸、附睾未触及异常。

2. 超声图像特征（图7-74、图7-75）

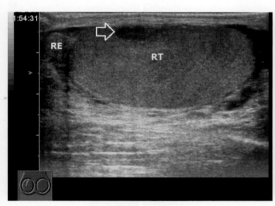 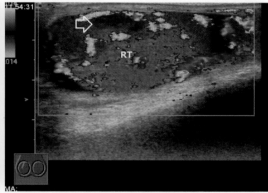

图7-74　睾丸钝挫伤一　　　　　　　　图7-75　睾丸钝挫伤二

右侧睾丸（RT）轻度肿大，被膜尚完整，包膜下见一不规则片状低回声区（箭号示），界欠清；RE为右侧附睾

右侧睾丸（RT）包膜下片状低回声区（箭号示）未见明显血流信号，周围实质血流信号增多

3. 超声观察要点　睾丸大小、形态、被膜完整性，损伤区的位置、范围、回声、血流信号分布。

4. 超声诊断　右侧睾丸片状低回声区（钝挫伤？）。

【病例二】

1. 病史与体征　患者，44岁，主诉外伤致左侧阴囊肿痛3天。3天前因外伤致左侧阴囊持续性疼痛，伴皮肤红肿。查体，左侧阴囊红肿，可见淤血斑，皮温稍升高，左侧睾丸肿大，触痛明显，附睾触诊不清。右侧睾丸、附睾大小正常，无明显触痛。

2. 超声图像特征（图7-76～图7-78）

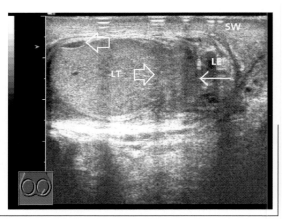

图7-76　睾丸挫裂伤一

　　左侧睾丸（LT）肿大，被膜不完整（细箭号示），下极实质损伤区（右标空心箭号示）回声不均匀，上极边缘实质内见一低回声区（左标空心箭号示），阴囊壁（SW）增厚；左侧附睾（LE）稍肿大，回声不均

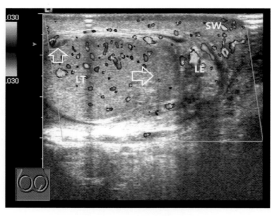

图7-77　睾丸挫裂伤二

　　左侧睾丸（LT）实质血流信号增多，损伤区（箭号示）均无明显血流信号显示，左侧附睾（LE）血流信号增多，阴囊壁（SW）血流信号增多

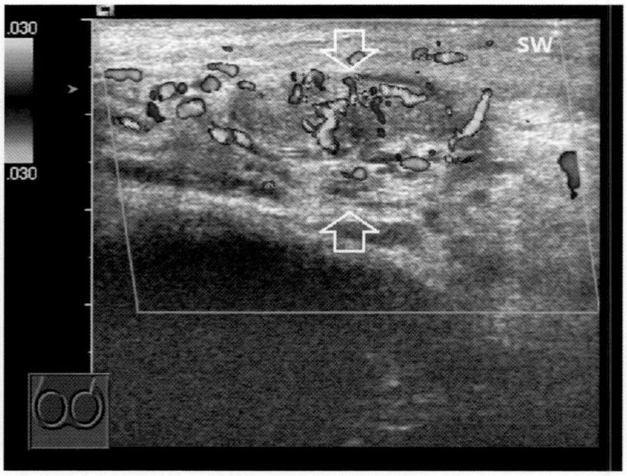

图7-78　精索挫伤

　　左侧精索（箭号示）增粗，回声不均，血流信号增多

　　3.超声观察要点　睾丸大小、形态、被膜完整性，损伤区的位置、范围、回声、血流信号分布，以及阴囊壁、附睾、精索是否伴发损伤。

　　4.超声诊断　① 左侧睾丸挫裂伤。② 左侧附睾挫伤。③ 阴囊挫伤。④ 精索挫伤。

【病例三】

　　1.病史与体征　患者，37岁，主诉外伤致左侧阴囊肿痛1天。1天前因外伤致左侧阴囊持续性疼痛，程度较重，局部皮肤红肿，触痛明显。查体，左侧阴囊肿大，触痛明显，皮肤温度升高，无破溃，可见淤血斑，睾丸、附睾触诊不清。右侧阴囊无明显红肿、触痛，右侧睾丸、附睾触诊正常。

　　2.超声图像特征（图7-79、图7-80）

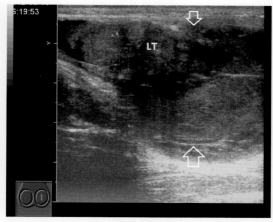

图7-79　睾丸破碎伴血肿形成一

左侧睾丸（LT）体积增大，形态失常；上部分睾丸实质回声不均匀，其下方见一混合性包块（箭号示），内可见液性区及大量絮状物回声

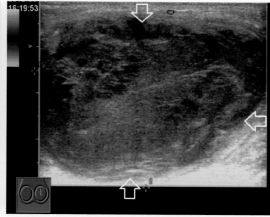

图7-80　睾丸破碎伴血肿形成二

左侧阴囊内血肿（箭号示）无明显血流信号显示

3.**超声观察要点**　睾丸大小、形态、被膜完整性，血肿的位置、范围及与睾丸关系。

4.**超声诊断**　左侧睾丸破碎伴血肿形成。

5.**手术**　左侧睾丸切除术。术中见左侧睾丸形态失常，下部包膜不完整，组织破碎，周边见一巨大血肿。

五、超声征象

1.**睾丸钝挫伤**　睾丸轻度肿大，被膜连续完整，损伤区多位于包膜下，边界欠清晰，呈不均匀低回声，或可见小液性区。血肿呈不均匀低回声团。

2.**睾丸挫裂伤**　睾丸肿大，局部被膜不连续，损伤区边界不清晰，回声不均匀，间有液性区。损伤处鞘膜腔内可见回声不均匀絮状物，为破碎睾丸组织，或与血块混合。

3.**睾丸破碎**　睾丸形态不规则，或轮廓显示不清。被膜、实质多处断裂，损伤区回声杂乱，间有不规则液性区。鞘膜腔可见大量絮状回声、块状回声。

4.损伤区、溢出的组织无血流信号显示，残余实质可见到少量或较丰富的血流信号。

5.伴有阴囊壁损伤和（或）附睾、精索损伤。

六、超声图像鉴别诊断

睾丸破碎要注意与阴囊斜疝嵌顿相鉴别，两者均可由外伤引发，症状及体征相似，鉴别要点在于判断是否存在形态完整的睾丸（图7-81～图7-83）。

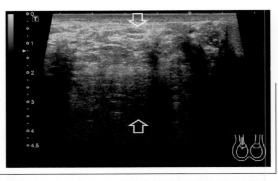

图7-81　斜疝嵌顿一

患者主诉外伤后致右侧阴囊疼痛1天；右侧阴囊内见一高回声团块（箭号示）

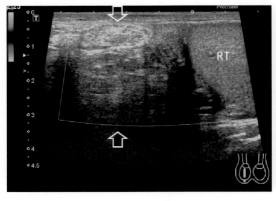

图7-82　斜疝嵌顿二

与图7-81为同一患者，向下探及右侧睾丸（RT）大小、形态正常，实质回声均匀；高回声团块（箭号示）未见明显血流信号

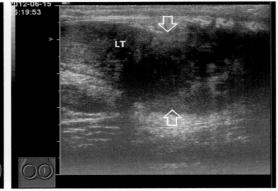

图7-83　睾丸破碎伴血肿形成

患者主诉外伤致左侧阴囊肿痛1天；左侧睾丸（LT）显示不完整，左侧阴囊内见一混合回声团块，界清

七、临床价值

高频彩色多普勒超声检查能够判断外伤是否损伤睾丸以及损伤的程度。临床需要根据损伤的程度采用不同的治疗方式。

第六节　睾丸肿瘤

一、病因学

睾丸肿瘤发病机制不清楚，可能与化学致癌物质、内分泌、隐睾以及遗传、种族等因素有关。

二、病理解剖和病理生理

　　睾丸肿瘤分为原发性和继发性，原发性肿瘤包括生殖性和非生殖性，以生殖性肿瘤居多。大多数睾丸肿瘤以恶性多见。① 生殖性肿瘤，常见的类型有精原细胞瘤、混合性生殖细胞瘤、畸胎瘤（成熟型、未成熟型）、卵黄囊瘤等。② 非生殖性肿瘤，以表皮样囊肿、间质细胞瘤、原发性睾丸淋巴瘤多见。③ 继发性睾丸肿瘤，以双侧多见，主要有白血病浸润、恶性淋巴瘤侵犯。

三、临床表现

　　睾丸小肿瘤多数是在阴囊超声检查中被偶然发现。大肿瘤时有阴囊坠胀或隐痛，当肿瘤出血坏死时疼痛加剧。白血病睾丸浸润，常伴有阴囊红肿、疼痛。

　　触诊，睾丸肿大，质地坚硬。

　　血液肿瘤标记物α-FP、β-HCG的检查，大多数精原细胞瘤瘤标阴性，少数精原细胞瘤β-HCG阳性。大多数非精原细胞瘤瘤标阳性，卵黄囊瘤、畸胎癌患者α-FP可升高。

四、典型病例超声图像特征及诊断要点

（一）睾丸精原细胞瘤

【病例一】

　　1.病史与体征　患者，25岁，主诉发现左侧睾丸结节1天。1天前因"不育"就诊当地医院，查彩超提示"左侧睾丸低回声结节"，阴囊无疼痛。查体，阴囊皮肤无红肿，左侧睾丸无肿大，触及一硬结，无触痛，附睾未触及结节。右侧睾丸、附睾未发现异常。

　　2.实验室检查　甲胎蛋白（AFP）（1.84ng/mL）、人绒毛膜促性腺激素（β-HCG）（0.28mIU/mL）、睾酮（4.26ng/mL）、卵泡刺激素（1.27mIU/mL）、黄体生成素（3.32mIU/mL）均正常。

　　3.超声图像特征（图7-84、图7-85）

　　4.超声观察要点　瘤体位置、大小、形态、回声及血流信号分布。

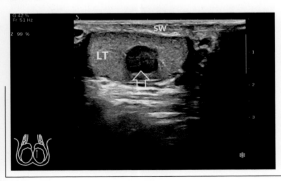

图7-84　睾丸精原细胞瘤一

　　左侧睾丸（LT）内见圆形瘤体（箭号示），呈均质低回声，边界清楚；SW为阴囊壁

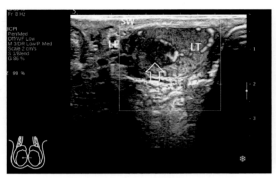

图7-85　睾丸精原细胞瘤二

瘤体（箭号示）可见较丰富血流信号，分布紊乱；LE为左侧附睾

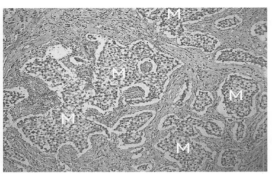

图7-86　睾丸精原细胞瘤病理一

（HE染色，×40）

镜下见大量肿瘤细胞排列呈巢状（M），瘤细胞大，有空泡状核和水样胞质，间质弥漫淋巴细胞、浆细胞浸润

5. 超声诊断　左侧睾丸低回声结节（恶性肿瘤可能性大）。

6. 手术和病理　根治性左侧睾丸切除术。病理示（左侧睾丸）精原细胞瘤（图7-86）。

【病例二】

1. 病史与体征　患者，54岁，主诉发现左侧睾丸肿大8个月。8个月前无意中发现左侧睾丸肿大，偶感胀痛，近来逐渐增大。查体，阴囊皮肤无红肿，左侧睾丸肿大，质硬，无压痛，附睾未触及结节。右侧睾丸、附睾未发现异常。

2. 实验室检查　血常规正常。

3. 超声图像特征（图7-87、图7-88）

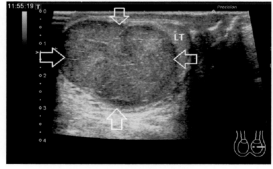

图7-87　睾丸精原细胞瘤三

左侧睾丸（LT）肿大，内见圆形瘤体（箭号示），几乎占据整个睾丸，呈均质低或等回声，边界清楚，略呈分叶状，睾丸被膜完整

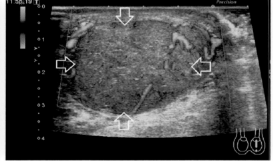

图7-88　睾丸精原细胞瘤四

瘤体（箭号示）可见较丰富血流信号，分布紊乱

4. 超声观察要点 瘤体大小、形态、回声及血流信号分布，瘤体边界及与睾丸被膜关系。

5. 超声诊断 左侧睾丸低回声团块（精原细胞瘤可能性大）。

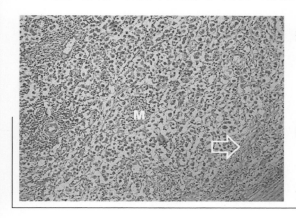

6. 手术和病理 根治性左侧睾丸切除术。病理示（左侧睾丸）精原细胞瘤（图7-89）。

图7-89 睾丸精原细胞瘤病理二

（HE 染色，×100）

镜下见肿瘤细胞弥漫性分布（M），巢状排列，可见纤维带（箭号示）及淋巴细胞、浆细胞浸润

（二）睾丸混合性生殖细胞瘤

【病例一】

1. 病史与体征 患者，26岁，主诉发现左侧睾丸肿大3个月。3个月前发现左侧睾丸肿大，偶有刺痛感，近来睾丸持续性进行性肿大。查体，阴囊皮肤无潮红，左侧睾丸肿大、质硬，附睾触诊不清。右侧睾丸、附睾未触及结节，无触痛。

2. 实验室检查 血常规正常，AFP（1948.00ng/mL）、β-HCG（22.13mIU/mL）、糖类抗原125（CA125，11.45U/mL）、癌胚抗原（CEA，1.26ng/mL）正常。

3. 超声图像特征（图7-90、图7-91）

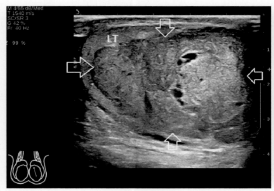

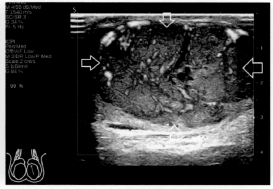

图7-90 睾丸混合性生殖细胞瘤一

左侧睾丸（LT）肿大，椭圆形瘤体（箭号示），几乎占据整个睾丸，局部边界不清晰，回声不均匀，含有小液性区，睾丸被膜尚完整

图7-91 睾丸混合性生殖细胞瘤二

瘤体（箭号示）可见丰富血流信号，分布紊乱

4.超声观察要点 瘤体大小、形态、回声及血流信号分布，瘤体边界及与睾丸被膜关系。

5.超声诊断 左侧睾丸回声不均团块（恶性肿瘤可能性大）。

6.手术和病理 根治性左侧睾丸切除术。病理示（左侧睾丸）混合性生殖细胞瘤，其中精原细胞成分约占55%，卵黄囊瘤成分约占35%，胚胎性癌成分约占10%（图7-92）。

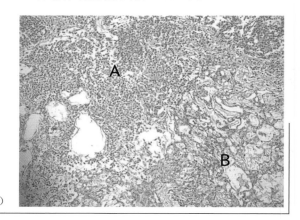

图 7-92 睾丸混合性生殖细胞瘤病理

（HE 染色，×100）

镜下见精原细胞瘤成分（A）及卵黄囊瘤成分（B）

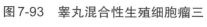【病例二】

1.病史与体征 患者，28岁，主诉发现左睾丸肿物半年。半年前无意间触及左侧睾丸一肿物，约鸽蛋大小，质地稍硬，不随体位改变，伴皮肤红肿、疼痛等，就诊外院，予抗炎处理后症状好转。查体，阴囊无肿大，左侧睾丸触及一质硬肿物，无触痛，活动度可，左侧附睾无结节及压痛。右侧睾丸、附睾未发现异常。

2.实验室检查 血常规正常，AFP（＜1.00ng/mL）、CA125（13.43U/mL）、糖类抗原242（CA242，1.77U/mL）、糖类抗原199（CA199，4.16U/mL）、CEA（0.48ng/mL）、β-HCG（＜0.30ng/mL）均正常。

3.超声图像特征（图7-93～图7-95）

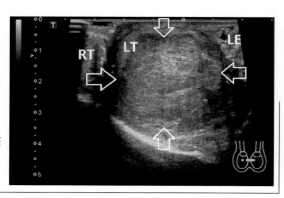

图 7-93 睾丸混合性生殖细胞瘤三

左侧睾丸（LT）增大，轮廓模糊不清，肿瘤突破被膜，瘤体（箭号示）呈卵圆形，边界不清晰，几乎占据整个睾丸，内部回声不均匀

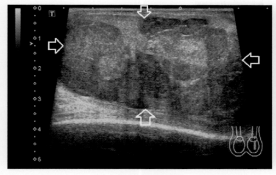

图7-94　睾丸混合性生殖细胞瘤四

瘤体（箭号示）形态不规则，局部边界不清，内部回声不均、杂乱

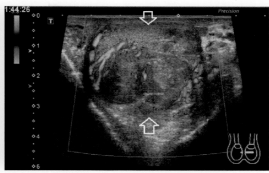

图7-95　睾丸混合性生殖细胞瘤五

瘤体（箭号示）可见丰富血流信号，分布紊乱

4.超声观察要点　瘤体大小、形态、回声及血流信号分布，瘤体边界及与睾丸被膜关系。

5.超声诊断　左侧睾丸回声不均团块（恶性肿瘤可能性大）。

6.手术和病理　根治性左侧睾丸切除术。病理示（左睾丸）混合性生殖细胞瘤，其中精原细胞瘤占85%，胚胎性癌占15%。

（三）睾丸畸胎瘤

【病例一】

1.病史与体征　患儿，11个月，主诉发现左侧睾丸肿物2月余。2月余前家长发现患儿左侧阴囊一肿物，质地稍硬，无压痛。查体，阴囊皮肤无红肿，左侧睾丸增大，质地韧，轮廓尚清。右侧睾丸未发现异常。

2.实验室检查　β-HCG正常（0.41mIU/mL），AFP正常（7.06ng/mL）。

3.超声图像特征（图7-96～图7-98）

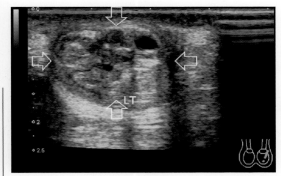

图7-96　睾丸畸胎瘤（纵切面）一

左侧睾丸（LT）增大，内可见椭圆形瘤体（箭号示），呈混合性回声，边界尚清楚，可见较厚的分隔带

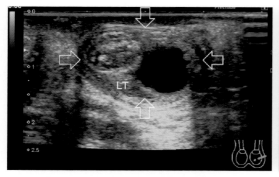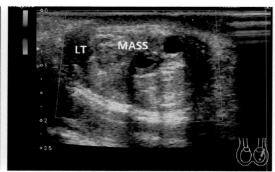

图7-97 睾丸畸胎瘤（横切面）二

左侧睾丸（LT）内瘤体（箭号示）呈囊实性，可见点状高回声及点状强回声

图7-98 睾丸畸胎瘤三

瘤体（MASS）分隔带内及局部实性区域可见少量血流信号

4.超声观察要点 睾丸大小、瘤体边界、内部结构与回声及血流信号分布，尤其注意囊实性、多房性的特点。

5.超声诊断 左侧睾丸混合回声团块（畸胎瘤可能性大）。

6.手术和病理 左睾丸肿物切除术。病理示（左侧睾丸肿物）成熟性畸胎瘤（图7-99）。

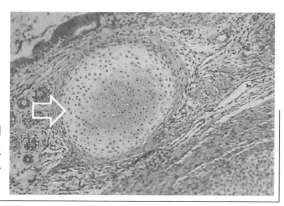

图7-99 睾丸畸胎瘤病理一

（HE染色，×100）

镜下见成熟畸胎瘤的软骨成分（箭号示），透明色为软骨基质，蓝色点为软骨细胞核，成熟软骨组织深部可见多个软骨陷凹，一个陷凹内含多个软骨细胞成群分布

【病例二】

1.病史与体征 患儿，8个月，主诉发现左睾丸肿物4个月。4个月前家属发现患儿左侧睾丸一肿物，无触痛，质地稍硬，肿物不随体位改变而变化。查体，阴囊皮肤无红肿，左侧睾丸肿大、质地硬。右侧睾丸未发现异常。

2.实验室检查 AFP升高（29.08ng/mL），CEA（2.0ng/mL）、β-HCG（0.29mIU/mL）正常。

3.超声图像特征（图7-100、图7-101）

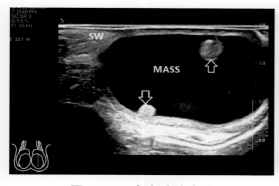

图7-100　睾丸畸胎瘤四

左侧睾丸增大，瘤体（MASS）几乎占据整个睾丸，呈囊性，边界清楚，内见两个类圆形实质回声（箭号示），界清；SW为阴囊壁

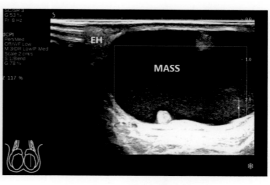

图7-101　睾丸畸胎瘤五

瘤体（MASS）未见明显血流信号

4.超声观察要点　睾丸大小、瘤体边界、内部结构与回声及血流信号分布。

5.超声诊断　左侧睾丸囊性团块（畸胎瘤？内胚窦瘤？）。

6.手术和病理　左侧睾丸畸胎瘤切除术。病理示（左侧睾丸组织）囊性成熟性畸胎瘤（图7-102）。

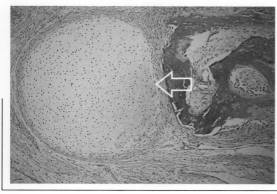

图7-102　睾丸畸胎瘤病理二

（HE染色，×100）

镜下见成熟畸胎瘤的软骨成分（箭号示），透明色为软骨基质，蓝色点为软骨细胞核，成熟软骨组织深部可见多个软骨陷凹，一个陷凹内含多个软骨细胞成群分布

【病例三】

1.病史与体征　患儿，1个月，主诉发现右睾丸肿物24天。24天前家属发现患儿右侧睾丸一肿物，约鸽蛋大小，质稍硬，无触痛。查体，表面皮肤无红肿，右侧睾丸肿大、质地硬。左侧睾丸未发现异常。

2.实验室检查　β-HCG正常（0.20mIU/mL），AFP升高（29.57ng/mL）。

3.超声图像特征（图7-103、图7-104）

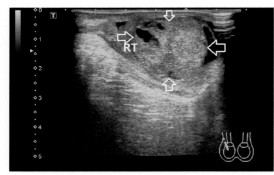

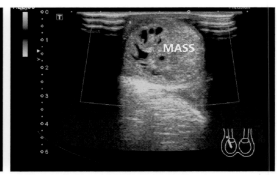

图7-103 睾丸畸胎瘤六

右侧睾丸（RT）增大，瘤体（箭号示）呈椭圆形，边界欠清晰，几乎占据整个睾丸，呈囊实性，以实性为主，回声不均匀

图7-104 睾丸畸胎瘤七

瘤体（MASS）局部实性区域可见少量血流信号

4.超声观察要点 睾丸大小、瘤体边界、内部结构与回声及血流信号分布。

5.超声诊断 右侧睾丸混合回声团块（畸胎瘤？）。

6.手术和病理 右睾丸肿物活检+右睾丸肿物切除术。病理示（右睾丸）未成熟畸胎瘤（3级）（图7-105）。

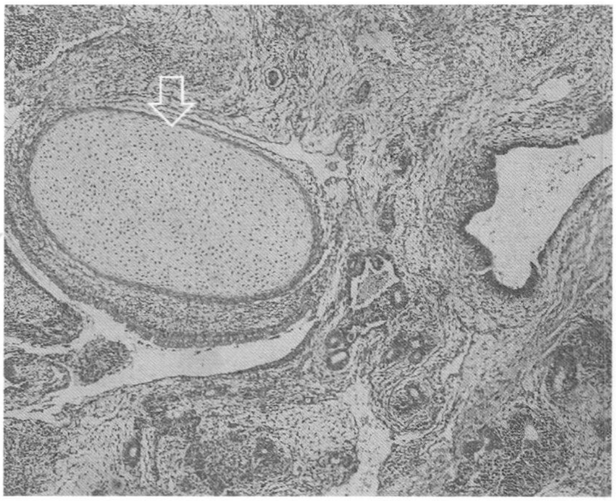

图7-105 睾丸畸胎瘤病理三

（HE染色，×100）

镜下见幼稚上皮、间叶组织，幼稚软骨组织（箭号示）只有软骨细胞核，没有软骨陷凹

（四）睾丸卵黄囊瘤

【病例一】

1.病史与体征 患儿，6个月，发现右侧阴囊肿大1天。1天前家属发现患儿右侧阴囊肿大，无触痛。查体，右侧阴囊肿大，右侧睾丸触及一肿物，质硬，无触痛。左侧睾丸、附睾未发现异常。

2.**实验室检查** AFP升高（65.99ng/mL）。

3.**超声图像特征**（图7-106、图7-107）

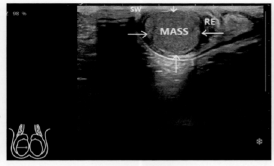

图7-106　睾丸卵黄囊瘤一

　　右侧睾丸肿大（箭号示），瘤体（MASS）呈圆形、实性、均匀等回声，边界清晰；RE为右侧附睾，SW为阴囊壁

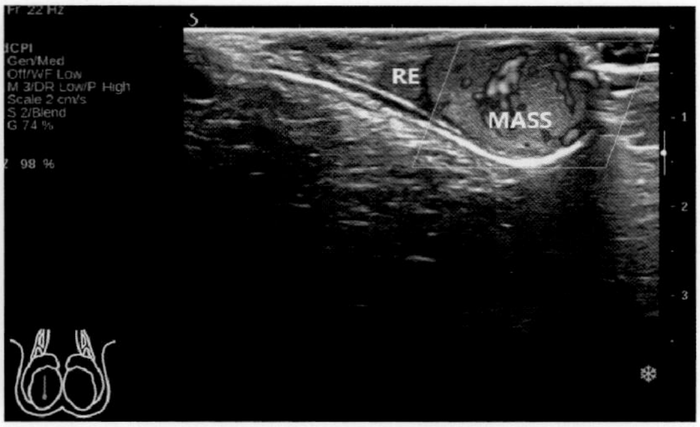

图7-107　睾丸卵黄囊瘤二

　　瘤体（MASS）可见较丰富的血流信号，分布杂乱

4.**超声观察要点** 睾丸大小、瘤体边界、内部结构与回声及血流信号分布。

5.**超声诊断** 右侧睾丸等回声结节（卵黄囊瘤可能性大）。

6.**手术和病理** 右睾丸肿瘤切除术。病理示（右睾丸）卵黄囊瘤（图7-108）。

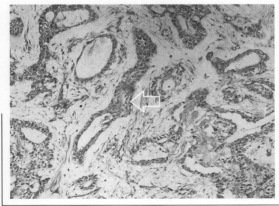

图7-108　睾丸卵黄囊瘤病理一

（HE染色，×200）

　　镜下见Schiller-Duval小体（箭号示），肿瘤细胞包绕着含有薄壁血管的结缔组织

【病例二】

　　1.**病史与体征** 患儿，8个月，主诉发现右侧阴囊肿物15天。15天前家属发现患儿右侧阴囊一肿物，质地稍硬，局部皮肤无红肿、疼痛。查体，右侧睾丸肿大，轮廓尚清，内触及一质硬肿物，界限清晰，无触痛，阴囊皮肤无红肿，精索未触及增粗，附睾触诊不满意。左侧睾丸及附睾未发现异常。

2.实验室检查　AFP升高（42766.0ng/mL），β-HCG正常（0.59mIU/mL）。

3.超声图像特征（图7-109、图7-110）

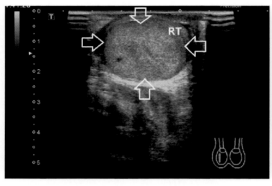 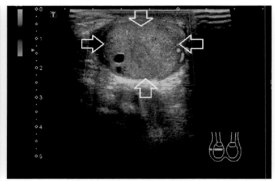

图7-109　睾丸卵黄囊瘤三　　　　　　**图7-110　睾丸卵黄囊瘤四**

右侧睾丸（RT）肿大，瘤体（箭号示）呈圆　　瘤体（箭号示）可见较丰富的血流信号，分布
形，边界清晰，实性为主，内部呈均匀等回声，可　杂乱
见小液性区

4.超声观察要点　睾丸大小、瘤体边界、内部结构与回声及血流信号分布。

5.超声诊断　右侧睾丸等回声团块（卵黄囊瘤可能性大）。

6.手术和病理　右睾丸肿瘤根治术。病
理示（右睾丸）卵黄囊瘤（图7-111）。

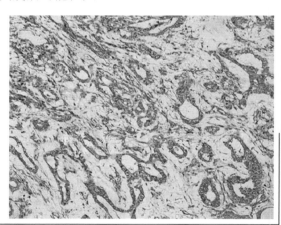

图7-111　睾丸卵黄囊瘤病理二

（HE染色，×100）

镜下见大量腺管状和滤泡状结构

（五）原发性睾丸淋巴瘤

【病例一】

1.病史与体征　患者，74岁，主诉发现右侧睾丸肿物4月余，明显增大2天。4月余
前偶然发现右侧睾丸肿物，无疼痛。2天前右侧睾丸突然增大，伴明显疼痛，无畏寒、发

热等。查体，阴囊稍肿大，皮肤无红肿，皮温正常，右侧睾丸、附睾肿大，轮廓欠清，轻触痛，精索触诊不满意。左侧睾丸及附睾未发现异常，左侧精索无增粗。

2.实验室检查　AFP（1.92ng/mL）、β-HCG（0.81mIU/mL）、CEA（3.3ng/mL）、CA199（11.51U/mL）、CA125（9.07U/mL）正常。

3.超声图像特征（图7-112～图7-115）

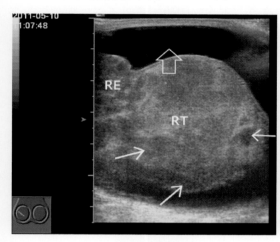

图7-112　原发性睾丸淋巴瘤一

　　右侧睾丸（RT）肿大，形态不规则，内见斑片状不均匀低回声（细箭号示），界不清，伴有睾丸鞘膜腔积液（空心箭号示），右侧附睾（RE）回声不均匀

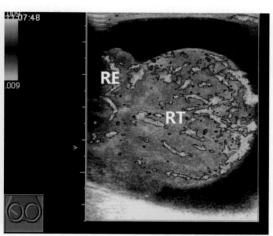

图7-113　原发性睾丸淋巴瘤二

　　右侧睾丸（RT）及附睾（RE）血流信号丰富，分布杂乱

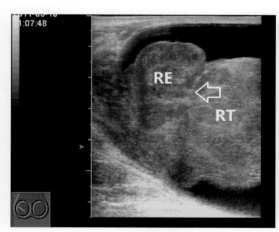

图7-114　淋巴瘤累及右侧附睾

　　右侧附睾（RE）肿大，形态不规则，回声不均，与睾丸（RT）分界不清（箭号示）

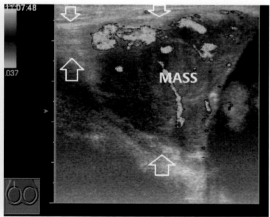

图7-115　淋巴瘤累及右侧精索

　　右侧精索（箭号示）见一低回声团块（MASS），界不清，形态不规则，血流信号较丰富，分布杂乱

4.超声观察要点 睾丸大小、形态、回声、血流信号改变，尤其注意病灶的声像表现，附睾及精索是否存在类似病灶。

5.超声诊断 ① 右侧睾丸、附睾回声不均（淋巴瘤？结核待排除）。② 右侧精索根部低回声不均团块（淋巴瘤？结核待排除）。③ 右侧睾丸鞘膜腔积液。

6.手术和病理 根治性右侧睾丸切除术。术中见右侧睾丸、附睾肿大，伴出血、坏死，与周围组织粘连严重，右侧精索增粗，根部见一不规则团块，界限不清。病理示弥漫性大B细胞淋巴瘤。

【病例二】

1.病史与体征 患者，36岁，主诉左侧睾丸胀痛伴反复发热1个月。1个月前无明显诱因出现左侧睾丸胀痛，伴发热，最高达40.5℃，无午后潮热、盗汗，就诊当地医院，予抗炎治疗后症状缓解，但仍反复发作。查体，阴囊皮肤无潮红，左侧睾丸肿大，不可移动，有触痛，精索、附睾触诊不清。右侧睾丸、附睾、精索未触及异常。

2.其他检查 血常规示中性粒细胞减低（1.5×10^9/L）、淋巴细胞增高（5.15×10^9/L），降钙素原升高（0.08ng/mL），C反应蛋白正常（＜0.5mg/L），呼吸道感染病原体抗体阴性，血培养细菌阴性，AFP（14.99ng/mL）、β-HCG（0.81mIU/mL）正常；胸部X线正侧位片未见明显异常。

3.超声图像特征（图7-116～图7-118）

4.超声观察要点 睾丸大小、形态、回声、血流信号改变，尤其注意病灶的声像表现，附睾及精索是否存在类似病灶。

5.超声诊断 左侧睾丸增大、回声不均伴血供增多（恶性肿瘤？）。

6.手术和病理 根治性左侧睾丸切除术。病理示（左睾丸）结外NK/T细胞淋巴瘤，B型（图7-119）。

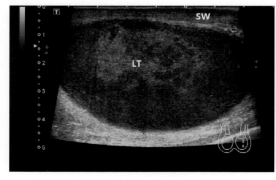

图7-116 原发性睾丸淋巴瘤三

左侧睾丸（LT）肿大，内见散在低回声区，大小不一，边界不清，SW为阴囊壁

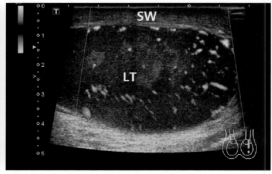

图7-117 原发性睾丸淋巴瘤四

左侧睾丸（LT）低回声区内见丰富血流信号

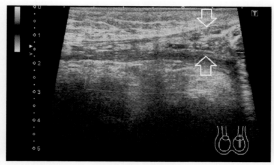

图7-118 原发性睾丸淋巴瘤五

左侧精索（箭号示）未见明显增粗

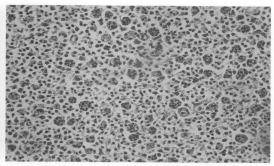

图7-119 原发性睾丸淋巴瘤病理

（HE染色，×400）

镜下见瘤细胞大小不等，大量小到中等大的淋巴细胞弥漫性分布，较多大细胞散在分布

（六）睾丸间质细胞瘤

【病例一】

1.**病史与体征**　患者，68岁，主诉发现左睾丸肿物10天。10天前因体检发现"CEA升高"，查PET-CT提示"左侧睾丸肿物"，阴囊无疼痛。查体，左侧睾丸触及一肿物，质软，无触痛，附睾触诊不满意。右侧睾丸、附睾未触及异常。

2.**实验室检查**　血常规正常，AFP正常（6.61ng/mL），CEA增高（21.2ng/mL）。

3.**超声图像特征**（图7-120～图7-122）

4.**超声观察要点**　睾丸大小、瘤体形态、边界、回声及血流信号分布。

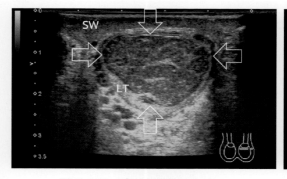

图7-120 睾丸间质细胞瘤一

左侧睾丸（LT）实质内见单发瘤体（箭号示），呈类圆形，边界清晰，内部呈不均匀低回声；SW为阴囊壁

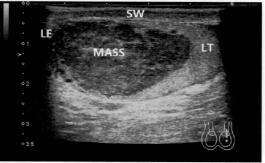

图7-121 睾丸间质细胞瘤二

瘤体内部（MASS）呈不均匀低回声，可见条状、斑状高回声；LE为左侧附睾

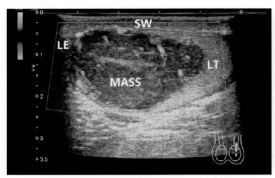

图 7-122　睾丸间质细胞瘤三

瘤体（MASS）可见较丰富血流信号，分布杂乱

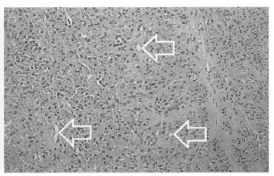

图 7-123　睾丸间质细胞瘤病理一

（HE 染色，×100）

镜下见圆形较小的瘤细胞弥漫性分布，穿插大量毛细血管（箭号示）

5.超声诊断　左侧睾丸低回声团块（恶性肿瘤？）。

6.手术和病理　根治性左睾丸切除术。病理示（左侧睾丸）间质细胞瘤（图 7-123）。

【病例二】

1.病史与体征　患者，26 岁，主诉发现左侧睾丸肿物 3 个月。3 个月前因"不育症"行阴囊超声检查发现左侧睾丸肿物，无疼痛。查体，左睾丸无肿大，质中等，无压痛，左侧附睾及右侧睾丸、附睾未发现异常。

2.实验室检查　AFP（2.33ng/mL）、β-HCG（0.14mIU/mL）正常。

3.超声图像特征（图 7-124、图 7-125）

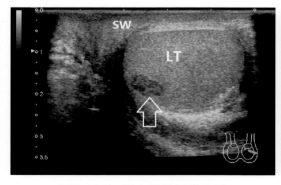

图 7-124　睾丸间质细胞瘤四

左侧睾丸（LT）见单发结节（箭号示），位于睾丸边缘，呈椭圆形，边界清晰，内部呈不均匀低回声；SW 为阴囊壁

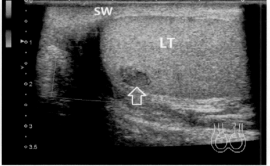

图 7-125　睾丸间质细胞瘤五

瘤体（箭号示）可见到少量血流信号

4. 超声观察要点 瘤体位置、形态、边界、回声及血流信号的分布。

5. 超声诊断 左侧睾丸低回声结节（恶性肿瘤待排除）。

6. 手术和病理 左睾丸切除术。病理示（左侧睾丸）间质细胞瘤（图7-126）。

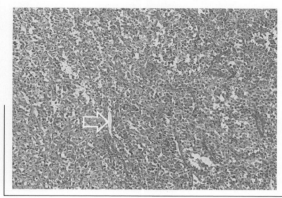

图7-126 睾丸间质细胞瘤病理二

（HE染色，×100）

镜下见圆形较小的瘤细胞呈丛状分布，穿插毛细血管（箭号示）

（七）睾丸表皮样囊肿

【病例一】

1. 病史与体征 患者，21岁，主诉右侧睾丸胀痛14天。14天前无明显诱因出现右侧睾丸胀痛，行走时加重，阴囊皮肤无红肿。查体，阴囊无红肿，右侧睾丸可触及一肿物，质硬，无触痛，左侧睾丸、双侧附睾未发现异常，双侧精索无增粗。

2. 实验室检查 AFP正常（1.71ng/mL），β-HCG正常（0.49mIU/mL）。

3. 超声图像特征（图7-127、图7-128）

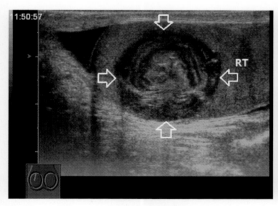

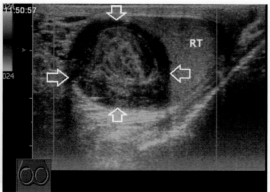

图7-127 睾丸表皮样囊肿一

右侧睾丸（RT）内见一低回声团块（箭号示），边界清晰，回声不均，呈"洋葱环"样改变

图7-128 睾丸表皮样囊肿二

团块（箭号示）无明显血流信号

4.超声观察要点　瘤体位置、形态、边界、回声及血流信号分布，注意判断是否存在"洋葱环"征。

5.超声诊断　右侧睾丸低回声团块（表皮样囊肿）。

6.手术和病理　右睾丸切除术。病理示（右侧）睾丸表皮样囊肿（图7-129）。

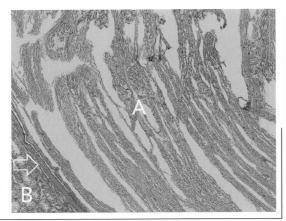

图7-129　睾丸表皮样囊肿病理一

（HE染色，×40）

镜下见囊壁被覆复层鳞状上皮（箭号示），未见皮肤附属器结构；A为层状纤维组织，B为曲细精管

【病例二】

1.病史与体征　患者，16岁，主诉发现右侧睾丸肿物3年。3年前偶然发现右侧睾丸一肿物，无触痛，阴囊皮肤无红肿，近3年肿物缓慢肿大。查体，右睾丸触及一实性肿物，质中等，表面光滑，右侧附睾及左侧睾丸、附睾未发现异常。

2.实验室检查　AFP（1.35ng/mL）、CA199（8.78U/mL）、β-HCG（0.33mIU/mL）正常。

3.超声图像特征（图7-130、图7-131）

4.超声观察要点　瘤体位置、形态、边界、回声及血流信号分布，注意识别"洋葱环"征。

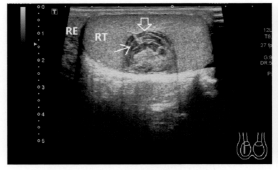

图7-130　睾丸表皮样囊肿三

右侧睾丸（RT）实质内见单发团块（空心箭号示），呈圆形，边界清晰，内部可见高回声与低回声交替排列的"洋葱环"征（细箭号示）

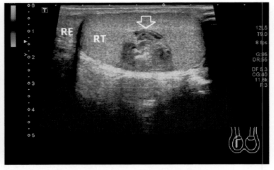

图7-131　睾丸表皮样囊肿四

囊内无血流信号（箭号示）

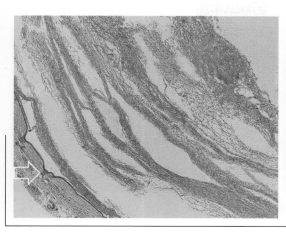

5.超声诊断 右侧睾丸表皮样囊肿。

6.手术和病理 右睾丸肿瘤剔除术。病理示（右睾丸肿物）表皮样囊肿（图7-132）。

图7-132 睾丸表皮样囊肿病理二

（HE染色，×40）

镜下见大量层状纤维组织，囊壁由复层鳞状上皮（箭号示）构成，未见皮肤附属器结构

（八）继发性睾丸肿瘤

【病例一】

1.病史与体征 患儿，9岁，主诉双侧睾丸疼痛1天。急性淋巴细胞白血病史2个月。1天前无明显诱因出现双侧睾丸疼痛，程度较轻，无向他处放射，无发热、畏寒等。查体，阴囊皮肤无红肿，双侧睾丸无肿大，质稍硬，表面尚光滑，有压痛，双侧附睾、精索未触及肿物。

2.实验室检查 血常规示白细胞（207.55×10^9/L）、淋巴细胞（167.25×10^9/L）、单核细胞（34.75×10^9/L）升高，血红蛋白（79g/L）、红细胞（2.99×10^{12}/L）、血小板（43×10^9/L）减低。脑脊液常规、生化正常。

3.超声图像特征（图7-133～图7-135）

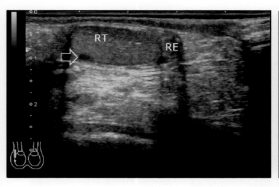
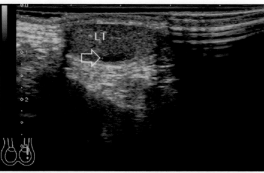

图7-133 继发性睾丸肿瘤一

双侧睾丸（LT、RT）大小正常，左侧睾丸实质中部、右侧睾丸实质上部各见一低回声区（箭号示），界欠清；RE为右侧附睾

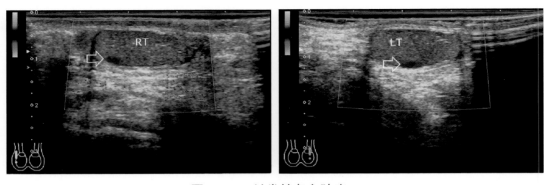

图7-134　继发性睾丸肿瘤二

左侧睾丸实质中部、右侧睾丸实质上部低回声区（箭号示）均未见明显血流信号

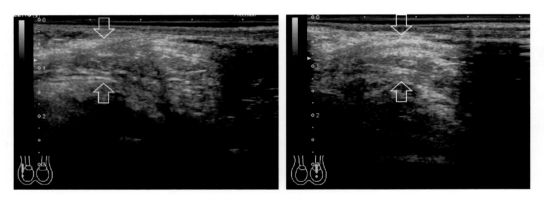

图7-135　继发性睾丸肿瘤三

双侧精索（箭号示）未见明显异常

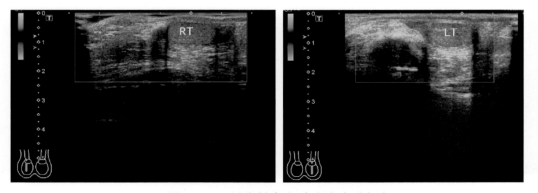

图7-136　继发性睾丸肿瘤治疗后复查

（治疗后）双侧睾丸（LT、RT）大小、形态正常，实质回声均匀，血流信号未见明显增多

4.超声观察要点　睾丸大小、回声、血流信号的改变，尤其注意病灶的声像表现，附睾及精索是否存在类似病灶。

5.超声诊断　双侧睾丸低回声区（白血病浸润？）。

6.治疗后复查　患者经化疗后双侧睾丸疼痛好转，再次复查（图7-136）。

【病例二】

1.病史与体征　患者，55岁，主诉发现双侧睾丸肿大1周。非霍奇金淋巴瘤史12个月。1周前发现双侧睾丸肿大，无明显触痛。查体，阴囊无红肿，双侧睾丸肿大，质地中，无触痛，附睾、精索触诊不满意。

2.实验室检查　血常规白细胞（0.9×10^9/L）、中性粒细胞（0.5×10^9/L）、淋巴细胞（0.18×10^9/L）、红细胞（2.48×10^{12}/L）、血红蛋白（75g/L）、血小板（84×10^9/L）减低。

3.超声图像特征（图7-137～图7-139）

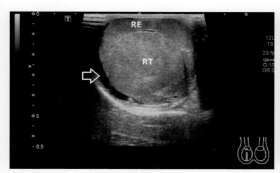 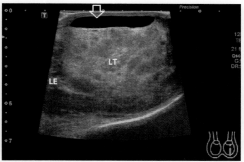

图7-137　继发性睾丸肿瘤四

双侧睾丸（RT、LT）肿大，回声不均，可见散在斑片状回声不均匀区，境界不清楚；双侧附睾（RE、LE）体积增大，回声不均；伴双侧睾丸鞘膜腔少量积液（箭号示）

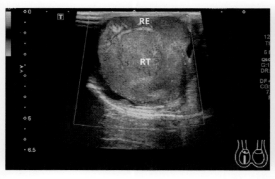 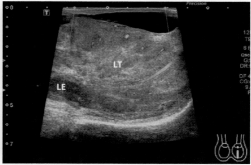

图7-138　继发性睾丸肿瘤五

双侧睾丸（RT、LT）、附睾（RE、LE）血流信号增多

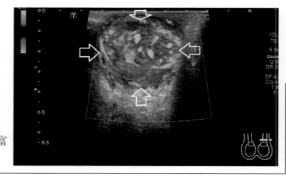

图7-139 继发性睾丸肿瘤累及精索

　　左侧精索肿大、回声不均（箭号示），可见丰富血流信号

　　4.超声观察要点 双侧睾丸大小、回声、血流信号的改变，尤其注意病灶的声像表现，附睾及精索等是否存在类似病灶。

　　5.超声诊断 ① 双侧睾丸、附睾及左侧精索肿大、回声不均（淋巴瘤浸润可能性大）。② 双侧睾丸鞘膜腔少量积液。

　　6.临床诊断 非霍奇金淋巴瘤伴睾丸、附睾浸润。化疗3个月后双侧睾丸无明显疼痛，未行阴囊超声复查，查体双侧睾丸、附睾无明显肿大，局部皮肤无红肿，双侧精索未触及增粗。

五、超声征象

（一）精原细胞瘤

1.单发为主，多呈圆形或椭圆形，境界清楚。部分瘤体边缘不规则，局部边界不清楚。

2.多呈不均匀低回声，少有小液性区、钙化斑。

3.血流信号丰富，分布杂乱。

（二）睾丸混合性生殖细胞瘤

1.单发为主，呈椭圆形或分叶状，边界多不清晰，可侵犯或突破睾丸被膜。

2.内部以回声不均匀多见，可含有液性区，或点状、斑片状强回声。

3.血流信号丰富，分布杂乱。

（三）畸胎瘤

1.单发，呈椭圆形或分叶状，边界清楚。

2.呈多房囊性，可见分隔带，囊腔有细点状回声及团状强回声，伴后方声影。分隔带内可见到少量血流信号。

3.畸胎癌，瘤体多呈实性为主的混合性回声，分布不均匀，实性区域内可见到较丰富血流信号。

（四）卵黄囊瘤

1.单发多见，呈圆形或椭圆形，边界清晰或欠清晰。

2.以实性多见，常常呈均匀等回声，或呈不均匀低回声，或为囊实性，可伴有斑点状强回声。

3.可见到较丰富的血流信号，分布杂乱。

（五）原发性睾丸淋巴瘤

1.多呈弥漫性，弥散分布于整个睾丸。也可呈单发或多发，呈椭圆形或分叶状，边界清晰或不清晰。

2.病灶以低回声为主，内无液化或钙化，可见到丰富的血流信号，杂乱分布。

3.附睾和（或）精索可受累及。

（六）睾丸间质细胞瘤

1.单发多见，呈类圆形或椭圆形，边界清晰。

2.以低回声多见，少数呈等或高回声，或可伴有钙化。

3.大的瘤体可见到较丰富血流信号，分布杂乱。

（七）睾丸表皮样囊肿

1.单发多见，呈圆形，边界清晰，内呈"洋葱环"征或"旋涡"征，无血流信号显示。

2.少数呈类实性改变、厚壁囊肿，囊壁可伴有弧形或蛋壳样钙化。

（八）继发性睾丸肿瘤

1.多为双侧睾丸受累及，转移灶散在分布，呈结节状或斑片状，境界清楚或不清楚。

2.白血病、淋巴瘤转移灶以低回声为主。

3.转移灶内血流信号较丰富。

六、超声图像鉴别诊断

1.**睾丸肿瘤与睾丸结核相鉴别**　大多数睾丸结核与肿瘤容易鉴别，少数睾丸结核形似肿瘤，要结合病史、附睾泌尿系超声及结核菌的相关检查等进行鉴别（图7-140～图7-142）。

2.**睾丸肿瘤与局灶性炎症或坏死相鉴别**　大多数肿瘤具有球形感，多为偶然发现；局灶性炎症或坏死，形态多不规则，边界多不清晰，且有炎症或缺血坏死等症状与体征（图7-143、图7-144）。

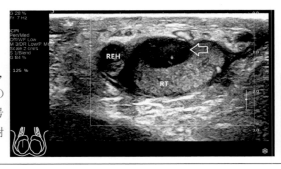

图7-140　睾丸结核

　　患者主诉发现右侧阴囊内硬结2月余，无疼痛，伴间歇性发热，体温最高达39℃；右侧睾丸（RT）大小、形态尚正常，实质内见一低回声结节（箭号示），界尚清，可见少量血流信号；REH为右侧附睾头

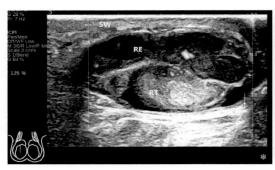

图7-141　附睾结核

　　与图7-140为同一患者，右侧附睾（RE）肿大、回声减低，可见少量血流信号；SW为阴囊壁

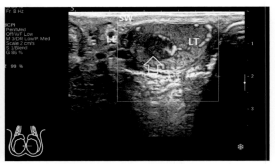

图7-142　睾丸精原细胞瘤

　　患者主诉发现左侧睾丸肿物1天，无疼痛、发热、盗汗等；左侧睾丸（LT）实质内见一低回声结节（箭号示），界尚清，边缘欠规则，边缘可见较丰富血流信号

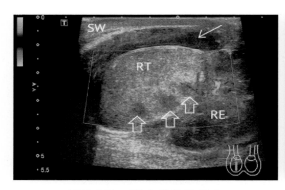

图7-143　睾丸局灶性炎症

　　右侧睾丸（RT）回声不均，内见数个低回声结节（空心箭号示），界欠清，可见少量血流信号；右侧附睾（RE）肿大，回声不均，形态失常，可见少量血流信号；右侧阴囊壁（SW）增厚；伴右侧睾丸鞘膜腔少量积液（细箭号示），内透声差。术后病理示右睾丸、附睾及阴囊壁呈化脓性炎改变。

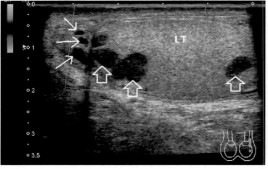

图7-144　淋巴瘤睾丸浸润

　　患者有"非霍奇金淋巴瘤"病史3年余；左侧睾丸（LT）大小正常，实质内见数个低回声结节（空心箭号示），界尚清，形态尚规则，周边可见少量血流信号；伴左侧附睾头囊肿（细箭号示）

七、临床价值

高频超声能够发现微小睾丸肿瘤，有利于早诊断、早治疗。通过分析肿瘤的形态、内部回声、边界以及血供等信息，结合年龄、病史、临床表现以及肿瘤标记物α-FP、β-HCG等的检测，能够对睾丸良恶性肿瘤做出鉴别诊断。

第七节 睾丸囊肿

一、病因学

睾丸囊肿主要因曲细精管、直细精管、睾丸网等局部阻塞、扩张而形成的，白膜囊肿的发病机制不清楚。

二、病理解剖和病理生理

睾丸囊肿可分为单纯性囊肿、白膜囊肿和睾丸网囊肿。白膜囊肿来源于间皮组织。

三、临床表现

大多数睾丸囊肿无症状、不可触及。白膜囊肿位于睾丸被膜内，容易被触及，质较硬，无触痛。

四、典型病例超声图像特征及诊断要点

【病例一】

1.**病史与体征** 患者，76岁，主诉右侧阴囊疼痛十余年。十余年前无明显诱因出现右侧阴囊隐痛，程度较轻，无触痛。查体，右侧睾丸轻度肿大，轮廓清楚，质中等，无触痛。右侧附睾及左侧睾丸、附睾未触及异常。

2.**超声图像特征**（图7-145、图7-146）

3.**超声观察要点** 囊肿的位置、边界，囊肿的内部回声及是否有血流信号。

4.**超声诊断** ① 右侧睾丸囊肿。② 右侧睾丸鞘膜腔积液。

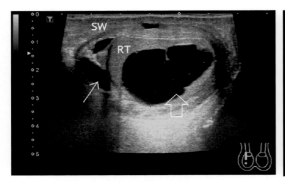 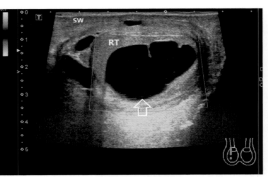

图7-145　睾丸单纯性囊肿一

右侧睾丸（RT）内见一液性区（空心箭号示），边界清晰，后方回声增强；右侧睾丸鞘膜腔少量积液（细箭号示）；SW为阴囊壁

图7-146　睾丸单纯性囊肿二

囊肿（箭号示）无血流信号显示

【病例二】

1.**病史与体征**　患者，60岁，主诉发现睾丸硬结1个月。1个月前偶然触及右侧睾丸硬结，无疼痛，局部皮肤无红肿。查体，阴囊无红肿，右侧睾丸大小正常，右侧睾丸表面扪及一硬结，光滑，无触痛。左侧睾丸、双侧附睾及精索未发现异常。

2.**超声图像特征**（图7-147）

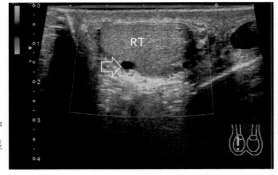

图7-147　睾丸白膜囊肿

右侧睾丸（RT）大小正常，实质回声均匀，中上部包膜下见一液性区（箭号示），界清，未见明显血流信号

3.**超声观察要点**　囊肿与睾丸被膜的关系，囊肿的边界、内部回声及是否有血流信号。

4.**超声诊断**　右侧睾丸白膜囊肿。

【病例三】

1.**病史与体征**　患者，36岁，因"不育症"行阴囊超声检查。查体，阴囊无肿大，双侧睾丸、附睾大小正常，未触及结节，无触痛，双侧精索无增粗。

2.**超声图像特征**（图7-148、图7-149）

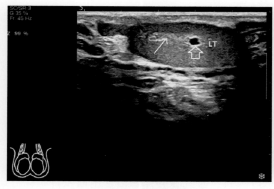

图7-148　睾丸网囊肿一

左侧睾丸（LT）大小、形态正常，睾丸纵隔（细箭号示）见一液性区（空心箭号示），界清

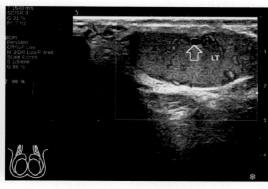

图7-149　睾丸网囊肿二

囊肿（箭号示）未见明显血流信号

　　3.**超声观察要点**　囊肿的位置是否位于睾丸网内，囊肿的边界、内部回声及是否有血流信号。

　　4.**超声诊断**　左侧睾丸网囊肿。

五、超声征象

　　1.单发多见，呈圆形或椭圆形，边界清晰，囊壁薄，内透声好，大的囊肿后方回声增强，无血流信号显示。

　　2.单纯性囊肿位于睾丸实质内，睾丸网囊肿位于睾丸纵隔内，白膜囊肿位于睾丸被膜下，与被膜分界不清，或可突出表面。后两者体积小。

六、超声图像鉴别诊断

　　1.睾丸囊肿伴感染或出血，可呈类实性改变，要注意与睾丸肿瘤相鉴别。观察囊内有无血流信号显示，有助于两者鉴别（图7-150～图7-153）。

　　2.睾丸网囊肿要注意与睾丸网扩张相鉴别。囊肿呈圆形或椭圆形，睾丸网扩张呈网状结构，边缘不规则（图7-154、图7-155）。

七、临床价值

　　超声检查能够区分睾丸单纯性囊肿、白膜囊肿或睾丸网囊肿。可鉴别是睾丸囊肿还是睾丸肿瘤。

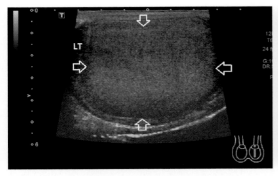

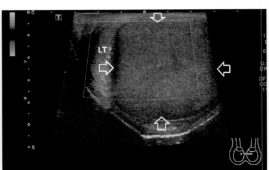

图7-150　睾丸囊肿伴陈旧性出血及纤维化一

左侧睾丸（LT）体积增大，实质内见一类实性团块（箭号示），界欠清

图7-151　睾丸囊肿伴陈旧性出血及纤维化二

团块（箭号示）未见明显血流信号

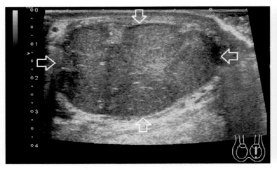

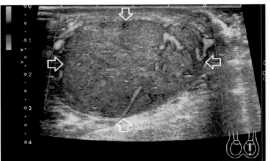

图7-152　睾丸精原细胞瘤一

左侧睾丸见一低回声团块（箭号示），界清

图7-153　睾丸精原细胞瘤二

团块（箭号示）见较丰富血流信号

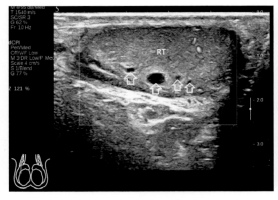

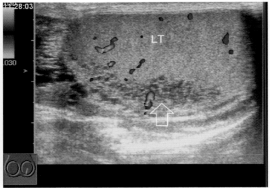

图7-154　睾丸网囊肿三

右侧睾丸（RT）网见数个液性区（箭号示），呈椭圆形，界清，未见明显血流信号

图7-155　睾丸网扩张

左侧睾丸（LT）网扩张（空心箭号示），呈网状结构，边缘不规则，未见明显血流信号

第八节 隐睾

一、病因学

出生后，睾丸仍未降入阴囊而停留于同侧腹股沟皮下环以上的腹股沟内或腹膜后，即为隐睾。其主要病因包括精索过短、腹股沟管发育不良、睾丸引带畸形及睾丸系膜粘连等。

二、病理解剖和病理生理

隐睾患者，生精小管退变、萎缩，精原细胞数量少，生精功能下降。双侧隐睾可导致不育，隐睾也容易发生恶变。

三、临床表现

大约75%隐睾位于腹股沟，25%位于腹膜后。单侧或双侧阴囊空虚，较大的腹股沟隐睾可触及。恶变或扭转的隐睾，体积明显增大，有疼痛感，扭转时疼痛尤为明显。

四、典型病例超声图像特征及诊断要点

【病例一】

1.病史与体征 患者，22岁，主诉发现双侧阴囊空虚22年。自幼双侧阴囊未触及睾丸、附睾。查体，双侧阴囊未触及睾丸、附睾，站立位双侧腹股沟各触及一椭圆形肿物，质软，边界清楚，表面光滑，无触痛，未降入同侧阴囊，平卧位肿物不消失。

2.超声图像特征（图7-156～图7-160）

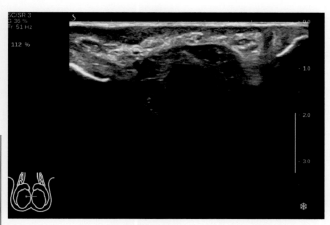

图7-156 隐睾一

双侧阴囊未见睾丸回声

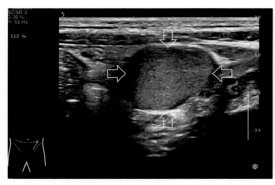

图 7-157　隐睾二

左侧腹股沟见一低回声团（箭号示），界清

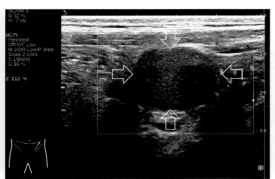

图 7-158　隐睾三

左侧腹股沟低回声团（箭号示）可见少量血流信号

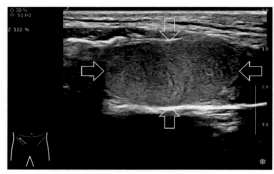

图 7-159　隐睾四

右侧腹股沟见一低回声团（箭号示），界清

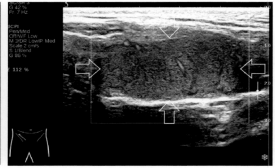

图 7-160　隐睾五

右侧腹股沟团（箭号示）可见少量血流信号

3.**超声观察要点**　阴囊内是否存在睾丸，扫查同侧腹股沟、盆腔或腹膜后。注意隐睾的回声及血流分布。

4.**超声诊断**　双侧腹股沟隐睾。

5.**手术和病理**　双侧隐睾下降固定术。

【 病例二 】

1.**病史与体征**　患者，34岁，主诉发现右侧阴囊空虚20余年。20余年前发现右侧阴囊空虚，无阴囊红肿、疼痛等病史。查体，右侧阴囊内未扪及睾丸，左侧阴囊内可触及睾丸、附睾，大小、质地正常，左侧精索静脉无曲张。

2.**超声图像特征**（图7-161、图7-162）

3.**超声观察要点**　阴囊内是否存在睾丸，扫查同侧腹股沟、盆腔或腹膜后。必要时，扫查对侧腹股沟、盆腔或腹膜后。注意隐睾的回声及血流分布。

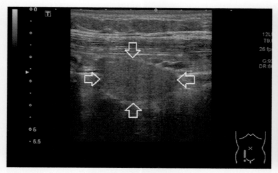

图7-161　隐睾六

隐睾（箭号示）位于右侧盆腔，呈椭圆形，边界清楚，内部呈均匀低回声

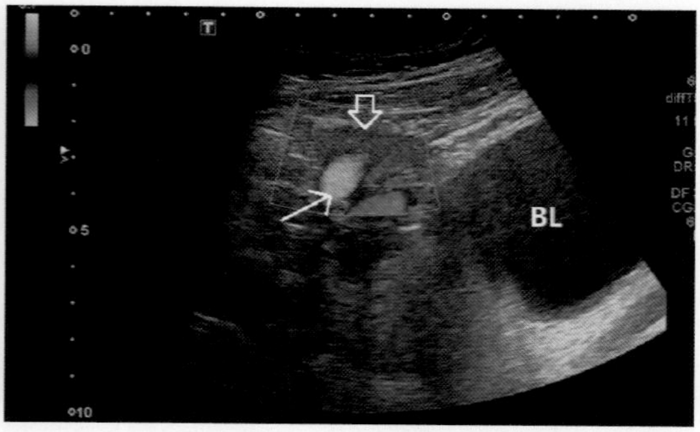

图7-162　隐睾七

隐睾（空心箭号示）位于右侧盆腔髂血管（细箭号示）旁，内可见少量点状血流信号；BL为膀胱

4. 超声诊断　右侧盆腔低回声团（隐睾？）。

5. 手术和病理　腹腔镜下右侧隐睾切除术。病理见（右侧隐睾）镜下示曲细精管萎缩，基底膜增厚伴玻璃样变性，生精细胞稀少、不发育，间质细胞增生（图7-163）。

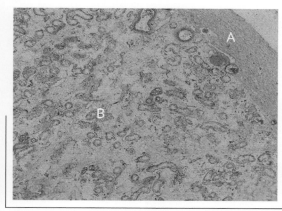

图7-163　隐睾病理

（HE染色，×40）

A为白膜肿胀；B为弥漫性曲细精管萎缩。基底膜增厚伴玻璃样变性，生精细胞稀少、不发育，间质细胞增生

【病例三】

1. 病史与体征　患者，55岁，主诉发现右侧阴囊空虚40余年。40余年前发现右侧阴囊空虚，无疼痛、红肿等病史。查体，阴囊外形小，皮肤无红肿，右侧阴囊内未触及睾丸，左侧睾丸、附睾未触及异常。右侧腹股沟触及一睾丸样团块，质稍硬，活动度尚可，表面欠光滑，无触痛，未降入同侧阴囊。

2. 实验室检查　血常规正常，β-HCG升高（20.68mIU/mL），AFP（1.28ng/mL）、CEA（2.0ng/mL）、CA199（6.75U/mL）正常。

3. 超声图像特征（图7-164、图7-165）

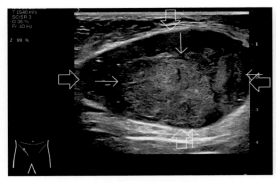

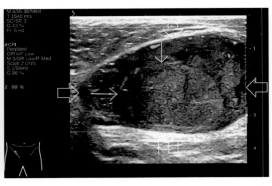

图 7-164 隐睾恶变一

右侧阴囊内未见睾丸回声，右侧腹股沟下段见一肿大睾丸样回声（空心箭号示），局部见点状强回声；内见一低回声不均团块（细箭号示），界欠清，形态欠规则

图 7-165 隐睾恶变二

右侧腹股沟下段睾丸样回声（空心箭号示）及其实质内回声不均团块（细箭号示）均可见中等量血流信号

4.超声观察要点 阴囊内是否存在睾丸，扫查同侧腹股沟、盆腔或腹膜后。注意隐睾回声及血流信号分布。

5.超声诊断 右侧腹股沟下段隐睾伴微小结石、睾丸内肿块（恶变？）。

6.手术和病理 根治性右侧隐睾切除术。术中见右侧睾丸位于外环口附近，质地稍硬。病理示（右睾丸）精原细胞瘤，未累及白膜。

【病例四】

1.病史与体征 患儿，12岁，主诉左侧腹股沟区肿痛7天。7天前无明显诱因出现左侧腹股沟区肿痛，触痛明显，伴皮肤发红。查体，左侧阴囊空虚，未触及睾丸，左侧腹股沟区皮肤红肿，皮温稍高，腹股沟上段可及椭圆形肿物，质硬，不可滑动，压痛明显。右侧睾丸位于阴囊内，大小正常，无触痛。

2.超声图像特征

（图 7-166～图 7-168）

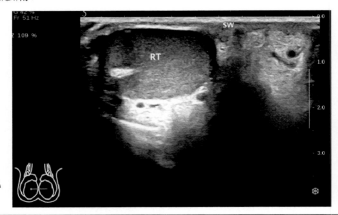

图 7-166 隐睾扭转一

左侧阴囊内未见睾丸回声，右侧睾丸（RT）大小、形态正常；SW为阴囊壁

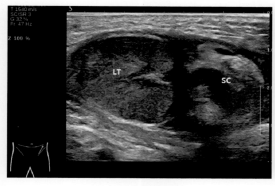
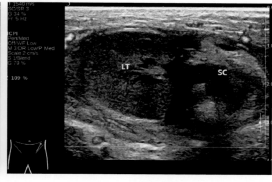

图7-167　隐睾扭转二　　　　　　　　**图7-168　隐睾扭转三**

左侧腹股沟区见一睾丸回声（LT），实质回声　　左侧腹股沟区睾丸（LT）及扭曲精索（SC）

不均匀；左侧末段精索（SC）增粗扭曲呈高回　未见明显血流信号

声团

3.**超声观察要点**　阴囊内是否存在睾丸，扫查同侧腹股沟、盆腔或腹膜后。注意隐睾、精索的形态、回声及血流信号分布。

4.**超声诊断**　左侧腹股沟隐睾扭转。

5.**手术和病理**　左腹股沟探查+左侧睾丸切除术+右侧睾丸固定术。术中见左侧睾丸位于左腹股沟，呈黑色，睾丸鞘膜与精索紧密粘连，睾丸外鞘顺时针扭转180°。病理示（左侧）睾丸及附睾组织淤血、出血伴梗死（图7-169）。

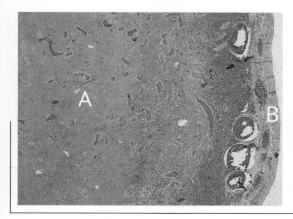

图7-169　隐睾扭转病理

（HE染色，×40）

镜下见隐睾内曲细精管弥漫性坏死，散在分布，睾丸间质充血、水肿（A）；白膜肿胀增厚（B），可见扩张淤血的血管

五、超声征象

1.单侧或双侧阴囊内未探及睾丸。隐睾位于同侧腹股沟内、盆腔或腹膜后。

2.呈椭圆形，境界清楚，内部呈均匀的低或等回声。体积大的隐睾内可有少量血流信号显示。

3.隐睾恶变，其内可见低回声结节，或可占据整个睾丸，境界清楚或不清楚，回声不均匀，可见到较丰富的血流信号，分布杂乱。

4.隐睾合并扭转，睾丸回声不均匀，内无血流信号显示。

六、超声图像鉴别诊断

与腹股沟或盆腔、腹膜后肿大的淋巴结相鉴别。淋巴结位置固定、多个，良性肿大的淋巴结有皮髓质结构及树杈状血流信号（图7-170、图7-171）。

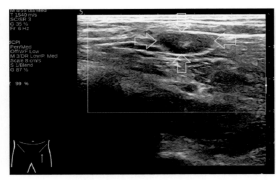

图7-170　肿大淋巴结

左侧腹股沟区见淋巴结回声（箭号示），界清，可见皮髓质结构，可见少量血流信号

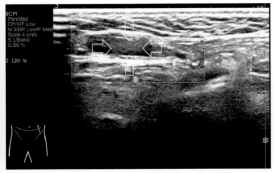

图7-171　隐睾

左侧阴囊内未探及睾丸回声，左侧腹股沟近内环口见一低回声结节（箭号示），界清，可见少量血流信号

七、临床价值

通过高分辨力彩色多普勒超声检查，大多数隐睾能够在术前被发现，能够判断是否恶变、扭转等，也有助于与腹股沟、盆腔、腹膜后肿大淋巴结或肿瘤相鉴别。

第九节　睾丸微小结石

一、病因学

病因不清楚，多伴发于隐睾、精索静脉曲张、睾丸发育不良等疾病。

二、病理解剖和病理生理

结石呈多发性，位于生精小管内，其核心为小管上皮细胞的碎屑，糖蛋白和钙盐沉积于碎屑上。结石可阻塞生精小管，阻碍精子发育和运动，降低睾丸生精功能。

三、临床表现

患者无相关的症状、体征，常常是在进行阴囊超声检查时才被发现。

四、典型病例超声图像特征及诊断要点

【病例一】

1.**病史与体征**　患者，31岁，右侧睾丸精原细胞瘤术后20余天复查。查体，右侧腹股沟可见一长约5cm手术瘢痕，愈合良好，右侧睾丸、附睾未触及，左侧睾丸、附睾未触及异常。

2.**超声图像特征**（图7-172、图7-173）

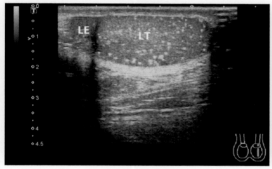

图7-172　睾丸微小结石一

左侧睾丸（LT）体积正常，实质内出现众多点状强回声，直径1mm以下，呈散在分布，后无声影；LE为左侧附睾

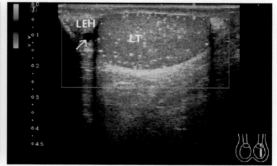

图7-173　睾丸微小结石二

左侧睾丸（LT）内血流呈点状分布；伴左侧附睾头（LEH）囊肿（箭号示）

3.**超声观察要点**　点状强回声的大小、形态、分布，是否合并其他疾病。

4.**超声诊断**　① 左侧睾丸微小结石。② 左侧附睾头囊肿。

【病例二】

1.**病史与体征**　患儿，10岁，主诉篮球砸伤后双侧阴囊疼痛1天。1天前被篮球砸伤后双侧阴囊疼痛，程度较轻，无放射至他处。查体，阴囊无明显肿大，皮肤无红肿，轻压

痛，双侧睾丸、附睾大小正常，未触及结节，双侧精索未触及增粗。

2.超声图像特征（图7-174、图7-175）

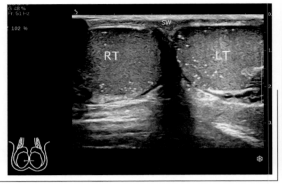

图7-174　睾丸微小结石三

双侧睾丸（LT、RT）大小正常，实质内见散在点状强回声，直径1mm以下，后无声影；阴囊壁（SW）无增厚

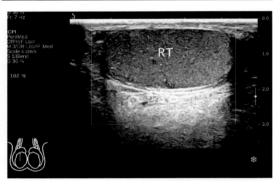 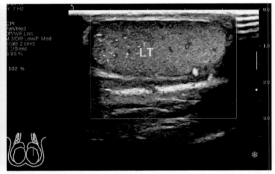

图7-175　睾丸微小结石四

双侧睾丸（LT、RT）血流信号未见明显增多

3.超声观察要点　点状强回声的大小、形态、分布，是否合并其他疾病。

4.超声诊断　双侧睾丸微小结石。

五、超声征象

1.结石呈点状强回声，直径在1mm以下，后无声影，散在分布于睾丸实质内。

2.结石多为双侧性、密集分布，也可稀疏分布，或呈局部分布。

3.睾丸内血流分布无改变。

4.常伴发于隐睾、精索静脉曲张及睾丸发育不良等。

六、超声图像鉴别诊断

主要与睾丸钙化灶相鉴别，钙化灶大小不等，常常呈短棒状、斑点状、小片状强回声或其他形状，有的可见声影（图7-176、图7-177）。

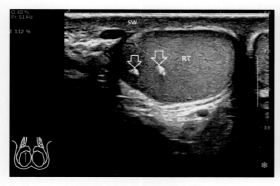

图7-176　睾丸钙化灶

右侧睾丸（RT）大小、形态正常，实质内见数个强回声斑（箭号示），形态不规则

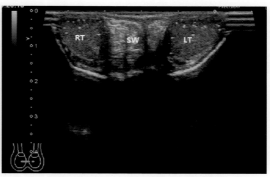

图7-177　睾丸微小结石五

双侧睾丸（LT、RT）实质内出现众多点状强回声，直径1mm以下，呈局灶分布，后无声影；SW为阴囊壁脂肪堆积

七、临床价值

睾丸微小结石是一种良性病变，但与隐睾、睾丸发育不良等疾病有关，隐睾、睾丸发育不良时的睾丸肿瘤发生率高于正常睾丸，因而应定期随访，以早期发现睾丸肿瘤。

第十节　睾丸肾上腺残余瘤

一、病因

病因尚未十分明确，主要与先天性肾上腺皮质增生有关。

二、病理解剖和病理生理

胚胎期，少量的肾上腺细胞可移行于睾丸实质内，但这些细胞多在幼儿1岁内逐渐消失。肾上腺皮质增生可使残留于睾丸内的肾上腺细胞增生，形成结节样病灶。

三、临床表现

主要表现为肾上腺皮质功能减退症状，以及性早熟、性格改变、皮肤颜色改变等。部分先天性肾上腺皮质增生合并睾丸残余瘤。主要采用糖盐皮质激素治疗。

四、典型病例超声图像特征及诊断要点

【病例一】

    1.病史与体征   患儿，8岁，主诉身材矮小7年。7年前家属发现患儿身材较同龄人小，生长速度较慢，近2年身高增长5～6cm，智力发育正常，举止无异常。查体，营养中等，身材矮小，体型匀称，无贫血外观，阴囊内触及双侧睾丸，大小、质地正常，双侧附睾大小正常、无触痛，精索无增粗。

    2.实验室检查   促肾上腺皮质激素升高（1203.0pg/mL），FT_3（7.18pmol/L）、FT_4（13.62pmol/L）、TSH（4.3mIU/L）正常，睾酮减低（0.27ng/mL），生长激素正常（0.068μg/L）。

    3.超声图像特征（图7-178～图7-180）

    4.超声观察要点   睾丸内病灶的位置、大小、回声及血流信号分布。

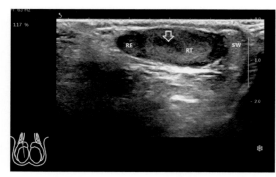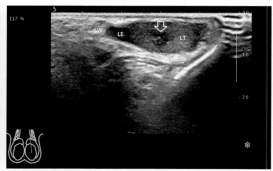

图7-178　睾丸肾上腺残余瘤一

双侧睾丸（LT、RT）形态正常，双侧睾丸网区域各见一低回声结节（箭号示），界欠清，内见点状强回声。LE为左附睾，RE为右附睾，SW为阴囊壁

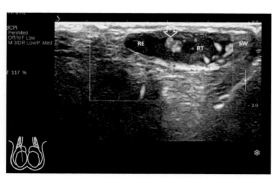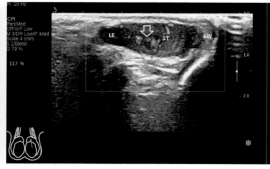

图7-179　睾丸肾上腺残余瘤二

双侧睾丸（LT、RT）内低回声结节（箭号示），可见较丰富的血流信号

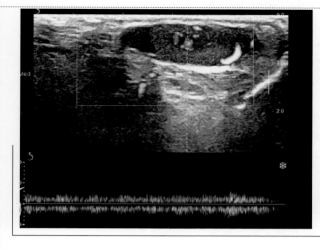

图7-180　睾丸肾上腺残余瘤三
PW探及病灶内低阻力指数动脉血流频谱

5.**超声诊断**　双侧睾丸内低回声结节（肾上腺残余瘤可能性大）。

6.**临床诊断**　① 身材矮小症。② 先天性肾上腺皮质增生症。③ 肾上腺残余瘤可能。

【病例二】

1.**病史与体征**　患儿，11岁，主诉发现外阴色素沉着2个月。肾上腺皮质增生症病史2年。2个月前家属发现患儿外阴颜色较深，呈暗褐色，局部无疼痛、红肿等。查体，皮肤黑，声音粗，外阴色素沉着，阴囊无肿大，双侧睾丸、附睾大小正常，无结节及压痛。

2.**超声图像特征**（图7-181、图7-182）

3.**超声观察要点**　睾丸内病灶的位置、大小、回声及血流分布。

4.**超声诊断**　双侧睾丸低回声区（肾上腺残余瘤？）。

5.**临床诊断**　① 先天性肾上腺皮质增生症。② 肾上腺残余瘤？。

6.**超声复查**　予激素治疗后复查（图7-183、图7-184）

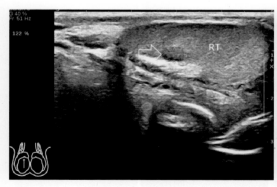
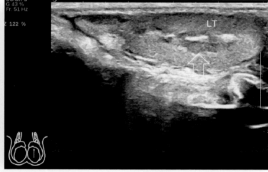

图7-181　睾丸肾上腺残余瘤四

双侧睾丸（LT、RT）大小、形态正常，双侧睾丸内各见一低回声不均病灶（箭号示），沿睾丸纵隔周围分布，界欠清，形态不规则。

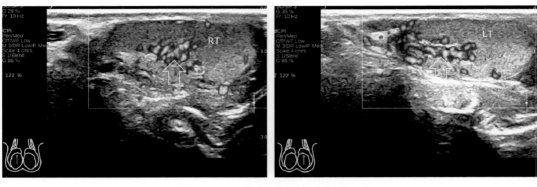

图7-182　睾丸肾上腺残余瘤五

病灶（箭号示）内见丰富血流信号

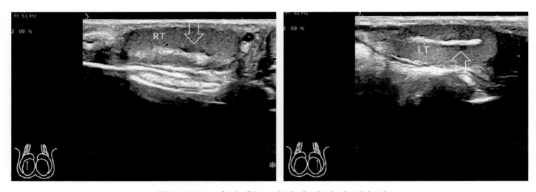

图7-183　睾丸肾上腺残余瘤治疗后复查一

双侧睾丸（LT、RT）大小、形态正常，双侧睾丸内低回声不均病灶（箭号示）较前明显缩小

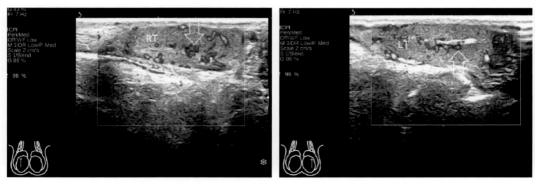

图7-184　睾丸肾上腺残余瘤治疗后复查二

双侧睾丸（LT、RT）内低回声不均病灶（箭号示）可见丰富血流信号

五、超声征象

1.病灶位于睾丸纵隔及周围，双侧多见。
2.呈低回声，边界欠清晰，边缘欠规整，内可见到丰富的血流信号。

六、超声图像鉴别诊断

主要注意与睾丸肿瘤相鉴别，肾上腺皮质增生症病史、症状体征及血液相关激素检查是确诊的主要依据之一（图7-185～图7-188）。

七、临床价值

通过结合病史、症状体征及血液相关激素测值，超声检查能够鉴别睾丸肾上腺残余瘤或是睾丸肿瘤，并观察糖盐皮质激素的疗效。

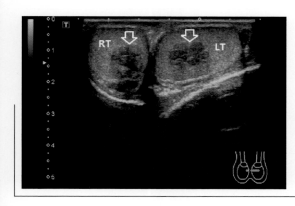

图7-185 睾丸肾上腺残余瘤六

患儿主诉外阴色素沉着3个月，肾上腺增生症病史5年余；双侧睾丸（LT、RT）纵隔附近各见一低回声结节（箭号示），界欠清

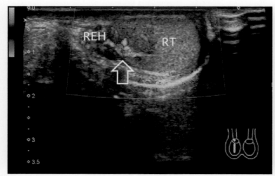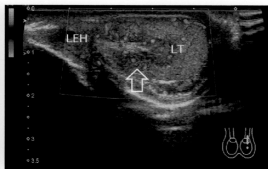

图7-186 睾丸肾上腺残余瘤七

与图7-185为同一患儿，病灶（箭号示）内见丰富血流信号；LEH为左侧附睾头，REH为右侧附睾头

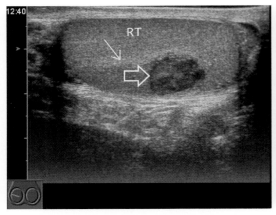

图7-187 睾丸良性间质细胞瘤一

患者主诉右侧阴囊坠胀感1月；右侧睾丸（RT）纵隔（细箭号示）附近见一低回声结节（空心箭号示），界尚清

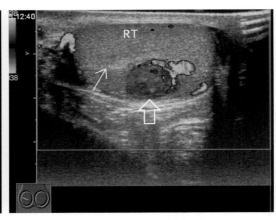

图7-188 睾丸良性间质细胞瘤二

与图7-187为同一患者，右侧睾丸（RT）纵隔（细箭号示）附近低回声结节（空心箭号示）可见较丰富血流信号

第十一节 急性附睾炎

一、病因学

急性附睾炎主要因细菌感染所致，常继发于前列腺炎、尿道感染等。

二、病理解剖和病理生理

炎症多始于附睾尾，可扩散至整个附睾。轻者呈蜂窝织炎，水肿充血；重者形成脓肿，破坏附睾管。

三、临床表现

一侧阴囊肿痛，可放射至腹股沟区、下腹部，触痛明显时附睾尾部或整个附睾肿大。或伴有发热、白细胞升高等。

四、典型病例超声图像特征及诊断要点

【病例一】

1.病史与体征　　患者，63岁，主诉左侧阴囊肿痛5天。5天前无明显诱因出现左侧阴囊肿痛，呈持续性胀痛，无向他处放射，行走时加重。查体，左侧阴囊增大，表面皮肤红肿，皮温高，无破溃。左侧附睾肿大，触痛明显，左侧精索增粗，左侧睾丸及右侧睾丸、附睾、精索正常，无结节及压痛。

2.超声图像特征（图7-189～图7-191）

3.超声观察要点　　附睾大小、形态，病灶的范围、回声及血流信号分布，阴囊壁、精索、睾丸声像图的变化。

4.超声诊断　　左侧急性附睾炎。

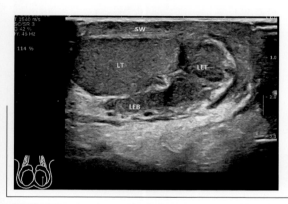

图7-189　急性附睾炎一

左侧睾丸（LT）大小、形态正常，实质回声均匀；左侧附睾体部（LEB）、尾部（LET）肿大，回声不均；SW为阴囊壁

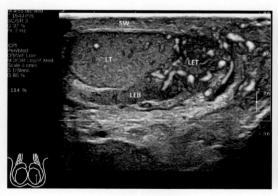

图7-190　急性附睾炎二

左侧睾丸（LT）血流信号未见明显增多；左侧附睾体部（LEB）、尾部（LET）血流信号增多

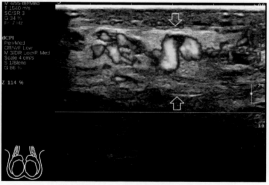

图7-191　急性精索炎症

左侧精索（箭号示）增粗，血流信号增多

【病例二】

1. **病史与体征**　患者，39岁，主诉右侧阴囊肿痛9天。9天前无明显诱因出现右侧阴囊肿痛，呈持续性胀痛，向右侧腹股沟放射，伴局部皮肤红肿。查体，右侧阴囊红肿，右侧睾丸稍肿大，附睾肿大明显，质硬，伴压痛。左侧睾丸、附睾无明显异常。

2. **实验室检查**　血常规示白细胞（$10.4 \times 10^9/L$）、单核细胞（$1.1 \times 10^9/L$）升高。

3. **超声图像特征**（图7-192～图7-194）

4. **超声观察要点**　附睾大小、形态，病灶的范围、回声及血流信号分布，是否形成脓肿，阴囊壁、精索、睾丸声像图的变化。

5. **超声诊断**　① 右侧急性附睾炎伴脓肿形成。② 右侧睾丸鞘膜腔积液。③ 阴囊壁炎症。

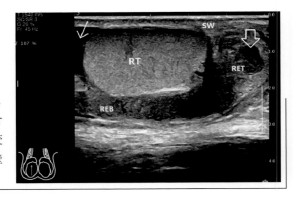

图7-192　急性附睾炎伴脓肿形成一

右侧附睾体部（REB）及尾部（RET）肿大，回声不均，尾部见一液性区（空心箭号示），内含细点状回声；右侧睾丸（RT）体积回声无明显变化；睾丸鞘膜腔少量积液（细箭号示）；阴囊壁（SW）增厚

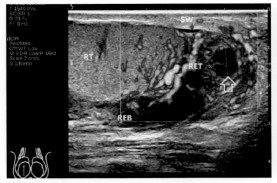

图7-193　急性附睾炎伴脓肿形成二

右侧附睾体部（REB）及尾部（RET）血流信号明显增多，分布紊乱，尾部液性区（空心箭号示）内无血流显示，睾丸（RT）血流信号增多；阴囊壁（SW）血流信号增多

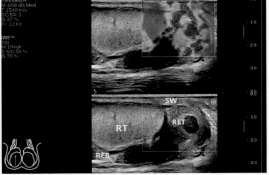

图7-194　急性附睾炎伴脓肿形成三

右侧附睾尾部（RET）质地较硬，SWE测值Mean=98.4kPa，脓肿区Mean=12.0kPa

五、超声征象

1.附睾局部肿大或弥漫性肿大。

2.病灶回声不均匀，无明显边界，血流信号明显增多，分布杂乱。出现含细点状回声液性区，提示脓肿形成。

3.常伴发阴囊炎症、鞘膜腔积液，可伴发睾丸、精索炎症。

六、超声图像鉴别诊断

要注意与附睾结核相鉴别，附睾结核有反复发作史，常常伴有泌尿系结核、肺结核等（图7-195～图7-197）。

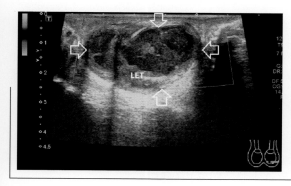

图7-195　附睾结核

患者主诉左侧阴囊反复肿痛2年；左侧附睾尾部（LET）增大，内见一低回声不均团块（箭号示），界欠清，可见少量血流信号

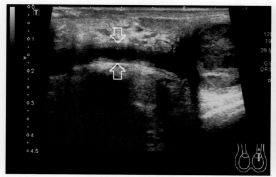

图7-196　输精管结核

与图7-195为同一患者，左侧输精管（箭号示）扩张，壁增厚、毛糙，内透声差

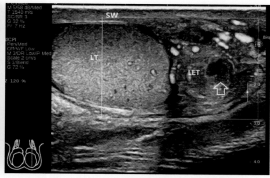

图7-197　急性附睾炎伴脓肿形成四

患者主诉左侧阴囊持续性肿痛3天；左侧附睾尾部（LET）肿大，回声不均，血流信号增多，分布紊乱；附睾尾部见一液性区（箭号示），未见明显血流信号

七、临床价值

高频超声检查，有助于鉴别附睾急性炎症或是结核，排除睾丸或附件扭转，了解炎症的程度，观察抗炎疗效。

第十二节　慢性附睾炎

一、病因学

慢性附睾炎主要因细菌感染而引发，常常因急性炎症治疗不当迁延所致。

二、病理解剖和病理生理

炎症多发生于附睾尾部，炎症细胞浸润，伴有纤维组织增生。双侧附睾炎可因双侧附睾管阻塞而导致不育症。

三、临床表现

以附睾尾部硬结、隐痛最为多见，或患者偶然触及阴囊内硬结。

四、典型病例超声图像特征及诊断要点

【病例一】

1.**病史与体征**　患者，84岁，主诉发现右侧阴囊肿物3天。3天前偶然发现右侧阴囊一肿物，约鹌鹑蛋大小，无疼痛。查体，阴囊皮肤无红肿，右侧睾丸大小正常，质软，右侧附睾尾部触及一肿物，质硬，无压痛。左侧睾丸、附睾未发现异常，双侧精索无增粗。

2.**超声图像特征**（图7-198～图7-200）

3.**超声观察要点**　附睾大小、形态，病灶的边界、回声及血流信号分布等。

4.**超声诊断**　① 右侧睾丸囊肿。② 右侧睾丸鞘膜腔积液。③ 右侧附睾尾部肿大（慢性炎症可能性大）。④ 右侧附睾头囊肿。

5.**手术和病理**　右侧睾丸鞘膜翻转＋右附睾切除术。病理示（右侧附睾）纤维组织增生，血管增生，炎性细胞浸润，呈慢性炎症改变（图7-201）。

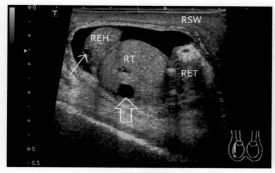

图7-198 慢性附睾炎一

右侧睾丸（RT）大小正常，实质内见一液性区（空心箭号示），界清；右侧阴睾尾部（RET）肿大，回声不均；右侧附睾头（REH）见一液性区（细箭号示），界清；睾丸鞘膜腔见少量积液；RSW为右侧阴囊壁

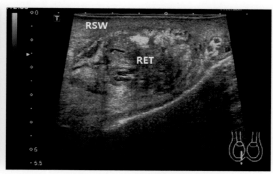

图7-199 慢性附睾炎二

右侧附睾尾部（RET）肿大，回声不均，界欠清；RSW为右侧阴囊壁

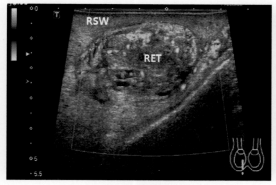

图7-200 慢性附睾炎三

右侧附睾尾部（RET）血流信号增多

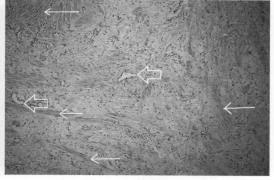

图7-201 慢性附睾炎病理

（HE染色，×100）

镜下见纤维组织增生（细箭号示），血管增生（空心箭号示），间质可见炎症细胞浸润

【病例二】

1.病史与体征 患者，53岁，主诉右侧阴囊肿痛3个月，右侧阴囊硬结1周。3个月前无明显诱因出现右侧阴囊肿痛，无放射痛，就诊于我院，考虑"急性附睾炎"，抗炎治疗后肿痛有好转，1周前右侧阴囊触及一硬结，压痛不明显。查体，阴囊无肿大，皮肤无红肿，右侧睾丸大小正常，右侧附睾尾触及一肿物，质偏硬，无明显触痛。左侧睾丸、附睾未触及异常，双侧精索无增粗。

2.超声图像特征（图7-202～图7-205）

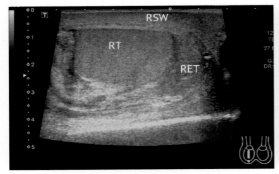

图7-202　急性附睾炎一

（3个月前）右侧睾丸（RT）大小正常，实质
回声均匀，右侧附睾肿大，以尾部（RET）为甚，
回声欠均匀；右侧阴囊壁（RSW）增厚

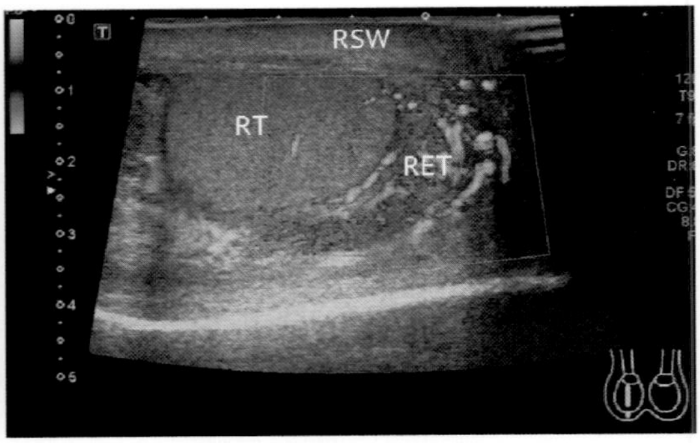

图7-203　急性附睾炎二

（3个月前）右侧睾丸（RT）血流信号未见明
显增多，右侧附睾尾（RET）血流信号明显增多

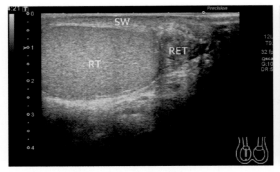

图7-204　慢性附睾炎四

（3个月后）右侧睾丸（RT）大小正常，实质
回声均匀，右侧附睾尾（RET）无明显肿大，回声
不均

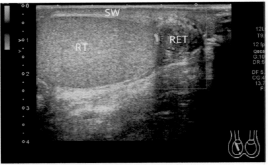

图7-205　慢性附睾炎五

（3个月后）右侧附睾尾（RET）可见少量血流
信号

3.**超声观察要点**　附睾大小、形态，病灶的形态、边界、回声及血流信号分布，结合
病史。

4.**超声诊断**　右侧附睾尾回声不均（慢性炎症可能性大）。

五、超声征象

1.附睾尾部轻度肿大或不肿大。

2.病灶边界不清楚，内部回声不均匀。

3.病灶内可见少量点状血流信号。

六、超声图像鉴别诊断

1.与附睾良性肿瘤相鉴别，良性肿瘤内部回声均匀或不均匀，边界清晰，无炎症病史（图7-206～图7-209）。

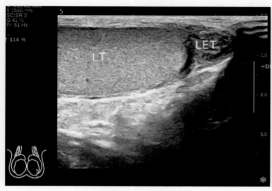

图7-206　慢性附睾炎六

左侧睾丸（LT）大小、形态正常，实质回声均匀；左侧附睾尾部（LET）见一回声不均区，边界不清楚；SW为阴囊壁

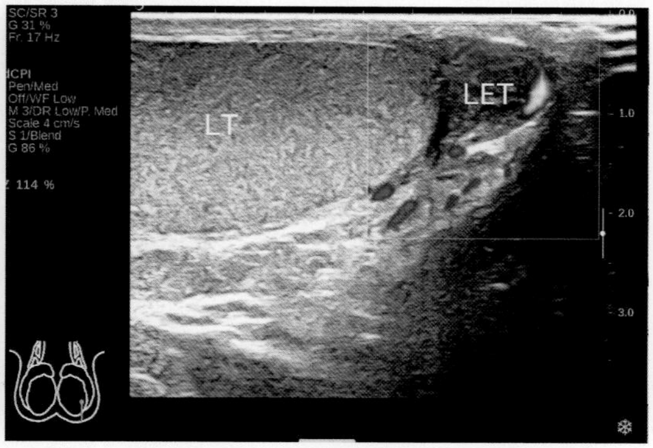

图7-207　慢性附睾炎七

与图7-206为同一患者，左侧附睾尾部（LET）病灶内可见少量血流信号

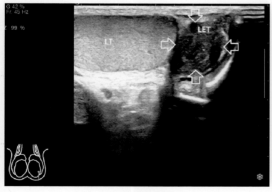

图7-208　附睾平滑肌瘤一

左侧睾丸（LT）大小正常，回声均匀；左侧附睾尾部（LET）见一低回声不均结节（箭号示），界清

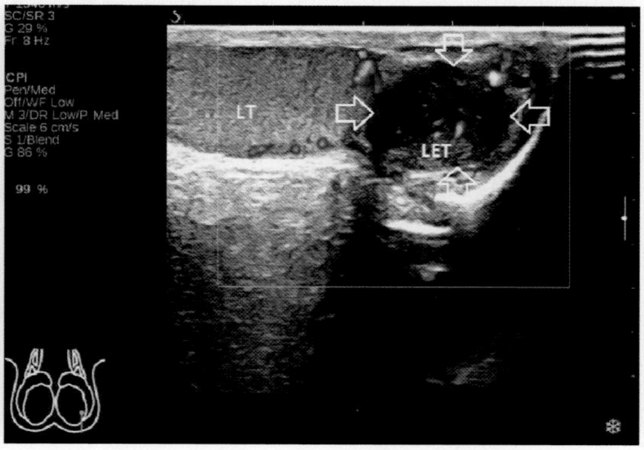

图7-209　附睾平滑肌瘤二

与图7-208为同一患者，左侧附睾尾部低回声结节（箭号示）可见少量血流信号

2.与附睾精子肉芽肿相鉴别，精子肉芽肿结节感较慢性炎症明显，病程迁延（图7-210～图7-213）。

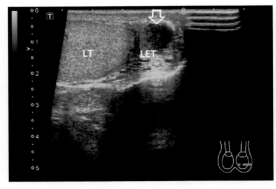

图7-210　慢性附睾炎八

左侧睾丸（LT）大小正常，回声均匀；左侧附睾尾部（LET）见一低回声不均结节（箭号示），界尚清

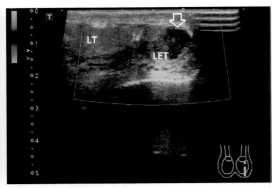

图7-211　慢性附睾炎九

左侧附睾尾部（LET）结节（箭号示）未见明显血流信号

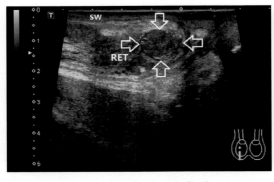

图7-212　附睾精子肉芽肿一

右侧附睾尾部（RET）轻度肿大，可见一低回声不均结节（箭号示），边界尚清晰，形态欠规则；SW为阴囊壁

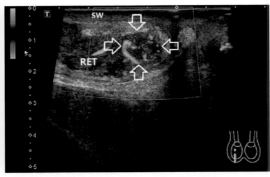

图7-213　附睾精子肉芽肿二

右侧附睾尾部（RET）低回声不均结节（箭号示）可见较丰富血流信号

七、临床价值

高频超声检查有助于鉴别附睾硬结的病因，结合病史能够对附睾慢性炎症做出初步诊断，通过随访或可排除附睾肿瘤。

第十三节 附睾精子肉芽肿

一、病因学

附睾精子肉芽肿多因炎症或外伤而诱发的，附睾管的损伤使得精子溢入管周间质，产生肉芽肿反应。

二、病理解剖和病理生理

早期，中性粒细胞、巨噬细胞、浆细胞等细胞浸润，类上皮细胞、淋巴细胞、多核巨细胞聚集，组织细胞吞噬，形成肉芽肿。后期，成纤维细胞增生，或形成瘢痕。肉芽肿无包膜。精子肉芽肿可阻塞附睾管。

三、临床表现

主要表现为附睾局部硬结，多位于尾部，可伴有轻微疼痛，病程迁延。

四、典型病例超声图像特征及诊断要点

【病例一】 --

1.病史与体征 患者，43岁，主诉发现右侧阴囊肿物半月。半月前无意中发现右侧阴囊肿物，无疼痛。查体，右侧睾丸大小正常，右侧附睾尾部触及一肿物，质中，无触痛。左侧睾丸、附睾无明显异常。

2.超声图像特征（图7-214、图7-215）

3.超声观察要点 附睾大小、形态，病灶的位置、边界、回声及血流信号分布，阴囊壁、睾丸的声像图变化。

4.超声诊断 右侧附睾尾部结节（精子肉芽肿可能性大，肿瘤待排除）。

5.手术和病理 右附睾肿物切除术。病理示精子肉芽肿（图7-216）。

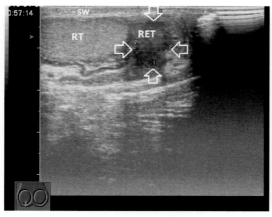 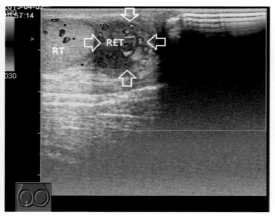

图 7-214 附睾精子肉芽肿三

右侧附睾尾部（RET）轻度肿大，可见一椭圆形病灶（箭号示），边界尚清晰，形态欠规则，病灶内部回声不均匀；RT 为右侧睾丸，SW 为阴囊壁

图 7-215 附睾精子肉芽肿四

病灶（箭号示）可见较丰富血流信号

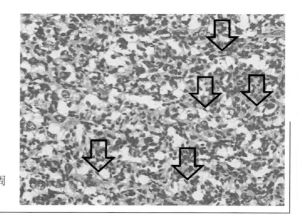

图 7-216 附睾精子肉芽肿病理一

（HE 染色，×400）

镜下见间质水肿，大量精子溢出（箭号示），周围可见大量淋巴细胞、巨噬细胞

【病例二】

1. **病史与体征** 患者，68 岁，主诉反复左侧阴囊肿痛 2 个月。2 个月前无明显诱因出现反复左侧阴囊肿痛，呈阵发性胀痛，无向他处反射，伴发热，体温最高达 39℃。查体左侧阴囊轻度肿大，表面皮肤无破溃、红肿，皮温正常，左侧附睾尾部触及一结节，质稍硬，无压痛，左侧睾丸及右侧睾丸、附睾大小正常，无结节及压痛。

2. **实验室检查** 血常规正常。

3. **超声图像特征**（图 7-217、图 7-218）

4. **超声观察要点** 附睾大小、形态，病灶的位置、范围、回声及血流信号改变，睾丸

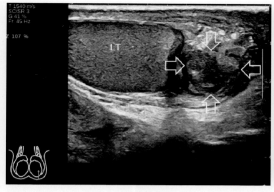

图7-217　附睾精子肉芽肿五

左侧睾丸（LT）大小正常，回声均匀；左侧附睾尾部见一回声不均结节（箭号示），界不清，形态不规则

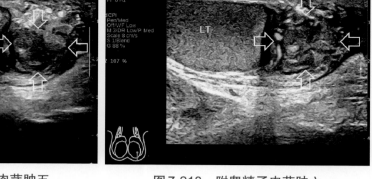

图7-218　附睾精子肉芽肿六

左侧附睾尾部回声不均结节（箭号示）可见少量血流信号

的声像图变化。

5.超声诊断　左侧附睾尾部结节（精子肉芽肿可能性大，肿瘤待排除）。

6.手术和病理　左侧附睾切除。病理示（左侧）附睾精子肉芽肿（图7-219）。

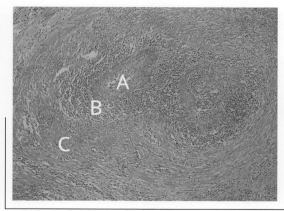

图7-219　附睾精子肉芽肿病理二

（HE染色，×40）

镜下见精子肉芽肿结构，A为溢出的精子及浸润的中性粒细胞，B为巨噬细胞和淋巴细胞围绕，C为纤维组织

五、超声征象

1.多为单发，多位于附睾尾部，局部轻度肿大。

2.多数病灶具有结节感，形态欠规整，边界欠清晰。内部回声不均匀，以低回声多见。后期，以不均匀高回声多见，或伴有钙化灶。

3.病灶内可见到较丰富的血流信号，后期仅有少量血流信号。

六、超声图像鉴别诊断

1.应与慢性附睾炎相鉴别，精子肉芽肿结节感较明显，病程迁延（参见"慢性附睾炎"）。

2.应与附睾结核相鉴别，结核常有反复发作史，常伴有泌尿系结核、肺结核等病史（图7-220～图7-222）。

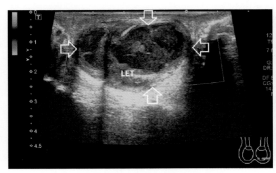

图7-220　附睾结核一

患者主诉发现左侧阴囊反复肿痛2年；左侧附睾尾部（LET）增大，内见一低回声不均团块（箭号示），界尚清，可见少量血流信号

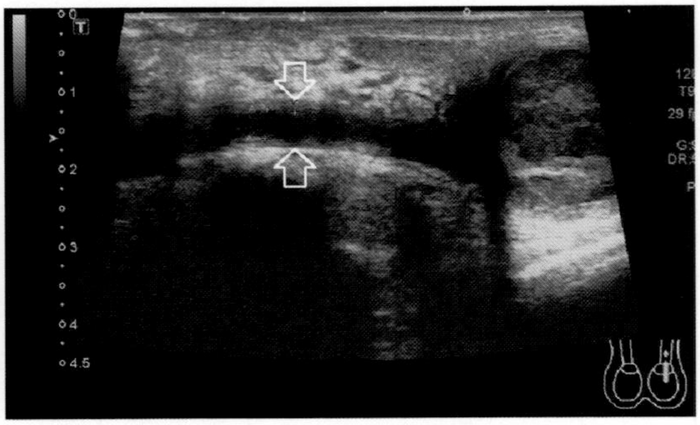

图7-221　输精管结核

与图7-220为同一患者，左侧输精管（箭号示）扩张，壁增厚、毛糙，内透声差

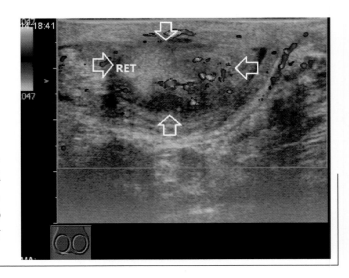

图7-222　附睾精子肉芽肿七

患者主诉发现右侧睾丸肿物4个月，无结核病史；右侧附睾尾部（RET）见一低回声不均结节（箭号示），界欠清，可见中等量血流信号。病理示（右附睾）精子肉芽肿，周围附睾管扩张，其内可见精子、炎性渗出物及小灶钙化

3.应与附睾肿瘤相鉴别，良性肿瘤，边界清晰，血流信号少。恶性肿瘤，生长速度快。肿瘤无急性炎症史、外伤史（图7-223、图7-224）。

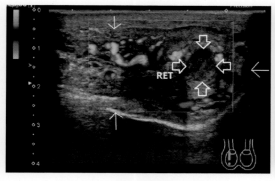

图7-223 附睾精子肉芽肿八

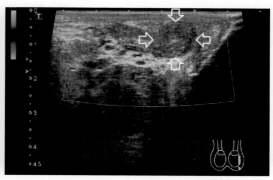

图7-224 附睾平滑肌瘤

患者主诉发现右侧阴囊肿物40余天，伴疼痛；右侧附睾（细箭号示）增大，回声不均，可见丰富血流信号；附睾尾部（RET）见一回声不均区（空心箭号示），界尚清，周边见较丰富血流信号。病理示（右侧附睾肿物）送检附睾组织间质见较多中性粒细胞、组织细胞、淋巴细胞、浆细胞等炎细胞浸润，并见小脓肿形成，符合附睾精子肉芽肿

患者主诉发现左侧阴囊肿物5年，无疼痛；左侧附睾尾部见一低回声结节，界尚清，可见少量血流信号

七、临床价值

高频超声检查，结合相关病史、病程，能够对附睾硬结的病因做出初步判断。附睾精子肉芽肿，尤其后期纤维化的病灶，容易与附睾慢性炎症混淆。

第十四节 附睾结核

一、病因学

附睾结核是男性生殖系中最常见的结核，多继发于泌尿系结核，也可为独自发病。结核杆菌最容易感染的部位是附睾尾部。

二、病理解剖和病理生理

急性期，炎症细胞浸润，干酪样坏死，肉芽肿、脓肿形成。慢性期，病灶局限，以纤维化为主，或伴钙化。

三、临床表现

急性发作期，阴囊红肿，疼痛明显，附睾局部或弥漫性肿大，或附睾触诊不清。慢性期，主要表现为附睾局部硬结，或有轻微疼痛。多伴有反复发作病史，少数病例仅表现为附睾局部硬结。

四、典型病例超声图像特征及诊断要点

【 **病例一** 】

1.病史与体征　患者，36岁，主诉发现右侧阴囊肿物1年余。1年余前无意中发现右侧阴囊肿物，质中，无疼痛。近半年来阴囊肿物较前增大，偶有疼痛。查体，右侧阴囊中下部见一窦道，约米粒大小，无流脓，右侧睾丸大小正常，右侧附睾尾部触及一肿物，质中，轻微触痛。左侧睾丸、附睾未触及明显异常，双侧精索无增粗。

2.其他检查　血常规、血沉（4mm/h）正常，嗜酸粒细胞升高（0.59×10⁹/L），抗结核抗体阴性；胸部X线正侧位片未见明显异常。

3.超声图像特征（图7-225 ～图7-227）

4.超声观察要点　附睾大小、形态，病灶范围、边界、回声及血流信号改变，阴囊壁病灶范围、边界及与附睾睾丸的关系。

5.超声诊断　① 右侧附睾尾部结节（考虑结核）。② 右侧阴囊壁低回声区（考虑结核）。

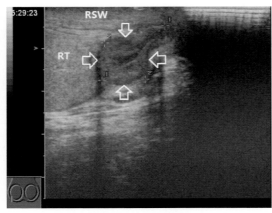

图7-225　附睾结核二

右侧附睾尾部肿大，内见一结节（箭号示），界欠清，呈不均匀低回声，可见小液性区；RT为右侧睾丸，RSW为右侧阴囊壁

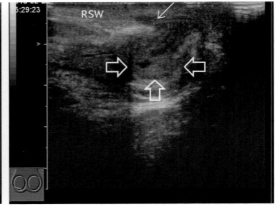

图7-226　附睾结核三

右侧附睾尾部结节（空心箭号示）低回声区延伸至右侧阴囊壁（细箭号示）

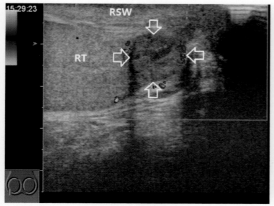

图7-227 附睾结核四

右侧附睾尾部结节（箭号示）周边见较少量血流信号

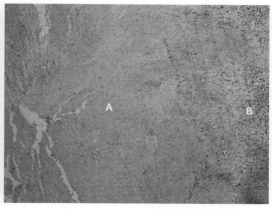

图7-228 附睾结核病理一

（HE染色，×40）

镜下见大片干酪样坏死区（A），坏死细胞无细胞核，胞质均质红染；周围可见炎症细胞（B）

6.手术和病理 右附睾切除术。术中见右侧附睾、鞘膜、皮肤粘连严重，并形成窦道，右侧睾丸大小、质地正常，右侧附睾尾部扪及一质稍硬肿物，表面不光滑，与右侧阴囊壁紧密粘连。病理：右侧附睾结核伴干酪样坏死（图7-228）。

【病例二】

1.病史与体征 患者，52岁，主诉右侧阴囊疼痛2年余。2年余前无明显诱因出现右侧阴囊阵发性闷痛，伴阴囊坠胀感，程度较轻，无午后潮热、盗汗等。查体，阴囊无明显肿大，右侧睾丸大小正常，实质内触及一结节，质稍硬，有压痛，右侧附睾头触及一结节，质稍硬，有压痛，局部皮肤无红肿，左侧睾丸、附睾未触及异常。

2.其他检查 血常规正常；胸部正侧位片双上肺陈旧性病灶、右下胸膜肥厚。

3.超声图像特征（图7-229～图7-233）

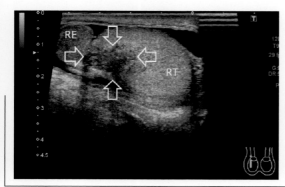

图7-229 睾丸结核一

右侧睾丸（RT）大小正常，实质内见一低回声结节（空心箭号示），界不清；右侧附睾（RE）肿大；睾丸鞘膜腔见少量液性区（细箭号示）

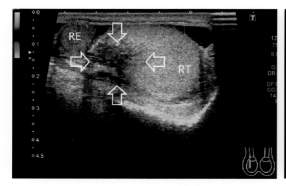

图7-230　睾丸结核二

右侧睾丸（RT）内低回声结节（箭号示）边缘可见少量血流信号

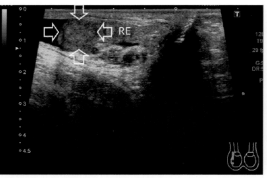

图7-231　附睾结核三

右侧附睾（RE）回声减低不均，头部见一低回声结节（箭号示），界尚清

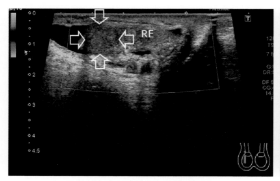

图7-232　附睾结核四

右侧附睾（RE）头低回声结节（箭号示）可见少量血流信号

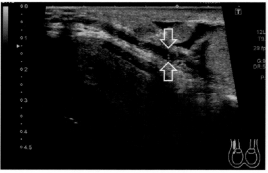

图7-233　输精管结核

右侧输精管（阴囊段）扩张（箭号示），内透声欠佳

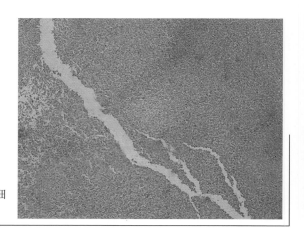

图7-234　附睾结核病理二

（HE染色，×40）

镜下可见大片坏死区域，细胞崩解坏死，无细胞核

4.超声观察要点　附睾大小、形态，病灶范围、边界、回声及血流信号改变，及与阴囊壁、睾丸的关系。

5.超声诊断　① 右侧睾丸低回声结节（结核？炎性？）。② 右侧睾丸鞘膜腔积液。③ 右侧附睾回声减低不均伴附睾头低回声结节（结核？炎性？）。④ 右侧输精管扩张。

6.手术和病理　右侧睾丸结节活检＋右侧附睾肿物切除术。术中见右侧睾丸内侧一结节，右侧附睾头一实性肿物，质韧，界限欠清。病理示（右侧附睾肿物）慢性肉芽肿性炎伴干酪样坏死，倾向结核。结核杆菌PCR检测结果为阳性。（右侧睾丸结节）送检组织机械性损伤明显，结构欠清，考虑炎性（图7-234）。

五、超声征象

1.急性期　附睾局部或弥漫性肿大，病灶以不均匀低回声多见，边界不清晰，病灶内血流信号丰富，分布杂乱。或伴有含细点状回声的液性区。坏死、脓肿区无血流显示。

2.慢性期　病灶局限，边界不清晰，以不均匀、等或高回声多见，或可见强回声斑，病灶内有少量血流信号。

3.可伴有睾丸、精索或阴囊壁结核。

六、超声图像鉴别诊断

1.与附睾炎相鉴别　参见"附睾炎"。

2.应与附睾精子肉芽肿相鉴别　参见"附睾精子肉芽肿"。

3.与附睾肿瘤相鉴别　良性肿瘤，边界清晰。恶性肿瘤，生长速度快。肿瘤无结核感染病史、反复发作病史及相关症状体征等（图7-235、图7-236）。

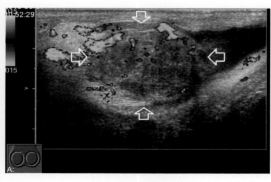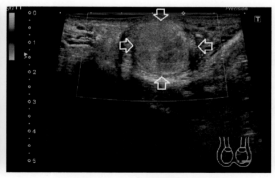

图7-235　附睾结核五

患者主诉右侧阴囊肿物5月余，伴反复肿痛；右侧附睾头见一低回声团块（箭号示），界尚清，内回声不均，周边可见较丰富血流信号

图7-236　附睾腺瘤样瘤

患者主诉发现左侧阴囊硬结1年，无疼痛；左侧附睾尾部见一低回声团块（箭号示），界尚清，内回声不均，可见少量血流信号

七、临床价值

高频超声检查，结合相关病史、病程，能够对大多数附睾结核做出初步诊断。慢性纤维化期附睾结核，容易与附睾慢性炎症、精子肉芽肿相混淆。无症状、边界清楚的附睾结核容易与附睾良性肿瘤相混淆。

第十五节　附睾囊肿

一、病因学

附睾囊肿主要因输出小管或附睾管局部囊状扩张而形成的。

二、病理解剖和病理生理

附睾囊肿多见于头部，多为输出小管局部扩张，单发或多发。附睾管局部扩张较少见，多为单发，发生于体部或尾部。囊肿直径数毫米至数厘米。精液囊肿，囊液内含有大量死亡精子。

三、临床表现

附睾囊肿无相应症状，小囊肿不易被触及，大的囊肿表面光滑，具有囊性感，无触痛。

四、典型病例超声图像特征及诊断要点

【病例一】

1. **病史与体征**　患者，34岁，因"不育症"行阴囊超声检查，阴囊无肿痛病史。查体，阴囊无肿大，双侧睾丸、附睾大小正常，无结节及压痛，双侧精索无增粗。

2. **超声图像特征**（图7-237、图7-238）

3. **超声观察要点**　附睾囊肿的位置、大小，囊内透声，囊壁厚薄，有无血供。

4. **超声诊断**　右侧附睾头囊肿。

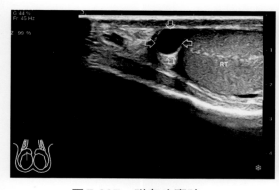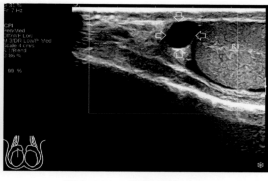

图7-237　附睾头囊肿一

图7-238　附睾头囊肿二

右侧附睾头见一液性区（箭号示），界清，壁　右侧附睾头液性区（箭号示）未见明显血流信号
薄，后方回声增强

【病例二】

1.**病史与体征**　患者，55岁，主诉发现左侧阴囊肿物2年余。2年余前偶然发现左侧阴囊肿物，约蚕豆大小，质偏软，无疼痛，此后肿物逐渐增大。查体，阴囊皮肤无红肿，左侧阴囊内触及一肿物，质软，无压痛，左侧睾丸受压未触及结节，左侧附睾触诊不清。右侧睾丸、附睾大小正常，无结节及压痛。

2.**超声图像特征**（图7-239、图7-240）

3.**超声观察要点**　囊性团块大小、范围、边缘、内部回声及血流信号分布，团块与附睾关系。

4.**超声诊断**　左侧阴囊内囊性多房性团块（考虑附睾囊肿）。

5.**手术和病理**　左侧附睾囊肿切除术。术中见左侧附睾一多房囊性肿物，切开见较澄清液体，左侧睾丸未见异常。病理示（左附睾囊肿壁）符合附睾囊肿。

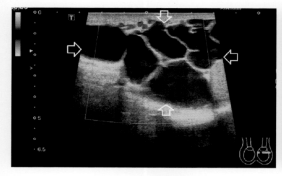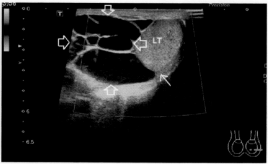

图7-239　附睾囊肿一

图7-240　附睾囊肿二

左侧阴囊内见一囊性团块，呈多房性，内见多条高回声分隔带，未见明显血流信号

囊性团块（空心箭号示）与左侧附睾体部（细箭号示）关系密切，附睾头部显示不清

五、超声征象

1.单发或多发，圆形或椭圆形，囊壁薄，内呈无回声，囊壁无血流信号显示。

2.数条输出小管扩张形成的囊肿，可融合成多房性囊肿。

3.附睾头的大囊肿因压迫输出小管，可使睾丸网轻度扩张。

4.精液囊肿，内含大量细点状回声。

六、超声图像鉴别诊断

与囊状附件相鉴别，囊性附件可紧贴于附睾头旁，形似附睾囊肿，挤压时，囊性附件可移位（图7-241、图7-242）。

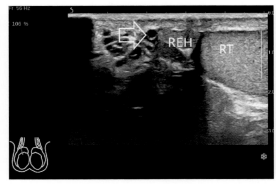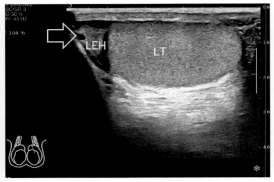

图7-241　附件囊肿	图7-242　附睾头囊肿
右侧附睾头（REH）旁见一液性区（箭号示），界清；RT为右侧睾丸	左侧附睾头内（LEH）见一液性区（箭号示），界清；LT为左侧睾丸

七、临床价值

附睾囊肿，表面张力较高时，临床触诊形似肿瘤，超声检查可以明确诊断，避免不必要的手术。

第十六节　附睾腺瘤样瘤

一、病因学

附睾肿瘤的发生，可能与附睾损伤、感染、放射线辐射以及接触致癌物等有关。

二、病理解剖和病理生理

大多数附睾肿瘤为良性肿瘤，以腺瘤样瘤居多，多位于尾部。瘤体呈圆形或卵圆形，边界清楚，由上皮细胞和纤维间质细胞构成。

三、临床表现

附睾肿瘤临床少见，常无症状，多偶然发现，生长缓慢。触诊，瘤体表面光滑，质韧，无压痛或轻微压痛。

四、典型病例超声图像特征及诊断要点

【病例一】

1.**病史与体征**　患者，68岁，主诉发现左侧阴囊肿物2个月。2个月前偶然触及左侧阴囊无痛性肿物，约黄豆大小。查体，双侧睾丸无肿大，左侧附睾尾部触及一结节，质地中等，境界清楚，无触痛，右侧附睾未触及异常。

2.**超声图像特征**（图7-243、图7-244）

3.**超声观察要点**　附睾形态、大小，结节位置、大小、边界、回声及血流分布。结节与睾丸、阴囊壁关系。

4.**超声诊断**　左侧附睾尾部结节（良性肿瘤可能性大）。

5.**手术和病理**　左侧附睾肿物切除术。术中见左附睾一肿物，质稍硬，与周围无明显粘连。病理示（左附睾）腺瘤样瘤。

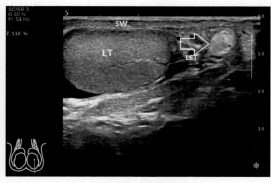

图7-243　附睾腺瘤样瘤一

左侧附睾尾部（LET）见一高回声结节（箭号示），呈椭圆形，边界清楚，回声尚均匀；LT为左侧睾丸，SW为阴囊壁

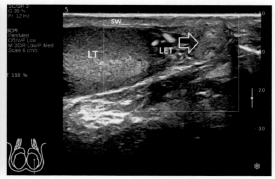

图7-244　附睾腺瘤样瘤二

结节（箭号示）内可见少量血流信号

【病例二】

1.病史与体征 患者，42岁，主诉发现左侧阴囊肿块5个月。5个月前无意中发现左侧阴囊内一肿块，约蚕豆大小，质硬，无疼痛，近来无明显增大。查体，阴囊无肿大，局部皮肤无红肿，左侧睾丸大小正常，左侧附睾触及一肿物，质硬，无明显压痛。右侧睾丸、附睾无明显异常。

2.超声图像特征（图7-245、图7-246）

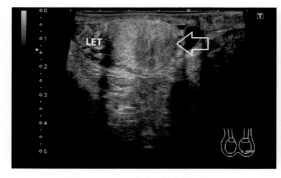 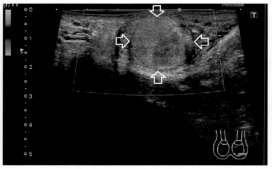

图7-245 附睾腺瘤样瘤三 | 图7-246 附睾腺瘤样瘤四

左侧附睾尾部（LET）见一稍高回声结节（箭号示），呈椭圆形，边界清楚，内部回声欠均匀 | 左侧附睾尾部结节（箭号示）可见少量血流信号

3.超声观察要点 附睾形态、大小，结节的位置、大小、边界、回声及血流分布。结节与睾丸、阴囊壁关系。

4.超声诊断 左侧附睾尾部结节（腺瘤样瘤可能性大）。

5.手术和病理 左侧附睾肿物切除术。术中见左侧附睾尾部一肿物，质稍硬，与周围无明显粘连。病理示（左侧附睾）腺瘤样瘤（图7-247）。

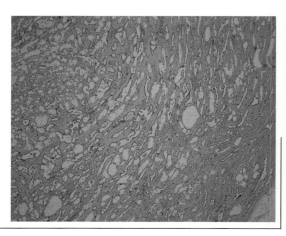

图7-247 附睾腺瘤样瘤病理

（HE染色，×40）

镜下见大小不等、形态不一的腺管样结构和淋巴管样腔隙

五、超声征象

1.多位于附睾尾部，瘤体呈圆形或椭圆形，边界清楚，以低或等回声多见，回声均匀或欠均匀，有少量点状血流信号。

2.少数瘤体呈囊实性。

3.尾部肿瘤或伴有头体部的附睾管扩张。

六、超声图像鉴别诊断

应注意与慢性附睾炎、附睾结核、精子肉芽肿相鉴别，参见"附睾炎""附睾精子肉芽肿""附睾结核"等。

七、临床价值

附睾腺瘤样瘤有较典型的超声表现，结合病史及症状体征，超声能够做出初步诊断。

第十七节　附睾淤积症

一、病因学

输精管结扎等因素使睾丸、附睾分泌液及精子不能排入输精管，从而导致附睾管扩张、附睾肿大，形成了附睾淤积症。

二、病理解剖和病理生理

各种因素使输精管梗阻后，睾丸、附睾分泌液及精子淤积于附睾管内。多数患者，分泌液可被附睾重吸收。炎症等因素可使附睾的吸收功能降低，导致分泌液淤积、附睾管扩张。

三、临床表现

双侧或单侧附睾胀痛，附睾弥漫性肿大，质较硬，与周围组织无粘连。

四、典型病例超声图像特征及诊断要点

【病例一】

1.病史与体征　患者，63岁，主诉右侧阴囊胀痛3个月。双侧输精管结扎术后20余年，3个月前无明显诱因出现右侧阴囊胀痛，程度较轻。查体，阴囊无肿大，皮肤无红肿，双侧睾丸及左侧附睾大小正常，质软，右侧附睾稍肿大，质较硬，有压痛，右侧输精管阴囊段触及一结节，质硬，无压痛，左侧输精管未触及异常。

2.超声图像特征（图7-248～图7-250）

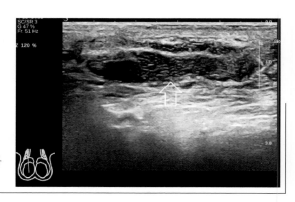

图7-248　附睾淤积症一

右侧附睾稍肿大，附睾管明显扩张（空心箭号示），呈网格状改变

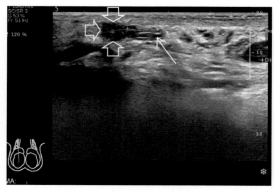

图7-249　附睾淤积症二

右侧输精管（阴囊段）（细箭号示）见一低回声结节（空心箭号示），界尚清

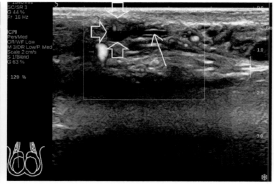

图7-250　附睾淤积症三

右侧输精管（阴囊段）（细箭号示）低回声结节（空心箭号示）可见少量血流信号

3.超声观察要点　附睾大小、形态，附睾管扩张程度，附睾内有否其他病灶，输精管（阴囊段）是否扩张或有结节。

4.超声诊断　① 右侧附睾管扩张（附睾淤积症）。② 右侧输精管（阴囊段）结节（肉芽肿？）。

【病例二】

1.**病史与体征**　患者，51岁，主诉反复阴囊疼痛10年，加重20余天。双侧输精管结扎术后病史。10年前开始出现双侧阴囊胀痛，呈间断性发作，阴囊皮肤无红肿。未重视及诊治，此后症状反复。20余天前上述症状加重，性质同前。查体，阴囊无红肿、破溃，双侧睾丸大小正常，无压痛，双侧输精管分别触及一结节，质中，有压痛。

2.**超声图像特征**（图7-251、图7-252）

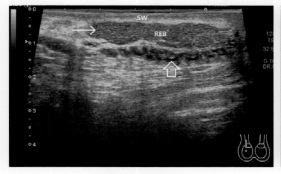

图7-251　附睾淤积症四

右侧附睾弥漫性肿大，附睾管扩张，呈细网格样改变（细箭号示）；右侧输精管起始段内径增宽（空心箭号示）；REB为右侧附睾体部，SW为阴囊壁

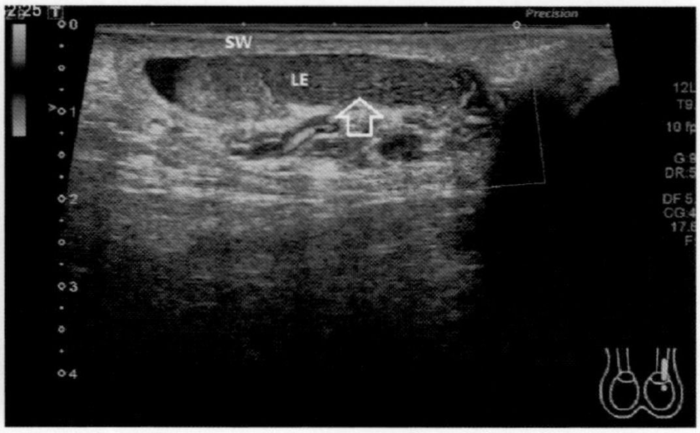

图7-252　附睾淤积症五

左侧附睾（LE）弥漫性肿大，附睾管扩张，呈细网格样改变（箭号示），附睾内可见少量血流信号

3.**超声观察要点**　双侧附睾大小、形态，附睾内有否其他病灶，附睾管扩张程度，输精管（阴囊段）是否扩张。

4.**超声诊断**　双侧附睾淤积症。

5.**手术**　阴囊探查+双侧输精管结节切除+双侧输精管疏通术。术中游离双侧输精管，分别见一结节，纵行切开左侧输精管约0.5cm，注射器穿刺右侧输精管注水发现右侧输精管远端通畅、近端梗阻。

6.**出院诊断**　附睾淤积症。

五、超声征象

1.双侧或单侧附睾弥漫性肿大，附睾管扩张，呈"细网格样"改变，内可见到少量血流信号。

2.伴有输精管起始段扩张。

六、超声图像鉴别诊断

附睾淤积症应注意与因附睾尾部病灶（炎性结节、肿瘤）压迫所致的附睾管扩张相鉴别，后者有相关声像图表现（图7-253～图7-256）。

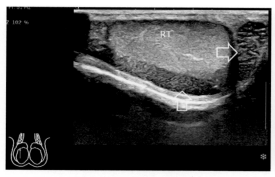

图7-253 附睾淤积症六

患者41岁，双侧输精管结扎术后6年，主诉右侧阴囊胀痛2个月；右侧睾丸（RT）大小、形态正常，实质回声均匀；右侧附睾管扩张（箭号示）

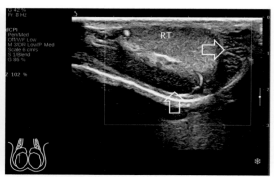

图7-254 附睾淤积症七

右侧附睾（箭号示）血流信号未见明显增多

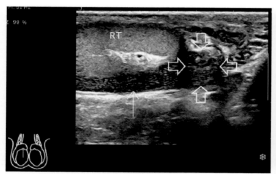

图7-255 附睾尾部炎性肉芽肿一

右侧附睾尾部增厚、回声不均，内见一低回声结节（空心箭号示），界尚清；右侧附睾管扩张（细箭号示）；RT为右侧睾丸

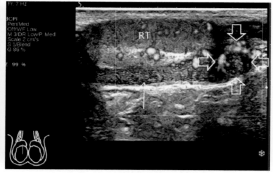

图7-256 附睾尾部炎性肉芽肿二

右侧附睾尾部低回声结节（空心箭号示）可见较丰富血流信号；右侧附睾（细箭号示）血流信号未见明显增多

七、临床价值

高频超声检查能够判断附睾管扩张的原因与程度。

第十八节　精索静脉曲张

一、病因学

大多数精索静脉曲张是因精索内静脉的静脉瓣缺如或关闭不全引起的，少数为精索静脉受压（如左肾静脉胡桃夹征）使远端静脉扩张所致。

二、病理解剖和病理生理

精索内静脉血液反流并淤滞于蔓状静脉丛，使睾丸内的静脉压和温度升高，导致睾丸生精细胞凋亡，生精功能下降。

三、临床表现

多见于青壮年，左侧或双侧精索静脉曲张较多见。轻度曲张的患者可无任何症状体征，重度曲张的患者阴囊坠胀，长时间站立时症状加重，可触及迂曲扩张的静脉丛。

四、典型病例超声图像特征及诊断要点

【病例一】

1.病史与体征　患者，13岁，主诉外伤后右侧阴囊疼痛2天。2天前因外伤致右侧阴囊疼痛，程度较轻，呈持续性胀痛，伴触痛。查体，右侧阴囊稍红肿，有触痛，皮温无升高，双侧睾丸、附睾大小正常，未触及结节。双侧精索静脉无明显曲张。

2.超声图像特征（图7-257、图7-258）

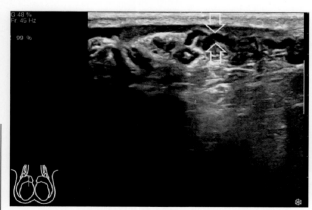

图7-257　右侧精索静脉曲张（Ⅰ级反流）一

右侧蔓状静脉丛扩张（箭号示），最大内径1.9mm

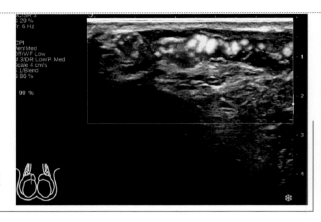

图 7-258　右侧精索静脉曲张（Ⅰ级
　　　　　　反流）二

右侧蔓状静脉丛在 Valsalva 试验时出现
间断性反流，反流的血液沿精索内静脉回流

3.**超声观察要点**　双侧蔓状静脉丛扩张程度，呼吸和 Valsalva 试验时血流信号的改变。

4.**超声诊断**　右侧精索静脉曲张（Ⅰ级反流）。

【**病例二**】

1.**病史与体征**　患者，31岁，因"不育症"行阴囊超声检查，无疼痛、红肿等病史。
查体，双侧阴囊大小正常，无红肿，皮温无升高，双侧睾丸、附睾大小正常，质软，无触
痛。右侧精索静脉Ⅱ度曲张，左侧精索静脉
无明显曲张。

2.**超声图像特征**（图 7-259 ～图 7-261）

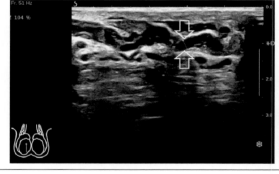

图 7-259　右侧精索静脉曲张（Ⅱ
　　　　　　级反流）一

右侧蔓状静脉丛迂曲扩张（箭号
示），最大内径2.6mm

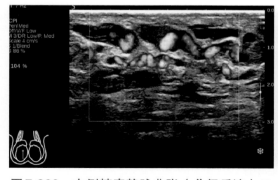

图 7-260　右侧精索静脉曲张（Ⅱ级反流）二

深呼吸时，主要在深吸气末反流阳性

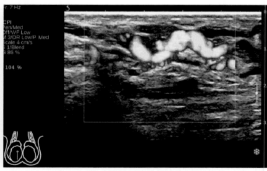

图 7-261　右侧精索静脉曲张（Ⅱ级反流）三

Valsalva 试验反流加重

3. 超声观察要点　蔓状静脉丛扩张程度，呼吸和 Valsalva 试验时血流信号的改变。

4. 超声诊断　右侧精索静脉曲张（Ⅱ级反流）。

【病例三】

1. 病史与体征　患者，27岁，主诉左侧阴囊坠胀感2个月。2个月前开始出现左侧阴囊坠胀感，无疼痛。查体，左侧睾丸较右侧睾丸体积小，无压痛，皮肤无红肿，皮温无升高，双侧附睾大小正常，无结节及压痛。左侧精索静脉Ⅲ度曲张，右侧精索静脉无明显曲张。

2. 超声图像特征（图 7-262～图 7-265）

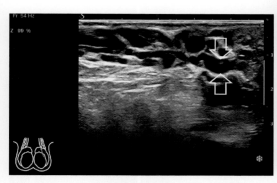

图 7-262　左侧精索静脉曲张（Ⅲ级反流）一

左侧蔓状静脉丛迂曲扩张，最大内径3.7mm（箭号示）

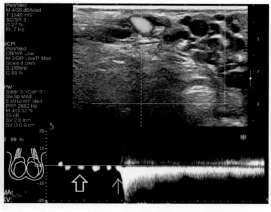

图 7-263　左侧精索静脉曲张（Ⅲ级反流）二

左侧蔓状静脉丛脉冲多普勒平静呼吸时探及反流频谱（空心箭号示），Valsalva试验（细箭号示）反流加重

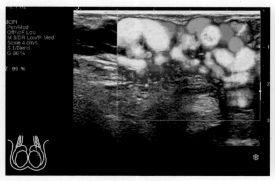

图 7-264　左侧精索静脉曲张（Ⅲ级反流）三

左侧蔓状静脉丛彩色多普勒 Valsalva 试验反流加重

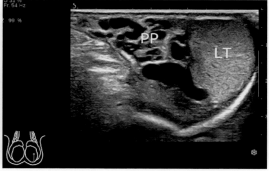

图 7-265　左侧精索静脉曲张（Ⅲ级反流）四

左侧睾丸（LT）体积小，形态正常，实质回声均匀；左侧蔓状静脉丛（PP）迂曲扩张

3.**超声观察要点**　蔓状静脉丛扩张程度，呼吸和Valsalva试验时血流信号的改变，睾丸的大小。

4.**超声诊断**　左侧精索静脉曲张（Ⅲ级反流）。

五、超声征象

1.蔓状静脉丛扩张，最大内径超过1.5mm，Valsalva试验时，血液反流阳性。

2.严重曲张者，可伴有睾丸体积缩小、睾丸鞘膜积液等。

3.精索静脉反流阳性　站立位，Valsalva试验时，蔓状静脉丛持续出现反流，时间超过1s。

4.彩色多普勒超声反流分级　① 0级，Valsalva试验反流阴性，静脉丛最大内径小于1.5mm。② Ⅰ级，仅在Valsalva试验时反流阳性，静脉丛最大内径大于1.5mm，多在1.5～2.2mm。③ Ⅱ级，深吸气末反流阳性，Valsalva试验反流加重，静脉丛最大内径多在2.3～2.6mm。④ Ⅲ级，平静呼吸时反流阳性，Valsalva试验反流加重，静脉丛最大内径多在2.6mm以上。

六、超声图像鉴别诊断

要注意与扩张的精索外静脉和阴囊后壁静脉相鉴别。精索外静脉和阴囊后壁静脉位于蔓状静脉丛周围，仅从灰阶图像上难以与蔓状静脉区别。彩色多普勒Valsalva试验有助于辨别各静脉。精索外静脉和阴囊后壁静脉不发生反流（图7-266、图7-267）。

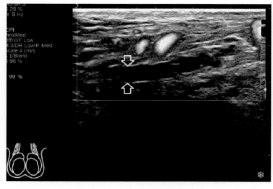

图7-266　精索外静脉

左侧精索外静脉扩张（箭号示），内径约4.2mm，彩色多普勒瓦萨瓦试验无明显反流

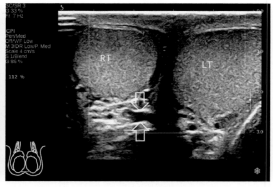

图7-267　阴囊后壁静脉

阴囊后壁静脉扩张（箭号示），内径约2.1mm；LT为左侧睾丸，RT为右侧睾丸

七、临床价值

1.彩色多普勒超声能够发现精索静脉曲张并评估其程度，也可对精索静脉曲张结扎术的疗效进行评价。

2.亚临床精索静脉曲张　亚临床精索静脉曲张是指临床触诊未发现而经X线静脉造影或彩色多普勒超声证实存在的曲张。"亚临床精索静脉曲张"并不能表示曲张的程度，因为有的"亚临床精索静脉曲张"患者其蔓状静脉丛内径可超过3.0mm，因而也不能用蔓状静脉丛内径大小作为判定亚临床精索静脉曲张的指标。

第十九节　睾丸鞘膜腔结石

一、病因学

附件等胚胎残留物坏死脱落钙化、睾丸鞘膜腔积液伴感染所致析出物钙盐沉积等均可形成结石。

二、病理解剖和病理生理

睾丸鞘膜腔结石主要成分为碳酸磷灰石，结石多伴有睾丸鞘膜积液。睾丸鞘膜腔结石不影响睾丸、附睾的功能。

三、临床表现

睾丸鞘膜腔结石并不少见，一般无自觉症状，大的结石可被患者或检查者扪及，并可移动。

四、典型病例超声图像特征及诊断要点

【病例一】

1.病史与体征　患者，27岁，主诉右侧阴囊触及结节1年余。1年余前偶然于右侧阴囊触及一结节，约米粒大小，可移动，无压痛。查体，阴囊无肿大，双侧睾丸、附睾未发现异常，于右侧阴囊扪及一硬结，表面光滑，可移动，无压痛。

2.超声图像特征（图7-268）

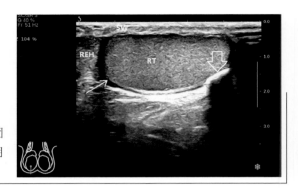

图7-268　睾丸鞘膜腔结石一
　　右侧睾丸（RT）鞘膜腔（细箭号示）见一团状强回声（空心箭号示），后方伴声影；SW为阴囊壁，REH为右侧附睾头

　　3.超声观察要点　睾丸鞘膜腔内结石大小、数目，是否可移动。
　　4.超声诊断　右侧睾丸鞘膜腔结石。

【**病例二**】

　　1.病史与体征　患者，30岁，因"不育症"行阴囊超声检查，阴囊无疼痛、红肿病史。查体，阴囊无肿大，皮肤无红肿、破溃，皮温无升高，双侧睾丸、附睾大小正常，无结节及压痛。
　　2.超声图像特征（图7-269）

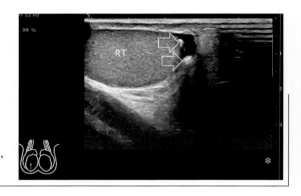

图7-269　睾丸鞘膜腔结石二
　　右侧睾丸鞘膜腔见数个团状高回声（箭号示），后伴声影

　　3.超声观察要点　睾丸鞘膜腔内结石大小、数目，是否可移动。
　　4.超声诊断　右侧睾丸鞘膜腔结石。

五、超声征象

　　1.单个或多个，多为数毫米，呈圆形或椭圆形，可移动。
　　2.呈点状或团状强回声，少数呈等或高回声，大的结石后方伴有声影。
　　3.伴有睾丸鞘膜腔积液。

六、超声图像鉴别诊断

1. 与睾丸鞘膜壁钙化灶相鉴别，钙化灶位于鞘膜壁内，不移动（图7-270）。
2. 与睾丸附件钙化相鉴别，钙化的附件带蒂、可飘动，但不移动（图7-271）。

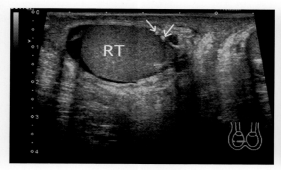 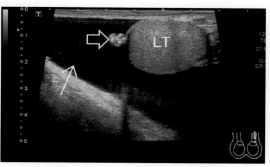

图 7-270 睾丸鞘膜壁钙化灶

右侧睾丸鞘膜壁见数个强回声斑，后伴声影

图 7-271 睾丸附件钙化

左侧睾丸（LT）上极旁见一强回声团（空心箭号示），界清，可飘动但不移动；左侧睾丸鞘膜腔大量积液（细箭号示）

七、临床价值

超声检查是诊断睾丸鞘膜腔结石的最佳方法，容易与阴囊内硬结、肿瘤相鉴别。

第二十节 睾丸鞘膜腔积液

一、病因学

睾丸附睾的炎症、精索静脉曲张、阴囊淋巴管阻塞及低蛋白血症等均可导致睾丸鞘膜过量分泌液体，而形成睾丸鞘膜腔积液。

二、病理解剖和病理生理

胎儿期，腹膜伴随睾丸下降进入腹股沟、阴囊，形成鞘膜突。鞘膜突包绕精索形成精索鞘膜腔，包绕睾丸形成睾丸鞘膜腔。单纯性鞘膜积液，液体澄清。炎症性积液，液体浑浊，含纤维素等沉积物。精索鞘膜腔如不闭锁，腹腔内的液体可流入睾丸鞘膜腔，形成交通性鞘膜积液。

三、临床表现

一侧或双侧阴囊肿大，单纯性鞘膜积液，透光试验阳性。当鞘膜积液伴发感染时，有明显的胀痛。挤压肿大阴囊时，如其容积明显缩小，要考虑交通性鞘膜积液的可能。

四、典型病例超声图像特征及诊断要点

【病例一】

1.病史与体征 患者，63岁，主诉发现阴囊肿大2年。2年前发现阴囊轻度肿大，其程度无明显变化，无阴囊炎症病史。查体，阴囊轻度肿大，皮肤无红肿，双侧睾丸、附睾可触及，未发现异常。

2.超声图像特征（图7-272、图7-273）

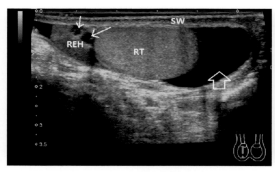 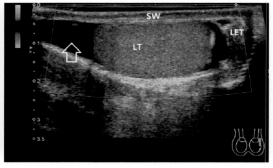

图7-272　睾丸鞘膜腔少量积液一　　　　　　图7-273　睾丸鞘膜腔少量积液二

右侧睾丸（RT）鞘膜腔见少量液性区（空心箭号示），聚集于睾丸上下极周围，内透声好；右侧附睾头（REH）见数个囊肿（细箭号示）；SW为阴囊壁

左侧睾丸（LT）鞘膜腔少量积液（箭号示），内透声好，睾丸实质回声及血流分布正常；SW为阴囊壁，LET为左侧附睾尾

3.超声观察要点 睾丸鞘膜腔积液位置、积液量，以及积液的透声情况，并注意是否合并睾丸附睾精索及阴囊的相关疾病。

4.超声诊断 ① 双侧睾丸鞘膜腔少量积液。② 右侧附睾头囊肿。

【病例二】

1.病史与体征 患者，70岁，主诉发现右侧阴囊肿大3年。3年前无明显诱因发现右侧阴囊肿大，并呈渐进性增大，无疼痛、红肿等。查体，右侧阴囊肿大，皮肤无潮红，无触痛，透光实验阳性，右侧睾丸、附睾触诊不清。左侧睾丸、附睾未发现异常。

2.超声图像特征（图7-274）

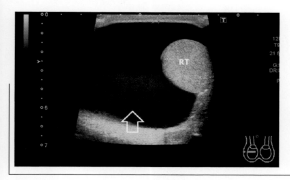

图7-274　睾丸鞘膜腔大量积液

右侧睾丸（RT）鞘膜积液（箭号示），内透声好，睾丸实质回声均匀，位于鞘膜腔一侧

3.超声观察要点　睾丸鞘膜腔积液位置、积液量，以及积液的透声情况，并注意是否合并睾丸附睾的相关疾病。

4.超声诊断　右侧睾丸鞘膜腔大量积液。

【病例三】

1.病史与体征　患者，43岁，主诉右侧阴囊肿痛半月余。半月余前无明显诱因出现右侧阴囊肿痛，行走时加重，抗炎治疗后症状有所缓解。查体，右侧阴囊红肿，右侧附睾肿大，质较硬，有触痛，右侧睾丸大小正常，质软。左侧睾丸、附睾未触及异常。

2.超声图像特征（图7-275、图7-276）

3.超声观察要点　睾丸鞘膜腔积液位置、积液量，以及积液的透声情况，并注意是否合并附睾等脏器相关疾病引起的积液。

4.超声诊断　① 右侧附睾肿大（急性炎症可能性大）。② 右侧睾丸鞘膜腔积液。

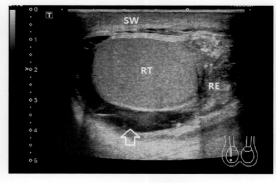

图7-275　睾丸鞘膜腔积液

右侧睾丸（RT）大小正常，实质回声均匀，睾丸鞘膜腔见少量液性区（箭号示），内透声差；右侧附睾（RE）肿大，回声不均；右侧阴囊壁（SW）增厚，回声不均

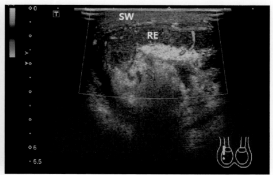

图7-276　附睾炎症

右侧附睾（RE）肿大，回声不均匀，血流信号增多

【病例四】

1.病史与体征 患儿，2岁，家长主诉右侧阴囊肿大1个月。1个月前家长偶然发现患儿右侧阴囊肿大，其大小可随体位改变而变化，无红肿、疼痛。查体，右侧阴囊肿大，挤压时其体积可缩小，无触痛，透光试验阳性，右侧睾丸、附睾触诊不清。左侧阴囊睾丸、附睾未发现异常。

2.超声图像特征（图7-277～图7-279）

3.超声观察要点 睾丸鞘膜腔积液范围，与腹腔是否相通，其大小是否变化。

4.超声诊断 右侧睾丸精索鞘膜腔积液（交通性可能）。

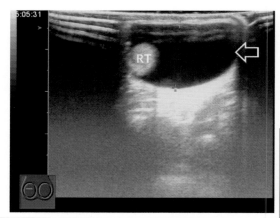

图7-277 交通性睾丸鞘膜腔积液一

右侧睾丸（RT）鞘膜腔见大量液性区（箭号示），挤压可缩小

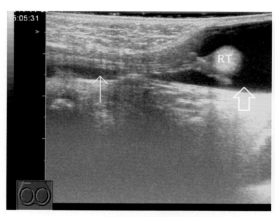

图7-278 交通性睾丸鞘膜腔积液二

右侧睾丸（RT）鞘膜腔液性区（空心箭号示）与精索鞘膜腔液性区（细箭号示）相通

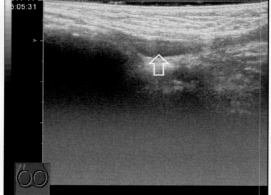

图7-279 交通性睾丸鞘膜腔积液三

右侧睾丸精索鞘膜腔液性区（箭号示）延伸至腹股沟，与腹腔相通

五、超声征象

1.睾丸鞘膜腔少量积液，平卧位，液体聚集于睾丸上下极周围；中等或大量积液，液体包绕睾丸周围（除后缘外）。

2.交通性鞘膜积液，其液体量在挤压时明显减少。

3.单纯性积液呈无回声，炎症、出血性积液，鞘膜腔内出现细点状回声、分隔样回声或絮状回声。

六、超声图像鉴别诊断

睾丸鞘膜腔积液要注意与睾丸旁囊肿相鉴别。睾丸旁囊肿位于睾丸一侧，没有包绕睾丸（图7-280、图7-281）。

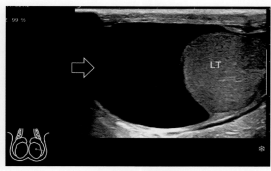

图7-280 睾丸鞘膜腔积液

左侧睾丸（LT）鞘膜腔见中至大量液性区（空心箭号示），内透声好

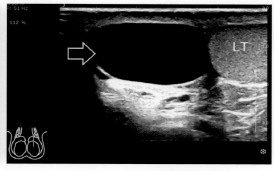

图7-281 睾丸旁囊肿

左侧睾丸（LT）旁见一液性区（箭号示），无包绕睾丸。病理示（左）附睾囊肿

七、临床价值

睾丸鞘膜腔积液，尤其是炎症、出血性积液，通过超声检查容易获得诊断，并可初步判断鞘膜腔积液的原因。也有利于与斜疝的鉴别。

第二十一节 斜疝

一、病因学

腹腔内内容物通过未闭锁的精索鞘膜腔，突入腹股沟和（或）阴囊，即形成斜疝。

二、病理解剖和病理生理

斜疝内容物，常见的有大网膜或小肠。大多数斜疝内容物可还纳，少数患者可发生斜疝内容物的嵌顿，导致大网膜或小肠的缺血、坏死。

三、临床表现

一侧或双侧腹股沟和（或）阴囊内索状包块，无明显疼痛。站立位或 Valsalva 试验时，包块增大。平卧位包块缩小或消失。斜疝嵌顿，患侧腹股沟和（或）阴囊突发剧烈疼痛，严重者可伴有呕吐、腹胀等，包括触痛明显。

四、典型病例超声图像特征及诊断要点

【 病例一 】

1.病史与体征 患者，33岁，主诉发现右侧腹股沟可复性肿物1个月。1个月前发现右侧腹股沟可复性肿物，约乒乓球大小，久站、咳嗽、用力排便时明显，有轻微坠胀感，平卧时可自行还纳，无腹痛、腹胀等。查体，站立位右侧腹股沟可见一椭圆形肿物，进入同侧阴囊，触诊肿物质软，边界清楚，表面光滑，无触痛，还纳肿物压住内环口，肿物不再出现，嘱患者咳嗽内环处有冲击感。双侧睾丸、附睾未发现异常。

2.超声图像特征（图7-282～图7-284）

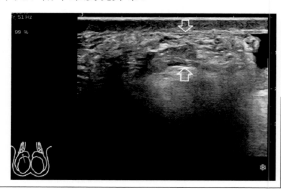

图7-282 斜疝一

右侧腹股沟见一条索状高回声（箭号示），可随腹压改变移动

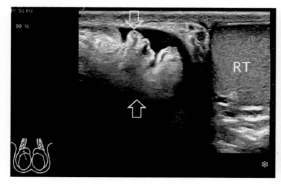

图7-283 斜疝二

右侧腹股沟条索状高回声（箭号示）进入阴囊内；RT为右侧睾丸

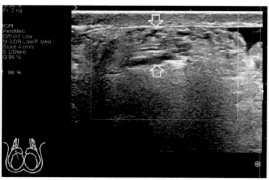

图7-284 斜疝三

条索状高回声（箭号示）内可见少量血流信号

3.**超声观察要点** 斜疝的位置，是否滑动，斜疝内容物的回声及血流信号分布情况，与同侧睾丸附睾的关系。

4.**超声诊断** 右侧腹股沟阴囊斜疝。

5.**手术** 腹腔镜下右侧斜疝无张力修补术。术中见疝囊底部达同侧阴囊，疝内容物为大网膜。

【病例二】

1.**病史与体征** 患者，82岁，主诉发现右侧腹股沟区可复性肿物1月余。1月余前无明显诱因出现右侧腹股沟区可复性肿物，约鸽蛋大小，久站、咳嗽、用力时明显，偶伴坠胀感，平卧休息时肿物可自行还纳，无腹胀、腹痛等。查体，右侧腹股沟区见一椭圆形肿物，进入同侧阴囊，质软，边界清楚，表面光滑，无触痛，向腹股沟区按压可还纳，左侧腹股沟区未及异常。双侧睾丸、附睾大小正常，无结节及压痛。

2.**超声图像特征**（图7-285、图7-286）

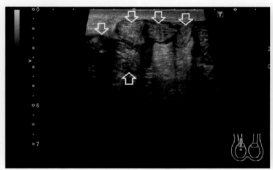 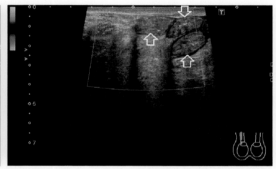

图7-285　斜疝四　　　　　　　　　　　　　　图7-286　斜疝五

右侧阴囊内见肠管样回声（箭号示），可蠕动，　　　右侧阴囊内肠管样回声（箭号示），肠壁可见
并随腹压改变移动　　　　　　　　　　　　　　少量血流信号

3.**超声观察要点** 腹股沟区及阴囊内肠管的结构、回声及肠壁血流信号分布情况，是否蠕动，与同侧精索、睾丸、附睾的关系。

4.**超声诊断** 右侧腹股沟至阴囊内肠管样回声（斜疝可能）。

5.**手术** 右侧腹股沟斜疝无张力修补术。术中见疝内容物为小肠，疝囊远端达阴囊根部。

【病例三】

1.**病史与体征** 患者，3岁，家属主诉发现左侧腹股沟肿物伴疼痛1天。1天前家属发现患儿左侧腹股沟一肿物，约鹌鹑蛋大小，有轻度触痛，平卧位或用手按压肿物不可还纳。查体，左侧腹股沟触及一肿物，延伸至阴囊内，质软，轻触痛，表面皮肤无红肿，用手往腹股沟方向按压不可还纳，左腹股沟皮下环增宽，右侧腹股沟未触及肿物。双侧睾丸位于阴囊内，大小正常，双侧附睾无结节及压痛。

  2.超声图像特征（图7-287～图7-289）

  3.超声观察要点 斜疝的位置，是否滑动，斜疝内容物的回声及血流信号分布情况，与同侧睾丸附睾的关系。

  4.超声诊断 左侧腹股沟至阴囊肠管样回声（考虑斜疝嵌顿）。

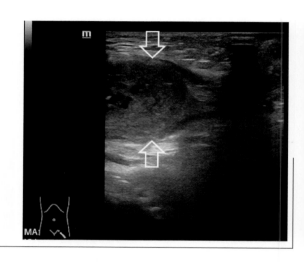

图7-287 斜疝嵌顿一

左侧腹股沟区见肠管样回声（箭号示）

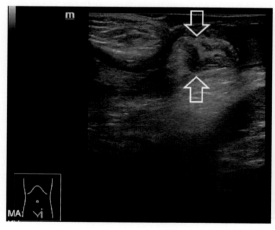

图7-288 斜疝嵌顿二

左侧腹股沟区肠管回声（箭号示）延伸至阴囊内

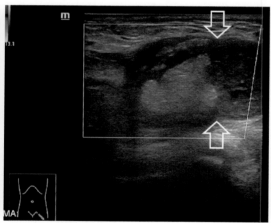

图7-289 斜疝嵌顿三

左侧腹股沟区肠管样回声（箭号示）未见明显血流信号

5. 手术　左侧腹股沟嵌顿疝还纳＋腹腔镜左侧腹股沟斜疝疝囊高位结扎术。术中见右侧腹膜鞘状突已闭，左侧未闭。疝内容物为小肠，肠壁血运正常，疝囊远端达同侧阴囊底部，予以返纳。

五、超声征象

1. 一侧或双侧腹股沟和（或）阴囊内索状包块，腹腔增压时，其体积可增大。

2. 疝内容物为大网膜时，呈不均质索状高回声，可滑动，内有少量血流信号显示；为肠管时，可见到肠蠕动，内见食糜、气体、液体等形成的混合回声，肠壁有少量血流信号显示。

3. 大网膜嵌顿，不滑动，内无血流信号显示。肠嵌顿，肠蠕动消失，肠腔明显扩张、积液，肠壁无血流信号显示。

六、超声图像鉴别诊断

1. 应注意与肿瘤相鉴别　精索肿瘤，其体积不会缩小，也不随腹压改变而滑动。在巨大斜疝（大网膜）占据大部分阴囊时，注意与阴囊内肿瘤相鉴别（图7-290、图7-291）。

2. 应注意与直疝相鉴别　腹壁下动脉是鉴别两者的主要解剖标识（图7-292～图7-295）。

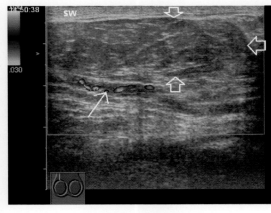

图7-290　精索脂肪瘤

右侧腹股沟至阴囊内见一条索状回声不均团块（空心箭号示），位于精索（细箭号示）前方，界尚清，未见明显血流信号；SW为阴囊壁

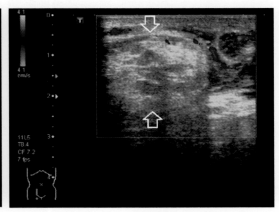

图7-291　腹股沟斜疝一

右侧腹股沟至阴囊内见一条索状高回声（箭号示），可随腹压改变而移动，边缘可见少量血流信号

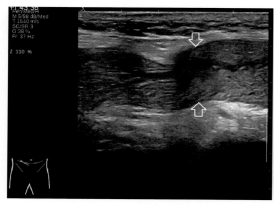

图 7-292 腹股沟直疝一

右侧腹股沟区见肠管样回声（箭号示），与腹腔相通，可随腹压改变而移动

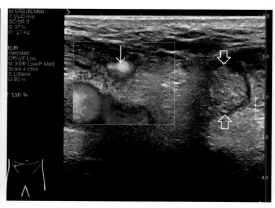

图 7-293 腹股沟直疝二

肠管样回声团块（空心箭号示）位于腹壁下动脉（细箭号示）内侧

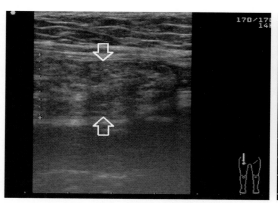

图 7-294 腹股沟斜疝二

右侧腹股沟区见一条索状高回声（箭号示），与腹腔相通，可随腹压改变而移动

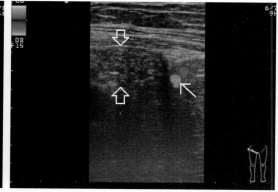

图 7-295 腹股沟斜疝三

右侧腹股沟区条索状高回声（箭号示）位于腹壁下动脉（细箭号示）外侧，未见明显血流信号

七、临床价值

通过超声检查，能够区别斜疝或是腹股沟阴囊内的其他肿块，区别斜疝或是直疝，识别斜疝的内容物，判断斜疝嵌顿的程度，为临床治疗方案的选择提供重要信息。

（薛恩生）

参考文献

[1] 薛恩生. 阴囊及其内容物疾病超声诊断. 福州: 福建科技出版社, 2016.

[2] 姜玉新, 冉海涛. 医学超声影像学. 北京: 人民卫生出版社, 2016.

[3] 李泉水. 浅表器官超声医学. 北京: 科学出版社, 2017.

[4] 谢丽君, 薛恩生, 林礼务, 等. 彩色多普勒超声对睾丸扭转后存活力的预测价值. 中华超声影像学杂志, 2010, 19 (5): 419-422.

[5] 薛恩生, 梁荣喜, 林礼务, 等. 彩色多普勒超声对精索静脉曲张术后生育力指数变化的预测价值. 中华超声影像学杂志, 2010, 19 (1): 36-39.

[6] 薛恩生. 超声技术评价睾丸扭转及其对生精功能的影响. 中华医学超声杂志, 2010, 7 (6): 1-3.

[7] 薛恩生. 睾丸附睾附件扭转的超声诊断. 中华医学超声杂志, 2010, 7 (6).

[8] 陈舜, 薛恩生, 梁荣喜, 等. 高频彩色多普勒超声诊断与鉴别诊断附睾肿瘤. 中国医学影像技术, 2012, 28 (6): 1166-1167.

[9] 陈舜, 薛恩生, 梁荣喜, 等. 超声及腹腔镜探查诊断小儿未触及睾丸. 中国介入影像与治疗学杂志, 2014, 11 (8): 489-492.

[10] 林文金, 薛恩生, 俞丽云, 等. 阴囊内腺瘤样瘤的超声表现. 中华超声影像学杂志, 2015, 24 (11): 992-995.

[11] Salihi R, Moerman P, Timmerman D, et al. Reactive Nodular Fibrous Pseudotumor: Case Report and Review of the Literature. Case Rep Obstet Gynecol, 2014, 2014: 421234. doi: 10. 1155/2014/421234.

[12] Alam K, Maheshwari V, Varshney M, et al. Adenomatoid tumour of testis. BMJ Case Reports, 2011, 2011: bcr20113790. doi: 10. 1136/bcr. 01. 2011. 3790.

[13] Jedrzejewski G, Ben-Skowronek I, Wozniak M M, et al. Testicular adrenal rest tumors in boys with congenital adrenal hyperplasia: 3D US and elastography-Do we get more information for diagnosis and monitoring?J Pediatr Urol, 2013, Dec 9 (6 Pt B): 1032-1037.

[14] Alshehri F M, Akbar M H, Altwairgi A K, et al. Preoperative duplex ultrasound parameters predicting male fertility after successful varicocelectomy. Saudi Med J, 2015, Dec 36 (12): 1439-1445.

第八章 颈部淋巴结分区 08

一、颈部淋巴结解剖分区

参考2013年11月欧洲放射肿瘤学协会提出颈部淋巴结分区方法，将颈部淋巴结分为6大区、9个亚区（图8-1）。

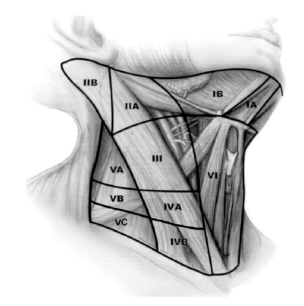

图8-1 颈部淋巴结解剖分区

（一）颈部淋巴结解剖分区

1. Ⅰ区 颏下区及颌下区淋巴结组，分为ⅠA和ⅠB亚区。

（1）ⅠA区（颏下区） 位于下颌舌骨肌、舌骨体、两侧二腹肌前腹之间，引流口底、舌前、下龈前、下唇等区域的淋巴。

（2）ⅠB区（颌下区） 位于下颌骨体、二腹肌前后腹、茎突舌骨肌之间。引流口腔、鼻腔前部、面中部软组织、颌下腺的淋巴。

2. **Ⅱ区** 上颈淋巴结组，分为ⅡA和ⅡB亚区。

（1）**ⅡA区** 位于颌下腺后缘、二腹肌后腹后缘、颈内动脉内缘、颈内静脉后缘、舌骨体下缘水平、斜角肌之间，引流鼻咽、口咽的淋巴。

（2）**ⅡB区** 位于颈内静脉后缘、胸锁乳突肌后缘、乳突尖、舌骨体下缘水平、斜角肌之间，引流鼻咽、腮腺、口鼻腔、喉的淋巴。

3. **Ⅲ区** 中颈淋巴结组，位于舌骨体下缘水平、环状软骨下缘水平、胸骨舌骨肌后缘、颈总动脉内缘、胸锁乳突肌后缘、斜角肌之间。引流甲状腺、喉、口鼻咽的淋巴。

4. **Ⅳ区** 下颈淋巴结组，分为ⅣA和ⅣB亚区。

（1）**ⅣA区** 下颈淋巴结组，位于环状软骨下缘水平、颈横动脉水平、胸骨舌骨肌后缘、胸锁乳突肌后缘、斜角肌之间，引流甲状腺、喉的淋巴。

（2）**ⅣB区** 锁骨上内侧淋巴结组，位于颈横动脉水平、锁骨、胸骨舌骨肌后缘、胸锁乳突肌后缘、斜角肌、头臂静脉、头臂干、左颈总动脉、左锁骨下动脉之间，引流颈段食管、腹腔器官（左侧）和胸腔器官（右侧）的淋巴。

5. **Ⅴ区** 枕后三角区淋巴结组，分为ⅤA、ⅤB、ⅤC亚区。

（1）**ⅤA区** 中颈淋巴结组，舌骨体上缘、胸锁乳突肌后缘、斜方肌前缘、环状软骨下缘、斜角肌之间，引流鼻咽、口咽、枕部皮肤的淋巴。

（2）**ⅤB区** 下颈淋巴结组，位于环状软骨下缘水平、颈横动脉下缘、胸锁乳突肌后缘、斜方肌前缘、斜角肌之间，引流枕部皮肤、甲状腺的淋巴。

（3）**ⅤC区** 锁骨上外侧淋巴结组，颈横动脉下缘、锁骨上缘、胸锁乳突肌后缘、斜方肌前缘、斜角肌之间，引流腹腔器官（左侧）和胸腔器官（右侧）的淋巴。

6. **Ⅵ区** 颈前淋巴结组，包括环甲膜（喉旁）淋巴结、气管周围淋巴结、甲状腺周围淋巴结、胸骨上窝淋巴结。位于舌骨下缘或颌下腺下缘、胸骨柄上缘、颈总动脉内缘之间，引流甲状腺、喉、食管、气管的淋巴。

（二）锁骨上淋巴结

位于颈横动脉下缘与锁骨上缘之间，包括ⅣB区（内侧区）、ⅤC区（外侧区）的淋巴结。

二、颈部淋巴结超声分区

（一）颈部淋巴结超声分区

1. **Ⅰ区** 位于下颌骨、下颌舌骨肌、舌骨体、颌下腺下缘、两侧二腹肌后腹、颌下腺外侧缘之间，分为ⅠA和ⅠB亚区（图8-2～图8-5）。

2. **Ⅱ区** 位于颌下腺后缘、颈内动脉内缘、颈总动脉分叉处（1）上方1～1.5cm（舌骨体水平）、胸锁乳突肌后缘之间，分为ⅡA和ⅡB亚区（图8-6～图8-10）。

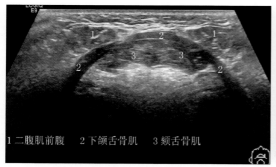

图8-2 颈部淋巴结ⅠA区颏下区横切

ⅠA区位于下颌舌骨肌（2）、两侧二腹肌前腹（1）之间

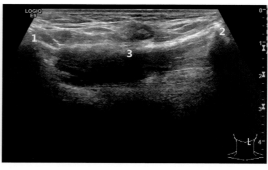

图8-3 颈部淋巴结ⅠA区颏下区纵切

ⅠA区位于下颌骨颏部（1）、下颌舌骨肌（3）、舌骨体（2）之间

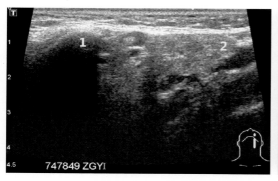

图8-4 颈部淋巴结ⅠB区左侧下颌纵切

ⅠB区位于位于下颌骨体（1）、颌下腺下缘（2）之间

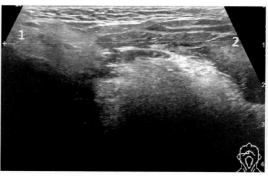

图8-5 颈部淋巴结ⅠB区右侧下颌横切

ⅠB区位于位于颌下腺外侧缘（1）、二腹肌前腹（2）之间

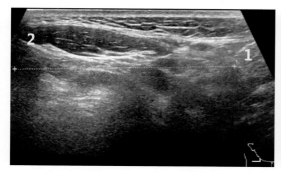

图8-6 颈部淋巴结Ⅱ区右侧颈部上段横切

Ⅱ区位于颌下腺后缘（1）、胸锁乳突肌后缘（2）之间

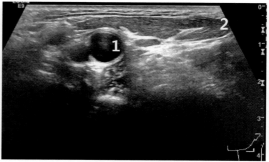

图8-7 颈部淋巴结Ⅱ区左侧颈部上段横切

Ⅱ区位于颈内动脉内缘（1）、胸锁乳突肌后缘（2）之间

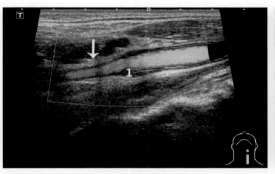

图8-8 颈部淋巴结Ⅱ区左侧颈部上段纵切

Ⅱ区下界位于颈总动脉分叉处（1）上方1cm左右（箭号示）

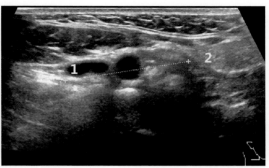

图8-9 颈部淋巴结ⅡA区右侧颈部上段横切

ⅡA区位于颌下腺后缘（2）、颈内静脉后缘（1）之间

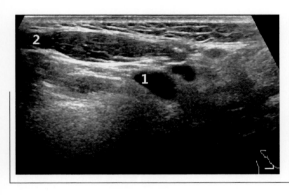

图8-10 颈部淋巴结ⅡB区右侧颈部上段横切

ⅡB区位于颈内静脉后缘（1）、胸锁乳突肌后缘（2）之间

3. Ⅲ区 位于颈总动脉分叉处上方1～1.5cm（舌骨体水平）、肩胛舌骨肌颈内静脉交叉处（环状软骨水平）、颈总动脉内缘、胸锁乳突肌后缘之间（图8-11～图8-13）。

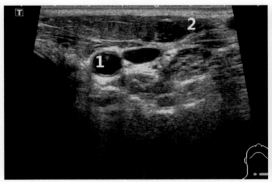

图8-11 颈部淋巴结Ⅲ区左侧颈部中段横切

Ⅲ区位于颈总动脉内缘（1）、胸锁乳突肌后缘（2）之间

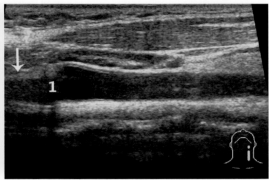

图8-12 颈部淋巴结Ⅲ区左侧颈部中段纵切一

Ⅲ区上界位于颈总动脉分叉处（1）上方1cm左右（箭号示）

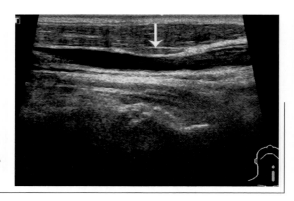

图8-13 颈部淋巴结Ⅲ区左侧颈部中段纵切二

Ⅲ区下界位于肩胛舌骨肌（箭号示）、颈内静脉交叉处

4.Ⅳ区 位于肩胛舌骨肌颈内静脉交叉处（环状软骨水平）、颈总动脉内缘、胸锁乳突肌后缘、锁骨上缘之间，分为ⅣA和ⅣB亚区（图8-14～图8-17）。

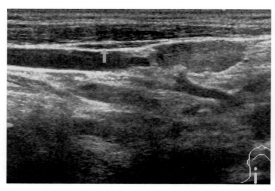

图8-14 颈部淋巴结Ⅳ区右侧颈部中段纵切

Ⅳ区上界位于肩胛舌骨肌（箭号示）、颈内静脉交叉处

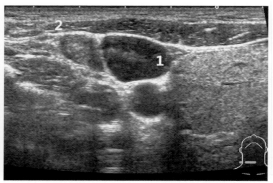

图8-15 颈部淋巴结Ⅳ区右侧颈部中段横切

Ⅳ区位于颈总动脉内缘（1）、胸锁乳突肌后缘（2）之间

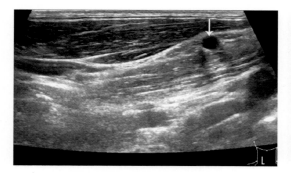

图8-16 颈部淋巴结ⅣA区右侧颈部中段纵切

ⅣA区下界位于颈横动脉水平（箭号示）

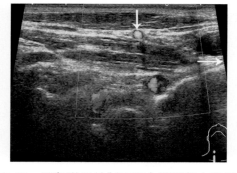

图8-17 颈部淋巴结ⅣB区右侧颈部中段纵切

ⅣB区位于颈横动脉水平（竖箭号示）、锁骨上缘（横箭号示）之间

5. **Ⅴ区**　位于舌骨体水平、胸锁乳突肌后缘、斜方肌前缘、锁骨上缘之间，通过肩胛舌骨肌颈内静脉交叉处（环状软骨水平）、颈横动脉，分为ⅤA、ⅤB、ⅤC亚区（图8-18）。

6. **Ⅵ区**　位于舌骨下缘或颌下腺下缘、胸骨柄上缘、颈总动脉内缘之间（图8-19、图8-20）。

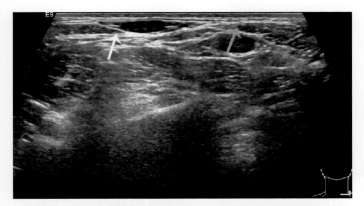

图8-18　颈部淋巴结Ⅴ区左侧颈部横切

Ⅴ区位于胸锁乳突肌后缘（绿箭号示）、斜方肌前缘（白箭号示）之间

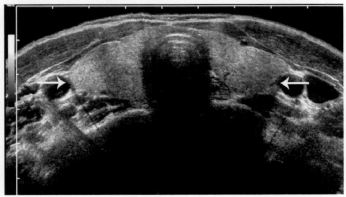

图8-19　颈部淋巴结Ⅵ区颈前区横切

Ⅵ区位于两侧颈总动脉内缘（箭号示）之间

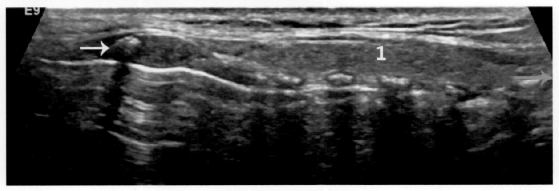

图8-20　颈部淋巴结Ⅵ区颈前区纵切

Ⅵ区位于舌骨（白箭号示）、胸骨柄上缘（绿箭号示）之间

（二）锁骨上超声分区

锁骨上区位于颈横动脉与锁骨上缘之间，包括ⅣB区（内侧区）、ⅤC区（外侧区）（图8-21）。

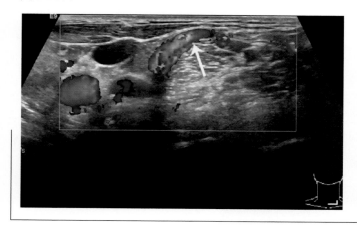

图8-21 锁骨上区

左侧颈部锁骨上区横切图，显示颈横动脉（箭号示）

（薛恩生）

参考文献

[1] Grégoire V1, Ang K2, Budach W3, Grau C4, et al. Delineation of the neck node levels for head and neck tumors: a 2013 update. DAHANCA, EORTC, HKNPCSG, NCIC CTG, NCRI, RTOG, TROG consensus guidelines. Radiother Oncol, 2014 Jan 110 (1) : 172-181.

[2] 姜玉新, 冉海涛. 医学超声影像学. 北京: 人民卫生出版社, 2016.